Ophthalmic Ultrasonography

临床眼超声诊断学

杨文利 ◎ 主编

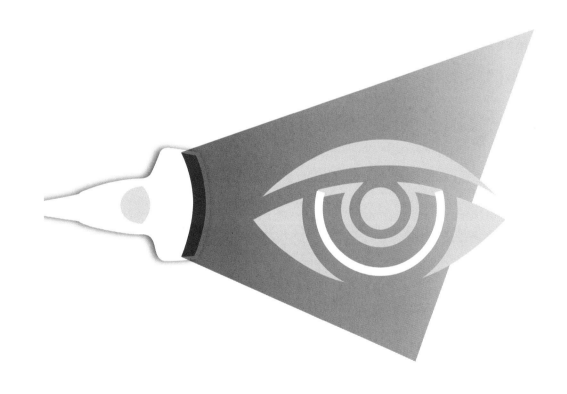

科学技术文献出版社
SCIENTIFIC AND TECHNICAL DOCUMENTATION PRESS
·北京·

图书在版编目（CIP）数据

临床眼超声诊断学 / 杨文利主编. —北京：科学技术文献出版社，2019.5（2023.7重印）
ISBN 978-7-5189-5446-9

Ⅰ.①临… Ⅱ.①杨… Ⅲ.①眼病—超声波诊断 Ⅳ.① R770.4

中国版本图书馆 CIP 数据核字（2019）第 071328 号

临床眼超声诊断学

策划编辑：付秋玲 责任编辑：付秋玲 王守业 责任校对：文 浩 责任出版：张志平

出 版 者	科学技术文献出版社
地 址	北京市复兴路15号 邮编 100038
编 务 部	(010) 58882938，58882087（传真）
发 行 部	(010) 58882868，58882870（传真）
邮 购 部	(010) 58882873
官 方 网 址	www.stdp.com.cn
发 行 者	科学技术文献出版社发行 全国各地新华书店经销
印 刷 者	北京地大彩印有限公司
版 次	2019 年 5 月第 1 版 2023年 7 月第 2 次印刷
开 本	889×1194 1/16
字 数	460千
印 张	20
书 号	ISBN 978-7-5189-5446-9
定 价	198.00元

编著者
BIANZHUZHE

主　编　杨文利

编　者（以姓氏笔画为序）

王子杨　首都医科大学附属北京同仁医院

吕　岚　首都医科大学附属北京同仁医院

刘　磊　首都医科大学附属北京同仁医院

李栋军　首都医科大学附属北京同仁医院

李逸丰　首都医科大学附属北京同仁医院

杨　军　中国医学科学院北京协和医学院
　　　　生物医学工程研究所

杨文利　首都医科大学附属北京同仁医院

沈　琳　首都医科大学附属北京同仁医院

宋旭东　首都医科大学附属北京同仁医院

宋维贤　首都医科大学附属北京同仁医院

陈　伟　首都医科大学附属北京同仁医院

赵　琦　首都医科大学附属北京同仁医院

崔　蕊　首都医科大学附属北京同仁医院

魏文斌　首都医科大学附属北京同仁医院

编写秘书　刘　倩

序 言
XUYAN

　　首都医科大学附属北京同仁医院始建于 1886 年，是一所有着 130 余年历史的大型三级甲等综合性医院。眼科与医院同龄，在过去的一个多世纪发展过程中，眼科中心已经是国家卫生健康委临床重点专科、教育部国家重点学科、国家中医药管理局中医药重点学科。

　　同仁眼科现有专业技术人员近 500 人，其中高级职称 193 人，拥有博士研究生导师 12 人，硕士研究生导师 35 人，开放病床 410 张，每天承担着近 4000 余人次的临床诊疗工作。眼超声室也随着眼科的发展而逐步进步，现有专业技术人员 12 人，拥有彩色多普勒超声诊断仪、眼科专用 A 型、B 型超声诊断仪、超声生物显微镜、光学生物测量仪等 20 余台专业的检查设备，年检查病例超过 80000 人次。1995 年在国内率先应用彩色多普勒超声诊断眼部疾病；1996 年在国内首先应用超声生物显微镜诊断眼前段疾病；2007 年在国内首先将超声造影技术应用于眼肿瘤的诊断。眼科超声室为国内唯一能够完成全部眼超声诊断的检查室。在国内核心期刊上发表论文 100 余篇，已经主编相关专著 4 部，参编 50 余部相关专业参考书。获得北京市科技进步二等奖 2 次，北京市科技进步三等奖 4 次。连续 18 年主办国家级继续教育学习班，有 3000 余名来自大陆各地及港、澳、台的医生参加培训。为眼超声诊断的规范化、标准化发展做出突出贡献，取得的成绩在业界得到广泛赞誉。国际眼超声诊断学会（SIDUO）中国唯一的委员就在该眼科超声室。

　　为促进眼超声诊断水平的提高，全面地了解超声的基础、检查方法、常见病例的典型声像图特点、形态改变与发病机制间的相互关系等。受科学技术文献出版社的委托，由杨文利主任担任主编，同仁眼科老、中、青三代"同仁人"共同编写《临床眼超声诊断学》。该书作者结合自己 20 余年积累的临床诊断经验和百万余幅宝贵图片资料并加以总结提炼，吸取国内、外的先进技术和最新研究成果，密切理论与实践的结合，几易其稿，完成全书的编写工作。

　　全书共 4 篇 22 章，约 50 万字，500 余幅精美图片，是一部内容丰富、资料翔实的高水平的眼超声诊断专著。该书从眼超声诊断的基础知识、基本技能和基本方法入手，密切临床与超声诊断的关系，提出疾病的诊断思路与方法，突出实用性和科学性，为推广眼超声诊断技术的应用，提高眼超声诊断水平做出贡献。有感于此，欣然作序。

首都医科大学附属北京同仁医院院长

张罗教授

前言

随着临床诊疗技术和治疗技术的进步超声医学也不断发展。在传统 A 型超声，B 型超声诊断眼疾病的基础之上，彩色多普勒超声、计算机辅助三维重建、超声生物显微镜等新技术的应用拓展了超声诊断在眼部的应用范围。毋庸置疑，超声医学已经成为眼科重要的临床检查手段之一，为眼部疾病的诊断、治疗以及探讨相关眼病发病机制做出积极贡献。为及时反映眼超声诊断的最新研究成果、规范眼超声技术的应用、提高眼超声诊断水平、促进眼超声诊断事业的发展，首都医科大学附属北京同仁眼科老、中、青三代"同仁人"共同编撰《临床眼超声诊断学》一书。

本书共 4 篇 22 章，50 余万字，500 余幅典型图片。4 篇的内容分别为超声诊断原理及基础知识、眼内疾病的超声诊断、眼球的生物测量及人工晶状体屈光度计算、眼眶疾病等。

第一篇超声诊断原理及基础知识，结合眼超声的诊断特点，详尽介绍了超声医学的基础知识和眼的解剖特点；不同类型超声仪器的检查方法、正常表现；超声伪像的识别以及超声诊断报告的书写等内容，为准确理解眼超声诊断特征、写出规范化的超声诊断报告提供理论基础。

第二篇眼内疾病的超声诊断，介绍了玻璃体、视网膜、葡萄膜、晶状体、角膜、巩膜等眼内疾病的发病机制、临床特点和超声诊断特点，重点讨论疾病的超声表现与临床和病理学表现之间的关系；对青光眼和眼外伤等可以累及多个解剖结构的疾病也在此进行介绍，为更全面地诊断相关疾病提供帮助。

第三篇眼球的生物测量及人工晶状体屈光度计算，分别介绍了声学和光学生物学测量的检查方法和注意事项。同时对于眼内人工晶状体屈光度的计算、人工晶状体计算公式的选择、人工晶状体度数的选择原则等进行探讨，为个性化地选择眼内人工晶状体，满足屈光时代白内障手术保驾护航。

第四篇眼眶疾病，不仅介绍了眼眶的超声检查方法，对眼眶肿瘤、泪腺疾病、眼眶血管性病变、眼眶囊性病变、眼眶炎症、视神经疾病、眼外肌疾病等的超声诊断及鉴别特点进行总结。为应用超声诊断眼眶疾病提供依据。

首都医科大学附属北京同仁医院眼科超声室为国内最早成立的专业眼超声诊断室。50 余年来，各项研究均在国内保持领先水平。进入 20 世纪 90 年代后，在各级领导的关心和支持下，更取得了突飞猛进的发展。1995 年在国内率先应用彩色多普勒超声诊断眼部疾病；1996 年在国内第一个应用超声生物显微镜（UBM）诊断眼前段疾病；2007 年在国内率先开展超声造影检查，为眼肿瘤的诊断和治疗提供坚实的保障。眼科超声室为国内唯一能够完成全部眼超声诊断功能的科室。同仁眼超声室现年检查病例逾80000例，拥有近20年的超声诊断病例资料库，所有这一切均为本书的完成提供了基础的保证。本书在作者复习大量国内外最新文献资料的基础之上，结合作者本人丰富的临床经验和研究成果完成。力求对每一种疾病的超声诊断，不仅有超声诊断的特点，同时结合病理和临床表现的特征做出共同诊断。全书约50万字，500余幅精美的图片，力求图文并茂、特色鲜明。既反映当前眼超声诊断的先进水平，亦跟踪眼超声诊断的前沿动态，使之更具前瞻性和指导性，保持科学性、先进性和实用性的统一。若能以此为各级眼科、超声诊断科师生及相关临床医生得以裨益，笔者将深感欣慰。

本书的编写过程中，得到首都医科大学附属北京同仁医院各级领导和同道的大力支持，尤其眼超声波室的各位同事为本书图片的收集、整理付出艰辛的劳动。同时为保证本书的学术水平，特邀请中国医学科学院北京协和医学院生物医学工程研究所杨军教授，结合自己的专业所长编写了十分重要的章节。

自1991年8月我来到首都医科大学附属北京同仁医院眼科工作已经27年。我也从一个懵懂的青年变成了油腻的中年。虽在眼超声诊断方面取得了一点成绩，但这是"同仁眼科"前辈的悉心培育，才有了今天所取得的些许进步；是"同仁眼科"的前辈为我们搭建的一个高水平的平台才有了今天的可喜成绩。

诚然，我们还是眼超声诊断的新人。对某些疾病超声诊断的特点还有不解之处，对疾病的超声诊断特点与临床、病理学的结合还有很多不足之处。书中的不足、错误和疏漏在所难免。恳请各位前辈、同道提出宝贵意见，积极斧正，以备再版时修正。

杨文利

2018年6月于北京

目 录

第一篇 超声诊断原理及基础知识

第二篇　眼内疾病的超声诊断

第三篇 眼球的生物测量及人工晶状体屈光度计算

第四篇　眼眶疾病

第一篇
超声诊断原理及基础知识

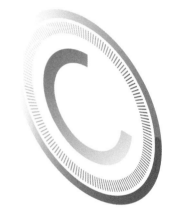
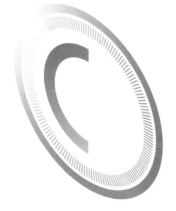
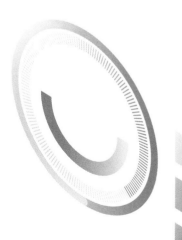

第一章
超声物理基础

第一节　超声波的基本物理特性

声波是一种机械波，是机械振动在弹性媒质中的传播。这意味着它有两个基本条件：一是声源；二是要有传播媒质。声波具有波长、频率及传播速度等物理量，频率在 20Hz ～ 20kHz 范围内的声波是正常人能够听到的，而频率高于 20kHz 时人耳是听不到的，称为超声波。

在医学超声诊断技术中，所应用的超声波频率范围通常在 1 ～ 100MHz。其中，心脏及腹部的超声成像频率为 3.5 ～ 5MHz，穿透组织深度可达 15 ～ 20cm。随着频率的增高，超声波更多地被衰减，穿透力减弱。用于人体浅表小器官的超声波主要集中在 7.5 ～ 20MHz，成像深度 5cm 左右。

20 ～ 100MHz 的超声主要应用于皮肤成像、眼前段成像及血管成像系统。也有将 30MHz 以上的超声称为甚高频超声，在此频率范围内，可获得非常高的分辨力，有时也将采用此频段的超声成像设备称为超声生物显微镜（UBM）。

一、超声波的形成及其基本特性

（一）超声波的产生

医学诊断用的超声波一般由压电材料产生，如压电陶瓷，某些高分子聚合物等。这些材料具备一个特点，当在其某一方向上施加压力时，材料两端会产生与压力成正比的电极化，称为压电效应；反之，当外加电场时，材料本身会产生机械应变，应变与电场强度成正比，称作逆压电效应，见图 1-1-1。

利用逆压电效应，在压电材料两端施加交变的电场，材料会产生周期性的形变，这种形变推动周围的介质，产生机械波，当交变的电场频率在超声频率范围内时，就产生了超声波。我们称

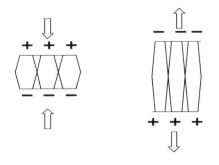

压电效应

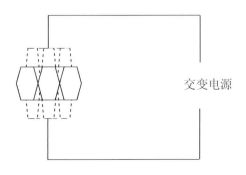

逆压电效应

图 1-1-1　压电效应与逆压电效应示意图

这种产生超声波的器件为超声换能器。作为声源，由它表面产生的超声波形成与换能器几何形状相关的波束，沿振动方向传播，称为声束，其中心轴称作声轴。声束的宽度与成像的横向分辨率有关，声束越细，横向分辨率越好。

在超声成像中，通常在换能器上只施加一个或半个周期的电压，以使产生的超声波尽量短，这样可以获得较好的轴向分辨力。

利用压电效应，压电材料可以感知周围的机械扰动，产生与扰动相对应的电信号。超声诊断仪中，正是利用这一原理接收由目标反射回来的超声波（亦称回波）。

（二）横波与纵波

横波是指质点的振动方向和传播方向相互垂直的波。

纵波是指质点的振动方向和传播方向相互平行的波。因为这种波的介质中各质点是沿着波的传播方向振动，所以形成稠密和稀疏相间隔的波形。

人体软组织的横波波速甚低，而且衰减迅速，所以在超声诊断中往往将其忽略，只考虑纵波。但应该注意到，纵波和横波的转化与分化。例如，在介质尺寸通常远大于波长的条件下，当超声波斜穿过两个不同介质的界面时，如果其中一个或两个是固体，则将发生波形的转化或分化。超声骨密度仪就是利用了这一现象。

（三）波动方程

波的传播过程，也是能量的输送过程。对于沿 X 轴方向传播的简弦波的方程表达式为：

$$y = A\cos\omega\left(t - \frac{x}{c}\right) \quad (1-1-1)$$

式中 y 为离振源 x 处的质点位移，A 为振幅（最大位移），c 为声速，ω 为角频率（即 $2\pi f$，f 为振动频率）。

下面将对波动方程中的基本物理参量进行简要介绍。

（四）声速

声速是指声波在介质中传播的速度，亦称相速度，常用符号 c 表示。声速在数值上等于单位时间内某一振动相位在介质中传播的距离，单位为 m/s。

在液体和气体内部只能传播与容变有关的纵波，所以，在人体软组织中传播的声波主要是纵波。纵波的声速为：

$$c = \sqrt{\frac{B}{\rho}} \quad (1-1-2)$$

式中 B 是介质的容变弹性模量，ρ 是介质的密度。

在固体中既能传播与切变有关的横波，又能传播与容变（或长变）有关的纵波。它们的声速分别为：

$$c_1 = \sqrt{\frac{G}{\rho}} \quad (1-1-3)$$

$$c_2 = \sqrt{\frac{Y}{\rho}} \quad (1-1-4)$$

式中 c_1 表示横波的声速，c_2 表示纵波的声速，G 是切变弹性模量，Y 是杨氏弹性模量。

不同的人体组织声速都不同，目前，公认的人体软组织的平均声速为1540m/s。它是作为医用超声诊断仪测量脏器大小的基础，即以约13μs对应1cm深度距离的往返时间，并据此将屏幕上的深度扫描时间标尺转换成距离标尺。这样方便了仪器的设计。但由于诸种原因（如组织差异、体温变化），都会引起图形（像）的失真，带来伪像，其实际效果很难如理论上那样理想。如果要确保检测的可靠性，则要采用仿组织超声体模进行校正。

眼部各种组织声速与软组织平均声速略有差别，所以，一般 B 型超声诊断仪在对这些部位检查时距离（或厚度）是略有偏差的，见表1-1-1。

表1-1-1　眼组织及常用材料声速

组织	声速（m/s）
巩膜	1622
睫状肌	1554
晶状体	1641
玻璃体	1532
房水	1532
角膜	1620
硅油	980
PMMA（人工晶状体材料）	2718
丙烯酸酯（人工晶状体材料）	2120
硅树脂（人工晶状体材料）	1050

度。波动传播一个波长的时间称为波的周期。它的倒数称为波的频率。在线性声学中，振动的频率（周期）和波的频率（周期）在数值上是一致的，统称为频率（周期）。

波长 λ、频率 f、周期 T 和声速 c 四者之间存在如下关系。

$$c = f\lambda = \frac{\lambda}{T} \qquad (1-1-5)$$

目前在医学超声成像中习惯上将高于10MHz的超声称为高频超声，有时也参照通信行业的说法，将30MHz以上的超声称为甚高频超声。

超声诊断仪使用的频率在MHz数量级，在人体软组织中的波长在毫米数量级。表1-1-2列出几种在人体软组织中传播的超声频率、波长对应关系。

波的纵向分辨率的极限是半波长，所以了解所用超声波的波长对估计能分辨病灶的大小是有帮助的。

（五）频率 f、周期 T 与波长 λ

单位时间内质点振动的次数称为振动频率。波动传播方向上，两个相邻的相位差为 2π 的质点之间的距离称为波长，它正好为一个完整波的长

表1-1-2　人体软组织中超声频率和波长对应关系

f (MHz)	1.5	3.5	5.0	7.5	10	15.0	20	35	50
λ (mm)	1.00	0.51	0.31	0.21	0.15	0.10	0.077	0.044	0.031

注：以软组织平均声速1540m/s计算。

（六）声强、声压与振幅

波的传播过程，也是能量的运送过程。质点最大的位移称为波的振幅 A。在单位时间内通过垂直于波动传播方向单位面积上的平均声能称为声强 I，有

$$I = \rho c A^2 \omega^2 = \frac{P_m^2}{\rho c} \qquad (1-1-6)$$

上式表明，声强与振幅 A 的平方、角频率 ω 的平方以及介质密度 ρ、声速 c 成正比。它的单位为 W/cm^2，可以认为是单位面积上的声功率。

声压是指有声波时，媒质中的压力与静压力的差值。简谐波传播时，它的声压振幅 P_m 为

$$P_m = \rho c A \omega \qquad (1-1-7)$$

由于超声强度在空间上与时间上的不均匀性，它们有不同情况的组合，所以有不同的声强表达方式。常用的基本参数有：

1. 空间峰值时间峰值声强 I_{SPTP}，也就是最大瞬时声强 i_m。

$$I_{SPTP} = i_m = P_m^2/\rho c \qquad (1-1-8)$$

2. 空间峰值时间平均值声强 I_{SPTP}，常用来评估胎儿监护类声输出对组织的综合超声效应的影响程度。

3. 峰值稀疏声压 p_r，指在声波重复周期内，声场中或特定平面处负值瞬间声压的最大值。它

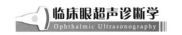

用来评估导致空化效应的危险性。

4．波束声强 Iob，指在单位时间内通过垂直传播方向面积的平均声能量，即是时间平均输出功率除以输出波束面积。

5．机械指数 MI，它是声压脉冲在组织中最大幅度的估值，一个关于机械效应相对危险性的指标。

$$MI = \frac{p_{\mathrm{ra}}/\sqrt{f}}{C_{MI}} \qquad (1-1-9)$$

式中 $C_{MI}=1\mathrm{MPaMHz}^{-1/2}$；$p_{\mathrm{ra}}$ 为衰减后峰值稀疏声压峰值（MPa），f 为工作频率（MPa）

6．热力指数 TI，指所用功率与导致最大温升 $1\,℃$ 所需功率之比。即 $TI=W/W_{\mathrm{deg}}$。式中 W 为扫查时时间平均输出功率，W_{deg} 为使介质每升高 $1\,℃$ 所需的时间平均输出功率。热力指数为 1，即指引起温升为 $1\,℃$ 的功率。因为温升除了与功率有关外，还与组织类型有关，所以按组织不同将 MI 分为三种：

（1）TIS：软组织热力指数

（2）TIB：聚焦处或聚焦点附近有骨组织的热力指数

（3）TIC：表面有骨组织，如经颅脑检查的热力指数

7．超声辐射剂量和 ALARA（as low as reasonable achievable）原则按照我国现行标准《GB/T 16846-2008 医用超声诊断设备声输出公布要求》，要求超声换能器的声输出要满足：

（1）负峰值声压 $P_-<1\mathrm{MPa}$。

（2）波束声强 $Iob<20\mathrm{mW/cm}^2$。

（3）空间峰值时间平均值声强 $I_{SPTA}<100\mathrm{mW/cm}^2$。

对于 $MI<0.4$ 时，仪器可以不显示此参数，一般 B 型超声是没有问题，但对于多普勒频谱和血流图检查时，功率比较大，应该显示 MI 和 TI。在一般检查时，要求 $MI\leqslant1.9$，$TI\leqslant1.5$。

由于眼组织比较敏感，在眼科检查时应将输出功率调低（通常为一般检查时的 30%），使 $I_{SPTA}<17\mathrm{mW/cm}^2$，或 $MI\leqslant0.23$。

由于超声诊断的形式越来越多，对于超声能量的控制，已很难简单地加以规定，因此，美国医学超声学会等组织提出的 ALARA 原则受到广泛认可，这个原则要求在保证获得必要的超声诊断信息的前提下，使用尽量少的超声剂量（包括声强和照射时间）。

ALARA 原则文字上很简洁，但含义很广，它要求使用者更好地了解超声诊断技术的工作原理，超声波的生物效应和对组织损害的可能性。

（七）声特性阻抗与声阻抗

声特性阻抗 Z 是平面自由行波在媒质中某一点处的声压与质点速度的比值。单位是 $\mathrm{Pa}\cdot\mathrm{s/m}^3$。其值等于媒质的密度与声速的乘积。

$$Z = \rho c \qquad (1-1-10)$$

以纵波而言，

$$Z = \sqrt{B\rho} \qquad (1-1-11)$$

它反映了介质中的密度与弹性。此外，特性阻抗 Z、声压 P 和声强 I 存在如下关系：

$$Z = \frac{P^2}{I} \qquad (1-1-12)$$

声阻抗是指当有声波在媒质中传播时，媒质某表面上的声压和体积流量的复数比值。

当超声波在传播过程中，遇到不同媒质所组成的界面，发生反射、透射、折射等现象时，声特性阻抗是一个决定性的因素。

二、超声波的传播

（一）反射与折射

声波入射到两种声特性阻抗不同的媒质之时，在分界面上引起返回的过程，称为反射。入射角 θ_i 等于反射角 θ_r。反射声能的大小取决于两

种介质的声特性阻抗之差以及入射 θ_i 和折射角 θ_t，见图 1-1-2。

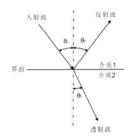

图 1-1-2　声波的反射与折射示意图

$$R_p = \frac{Z_2 \cos\theta_i - Z_1 \cos\theta_t}{Z_2 \cos\theta_i + Z_1 \cos\theta_t} \qquad (1-1-13)$$

该式反映了界面上的声压反射系数 R_p 和媒质 I 的声特性阻抗 Z_1、媒质 II 的声特性阻抗 Z_2、θ_i、θ_t 的关系。当声束垂直入射界面，即 $\theta_i=0$、$\theta_r=0$、$\theta_t=0$ 时，上式简化为

$$R_p = \frac{Z_2 - Z_1}{Z_2 + Z_1} \qquad (1-1-14)$$

由此可见，两种介质声特性阻抗相差越大，声反射越强；相差越小，声反射越弱；相等时将不产生反射，即没有回波。而声特性阻抗相差很大很大时，接近全反射。所以声波很难通过空气。

因介质中声速的空间变化而引起的声传播方向改变的过程，称为折射。例如，当声束斜入射界面时，就发生折射，θ_i、θ_t 和介质 I 的声速 c_1、介质 II 的声速 c_2 存在如下的关系：

$$\frac{\sin\theta_i}{\sin\theta_t} = \frac{c_1}{c_2} \qquad (1-1-15)$$

声波在具有不同声速的介质中传播，产生声波的折射传播，这是 B 型超声诊断仪产生伪像原因之一。

（二）衍射与散射

声波遇到障碍物或其他媒质声特性不连续性而使声波的波阵面引起畸变的现象称为声衍射。当声波通过一个线长为一到二个波长的障

碍物，声波的传播方向将偏离原来方向，但远离障碍物后仍按直线传播。因此，也有称声衍射为声绕射。

声散射是声波遇到障碍物时朝多方向的不规则反射、折射或衍射。其中声散射波与入射相反方向传播的部分，称为背向散射。

（三）衰减

声波在介质中传播时，其强度随传播距离的增加而减少的现象，称为声衰减，它主要由声吸收、声散射和声扩散而引起。

1. 吸收衰减　声波在介质中传播时，一部分声能不可逆的转换成介质的其他形式的能量（如热能或其他分子能量）的现象。它主要和介质的黏滞性、热传导及各种弛豫过程有关。

2. 散射衰减　声波在介质中传播时，受到介质中含有的散射粒子的作用引起散射使得仅有部分沿原方向继续传播，由此产生的衰减，称为散射衰减。它与散射粒子的形状、大小和数量有关，也与媒质的性质和散射粒子的性质有关。散射衰减系数与频率的四次方成正比。

3. 声束扩散　随着传播距离的增加，声波向传播轴线两旁横向扩散，因而引起单位面积上声波能量的减少。这种衰减可以用聚焦加以克服。

4. 声衰减系数　在均匀且各向同性的媒质中，平面声行波的声压随传播距离按指数规律衰减，即

$$I = I_0 e^{-\alpha x} \qquad (1-1-16)$$

式中的 α 称为声衰减系数。I 是 I_0 传至 x 距离的声强。

三、超声成像的分辨力

分辨力是指分辨两个相邻细小物体的能力。分为轴向分辨力（也有称纵向分辨力）和侧向分辨力（也有称横向分辨力，但目前倾向于将横向分辨力定义为切片厚度方向的分辨力）。轴向分辨力是将声传播轴线方向上彼此位置相近的两个

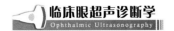
目标作为独立实体加以区分的能力。轴向分辨力依赖于超声脉冲的空间长度，理论上轴向分辨力的极限是二分之一波长。实际上由于各种因素的影响，分辨力只能达到波长的3～4倍。图1-1-3是轴向分辨力的形成示意，发射的超声短脉冲波先后通过声轴上的两个邻近的目标，并产生回波。可以看出，频率高的超声脉冲较短，可以清晰分辨出两个目标；而频率较低的超声波脉冲较宽，后一个目标的回波已与前一个目标的回波混叠在一起，无法分辨出两个目标。

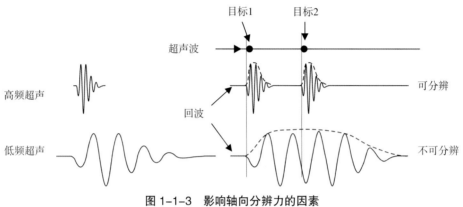

图1-1-3　影响轴向分辨力的因素

侧向分辨力是识别处于与声束轴向垂直位置上的两个相邻间隔物体的能力。侧向分辨力取决于声束的宽度。波束越窄，侧向分辨力越高。为提高侧向分辨力，通常对声束聚焦，以使声束收窄，改善侧向分辨力，见图1-1-4。

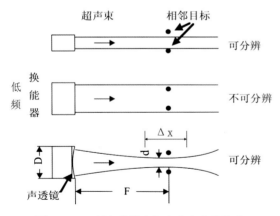

图1-1-4　侧向分辨力与声束宽度的关系

图中上面的声束宽度小于两目标之间的距离，扫查时一条声束不会同时探测到这两个目标，因而能够区分出这两个目标。中间的情况下，声束宽度大于两目标的距离，一条声束可以同时探测到两个目标的信息，因而无法将两个目标分辨开。下面是采用声透镜聚焦将声束变窄，以提高侧向分辨力，尤其是在焦点附近分辨力较高。对于高频超声所常用的圆形换能器来讲，其换能器直径 D，焦距 F，波长 λ 与焦点处波束宽度 d 的关系为

$$d = 1.22(F/D) \cdot \lambda \quad (1-1-17)$$

在焦点处声束最窄，因而分辨力最高。因此在探查时，将感兴趣的部位置于探头的焦点平面附近，可以最清晰地显示病变。

可以看出，无论是轴向分辨力还是侧向分辨力都与波长有着密切的关系，波长越短，分辨力越高。因此提高超声工作频率来减小波长可以有效地提高成像的分辨力。

对于阵列式换能器，超声的聚焦是利用各阵元的延迟发射来实现的。

四、多普勒效应

多普勒效应是自然界普遍存在的一种物理现象，1842年奥地利数学和物理学家Christian

Johann Doppler 首先发现，物理学上称为多普勒效应。当某一声源以足够的速度接近我们时，音调频率变高，而远离时音调变低，如果声源不动而接收者移动，其结果也一样。因此，当声源和接收体发生相对运动时，声源频率与接收频率之间出现差别。这种频率的变化称为多普勒频移。

在对人体做超声检查时，超声多普勒效应可用下式表示

$$f_d = \pm \frac{2v\cos\theta}{c} f_0 \qquad (1-1-18)$$

式中，v 为血流速度，f_0 为发射超声频率，c 为血液中的声速（c=1540m/s），f_d 为频移，θ 为声束轴线与血流速度矢量之间的夹角。"±"号为血流方向，+ 号表示血流朝向换能器时产生正性频移，即频移向上；血流背离换能器而去时，产生负性频移，频移向下。当探头与血流方向平行即 θ=0 时，f_d 最大；若方向垂直，则无多普勒频移，所以要想获得准确的血流速度，应尽可能使探头和血流方向一致。这就是多普勒超声诊断仪的基本原理，见图 1-1-5。

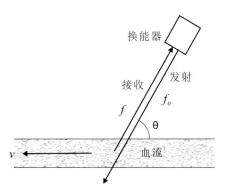

图 1-1-5　人体血流的多普勒效应示意图

第二节　超声诊断技术与设备

一、A 型超声

A 型超声也叫 A 超，是一种幅度调制型显示方法，用以显示深度方向的组织界面回波的大小，获取的是一维信息，是超声诊断仪中最基本的一种显示方式。超声探头以固定位置和方向对人体探查，显示屏上的横坐标代表超声波的传播时间，相当于深度；纵坐标代表回波信号的幅度。临床应用中，根据回波信号出现的位置可以确定病灶在人体组织中的深度、大小等，见图 1-1-6。

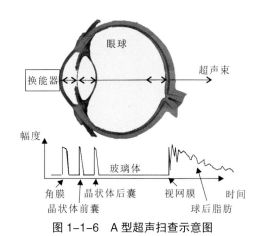

图 1-1-6　A 型超声扫查示意图

该技术自 20 世纪 50 年代被用于探查人体，直到 70 年代，一直被广泛地应用，后由于 B 型超声的出现，逐渐被后者取代。但在某些领域如眼轴测量、组织定征等有其独特的优点，因而仍被广泛应用。

在眼科，A 超主要用于测量前房深度、晶状体厚度、眼轴长度等生理参数，这些参数是人工晶状体植入术中所需要的重要参数，由于角膜、房水、晶状体及玻璃体的声速略有不同，而测量精度对术后视力影响很大，因而在计算时为保证精度，采用分段计算的方法，不是采用平均声速，而是用各自的声速分别计算出前房深度（含角膜）、晶状体厚度、玻璃体长度，再计算出眼轴长度。

$$AL = \left(V_{ACD} \times t_1 + V_{LEN} \times t_2 + V_{VIT} \times t_3\right)$$
$$(1-1-19)$$

式中：AL 为眼轴长度；V_{ACD}、V_{LEN}、V_{VIT} 分别为超声在房水、晶状体和玻璃体中的传播速度；t_1、t_2、t_3 分别是超声在前房、晶状体和玻璃体中

的传播时间。

从上式可以看出，声传播速度起着重要的作用，当眼内容物发生改变时（如充满硅油时），声速会发生改变，因此在眼轴测量时要注意更改相应声速，以免产生误差。

二、B 型超声

（一）B 型超声成像原理

B 型超声成像是一种辉度调制型显示方法，又叫灰阶成像模式，采用这种方式的成像设备叫 B 型超声诊断仪，也就是我们通常称的 B 型超声。它显示的是二维图像，反映切面上组织界面的差异性，即反映组织的结构信息，通常被称为声像图。它的一个坐标表示声束的传播距离，另一坐标表示声束扫描的位置。由此可以了解人体组织及病变的大小、形态等结构特征。具体工作原理是将换能器朝向某一特定位置发射一个脉冲超声波，同时接收声轴上由组织界面反射的回波，按照接收时间的先后顺序（距离由近到远）将回波信息排列在与换能器位置相对应的显示区域上，回波的强度以亮度来表示，回波越强，显示越亮，亮度（通常称为"灰阶"）与回波幅度之间存在一定的函数关系。然后将换能器移动一个微小的位置（阵列换能器是通过选通开关选择相邻的阵元），再次发射一束超声波，进行同样的操作。直到移动换能器使超声扫描的范围覆盖了所要探查的区域。这时在显示区域就会呈现一幅与组织结构相对应的影像，见图 1-1-7。

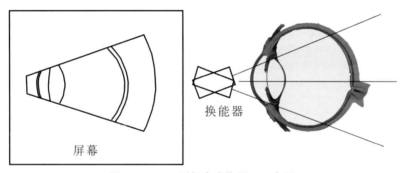

换能器

屏幕

图 1-1-7 B 型超声成像原理示意图

扫描的方式大致有线性扫描和扇形扫描两种，扇形扫描方式的特点是探头较小，视野大，适合眼睛等表面不平坦的小器官或心脏这类由于肋骨的遮挡探查受限的部位的探查，因此眼科专用的 B 型超声一般采用扇形扫描；线性扫描适合人体表面较平坦的部位（如腹部等）的探查，其特点是近场远场具有相同的视野宽度。

扫描实现的方式有机械扫描和电子扫描两种，相应的称为机械扫描探头和电子扫描探头。机械扫描一般采用单阵元换能器，以其机械运动完成扫描。这类探头大多是扇形扫描方式，目前只有超声生物显微镜采用机械线性扫描方式。电子扫描采用多阵元换能器，通过电子开关依次选通不同的阵元发射超声，完成扫描。这类探头采用凸阵或相控阵来完成扇形扫描，称为凸阵探头或相控阵探头，而采用线阵来完成线性扫描的，称为线阵探头。目前绝大多数 B 型超声和彩色多普勒血流成像仪都采用电子扫描，通常电子扫描探头的成本较高，尤其高频阵列换能器的制作难度较高，不易实现，因此 20MHz 以上的探头大多采用机械扫描方式。

机械扫描探头多采用单阵元换能器，此类探头只有一个固定的焦点，焦点处的信息最强，且分辨力最高，所以一般设计时选择最常观察的距离作为焦距，如眼科 B 型超声探头常选择焦距为 25mm 左右的换能器，以便使眼底部位的分辨力最高。电子扫描探头可以利用电子延迟技术实现多个焦点，或进行动态聚焦，因而可在较大的距离范围内获得较好的分辨力，若不考虑成本和制作难度因素，一般电子扫描探头具有更大的优势。值得一提的是，在机械扫描探头中，有采用环阵换能器来进行聚焦的，其换能器由若干同心圆组成，也可以通过电子聚焦技术实现多焦点和动态聚焦，只是目前较少应用。

另外，针对各种特殊的用途，还有腔内探头、穿刺探头等，这些探头除针对其用途在外形上做了特殊设计外，本质上与上述探头并无区别。

眼科专用超声，一般采用较高频率和较小尺寸的探头，目前大多采用机械扇形扫描方式并具有 A 型功能和眼科测量软件。眼科用彩超，要求频率高于 10MHz 的线阵探头，具有能量图和较低的声功率。

（二）B 型超声成像的关键技术

B 型超声成像时为提高成像的质量，采用了许多技术来提高图像的分辨力和灵敏度，其中波束形成技术被广泛应用于电子扫描方式中，下面介绍一些相关的术语和技术。

1. 阵元与声孔径

（1）阵元　组成电子探头的压电晶片，通常切割为许多微晶元，若干个微晶元相并联组成一个阵元，一面连接公共电极，另一面为信号电极，是一个独立的工作单元。最早的多阵元线阵探头只有 20 个阵元，现在已发展到 128 阵元、256 阵元，甚至 512 阵元。而面阵探头，阵元数可达上万个。

（2）声孔径　声孔径（D）是指发射换能器（阵元组）或接收换能器（阵元组）的线度。孔径的大小，由阵元数、阵元宽度和阵元的间隔决定。可由两相邻的阵元中心间距（b）乘以每阵元组的阵元数（n）减 1 得到，即

$$D = b \times (n-1) \qquad (1-1-20)$$

（3）通道　使用阵列式换能器时，每一阵元可以由各自的发射电路激励而发射声波，而每一个阵元接收的回波也由它专用的一个接收电路来接收和放大。这样，阵列式换能器有多少个阵元，就相应有多少套发射电路和接收电路。通常称这些电路为通道，它们的套数称为通道数。发射电路的数目称为发射通道数，而接收电路的数目称为接收通道数。对于环阵和相控阵换能器工作时，所有阵元都同时参加超声的发射和接收，所以它的发射通道数和接收通道数与阵元数相同。

2. 波束聚焦

聚焦使焦区的波束变窄，能提高横向和侧向分辨力。使超声波束聚焦的方法有两种：非电子类和电子类。

（1）非电子类聚焦的方法有声透镜聚焦、声反射镜聚焦和压电材料凹面聚焦。这种聚焦方法，通常只有一个位置固定的聚焦区。单晶片换能器只能采用这类方法聚焦。

（2）电子聚焦由许多独立阵元组成的探头（多阵元换能器），通过这些阵元发出和接收的信号，在组成合成信号以前均可各自进行独立的处理，如通过模拟的或数字的延时电路（延迟线）增加附加的相位来实现发射聚焦和接收聚焦。

3. 宽频和动态范围

（1）宽频带技术是目前超声诊断仪发展的一个十分重要的技术。超声仪的宽频带技术，包括探头、波束形成器以及接收通道的宽频带特性。宽频带技术不仅使超声图像更细腻，信息更丰富，而且可以进行变频和谐波成像。宽频带技术的实现，首先要有宽带换能器。

①换能器带宽　Δf 指换能器频谱分量低于最大值 3 分贝以内的频带宽度，见图 1-1-8。有

$$\Delta f = f_2 - f_1 \qquad (1-1-21)$$

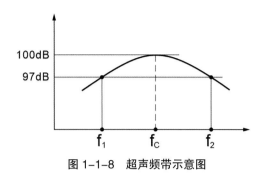

图1-1-8　超声频带示意图

②换能器中心频率换能器上下限频率之和之半，即中心频率：

$$f_c = \frac{f_1 + f_2}{2} \qquad (1-1-22)$$

③换能器相对带宽是换能器带宽与其中心频率之比，也称带宽系数 r：

$$r = \frac{f_2 - f_1}{f_c} \qquad (1-1-23)$$

④宽带换能器指相对带宽大于或等于15%的换能器，即 $r \geqslant 15\%$。

⑤窄带换能器指相对带宽小于15%的换能器，即 $r < 15\%$。

⑥多频探头可以发射和接收多种不同中心频率的超声波的探头。

目前腹部探头多为2～6MHz，3变频的凸阵探头；心脏多为1～4MHz，3变频的相控阵探头；表浅器官多为5～10MHz高频线阵。带宽系数已超过100%，甚至有2～13MHz的宽频探头。用在眼科的探头频率一般在10MHz以上。

（2）动态范围（DR）是指最大有用信号 V_{max} 和最小有用信号 V_{min} 之比的对数值，单位用分贝（dB），有

$$DR = 20\log\frac{V_{max}}{V_{min}} \qquad (1-1-24)$$

目前回波信号幅度的动态范围约在90dB，所以B型超声有90～100dB的动态已满足了，而多普勒信号的动态在120～130dB，所以对彩超的动态要有130～150dB才能满足。

4. 波束形成技术

波束形成技术是阵列式探头扫描设备中的关键技术之一，包括发射与接收两个环节。发射部分主要解决发射聚焦问题，原理是通过延迟激励换能器阵列中的各个阵元，使阵列发射出的超声波组合成所期望的波束形状，从而实现电子聚焦，见图1-1-9A。根据同样的原理，还可以实现波束方向的偏移，这就是相控阵的原理见图1-1-9B。

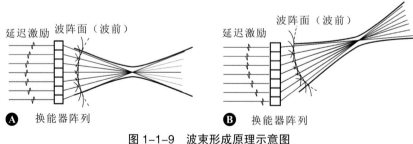

图1-1-9　波束形成原理示意图
A. 电子聚焦；B. 相控扫描

同样，在接收回声时，通过将各阵元接收到的回声进行延迟叠加，就可以实现接收聚焦。目前大多采用的数字波束形成技术可以通过逐点延迟调整，实现全程动态聚焦，大大提高了图像质量。

三、超声生物显微镜

超声生物显微镜（UBM）本质上属于B型超声，但超声生物显微镜要采用40～100MHz的超声波，才具有足够高的分辨力。自20世纪90年代以来，许多技术上的进步使得甚高频的超

声成像成为可能，加拿大人 Pavlin 首次设计出超声生物显微镜，通过 50MHz 超声生物显微镜观察眼部结构，最大分辨力可达 50μm，可以在无创条件下获取眼前段结构的二维图像，能在活体状态下清晰的显示虹膜、睫状体、晶状体赤道部和悬韧带、后房、周边玻璃体、眼外肌止端等结构，与光学显微镜的分辨水平相当。它弥补了眼科其他检查方法（如裂隙灯显微镜、前房角镜以及普通超声波检查）的不足。

（一）UBM 的换能器

高频超声换能器作为高频超声成像的关键部件，目前多采用压电聚合物，其有效工作区域直径为 3～7mm，并采用凹型弧面设计进行聚焦（即有源自聚焦法），见图 1-1-10。曲率半径为换能器的几何焦距 F。而声压最大值在声焦距处。在焦点附近沿声轴方向的一段区域内有较细的声束直径，称为焦点区域（焦域），其长度范围域深 Δx 可用下式表示：

$$\Delta x = 4\lambda F^2 / a^2 \qquad (1-1-25)$$

其中，λ 为超声的波长，a 为换能器半径。

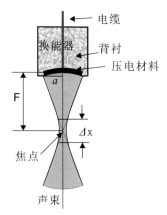

图 1-1-10　高频聚合物聚焦换能器示意图

焦点区域的信噪比及侧向分辨力都比较好，根据目前换能器常采用的参数，焦距和直径的比约为 2.0，通过上式，可推算出 50MHz 换能器的焦域为 1～2mm，在检查时应上下调节探头位置，

尽量将感兴趣的区域放在该区域内。

（二）UBM 的扫描方式

现有的 UBM 探头扫描方式有弧形扫描、线性扫描和扇形扫描三种。三种扫描方式各有优点，扇形扫描在 UBM 中应用时经常采用较长的摆臂和较小的扫描角度（10°～30°），这样的设计既可以继承扇扫探头体积小、视野大的优点，又不会由于扫描角度过大造成两边的扫描线的入射角过大而造成信息损失。扇形扫描探头由于体积小，常常设计为手持式探头，操作比较灵活。

弧形扫描在理论上讲最适合眼前段的扫描，因为它的每一根扫描线都有比较理想的入射角，因而可获得较理想的图像信息。但是这种扫描机构通常较为复杂，且体积较大，目前虽然也出现了商用的设备，但使用不灵活、不方便的缺点限制了它的发展，因此目前该扫描方式大多应用于科学研究。

线性扫描的特点介于扇形扫描和弧形扫描之间，可以兼顾扫描线的入射角度，以及探头的体积，也是目前常用的扫描方式之一。线性扫描探头由于体积相对较大，手持有一定困难，使用时经常需要采用机械臂，使得操作不十分灵活。

对于一些体积较小的探头，也有将换能器包裹在水囊中，可手持探头直接接触角膜进行扫查的，大大方便了操作。

四、三维超声成像技术

由于人体脏器是三维空间分布的，仅依靠一幅或几幅二维图像来理解三维结构有一定的局限性，随着计算机技术的发展，医学三维成像在近些年有了很大的发展，在临床的应用也越来越广泛。三维图像一般是由一系列二维图像组合而成的，根据获取图像的方式不同，组合的形式也不同。

（一）基于位置传感器的扫查方法

基于位置传感器的扫查方法是在超声探头上安装电磁位置传感器，在获取一系列二维图像的同时，获取相应的探头位置信息，因此可知每幅图像的空间位置，并据此进行三维重建。这种方式也称作自由臂扫查。扫查系统只需在常规B型超声探头上附加一个定位装置，因此成本较低，不过，由于医生操作的随意性，所获取的二维图像是不规则的，三维重建的算法比较复杂，并且重建的质量受操作者的影响也较大。

机械定位三维扫查

机械定位扫查方式是使探头扫查时按照事先设计的轨迹运动，因此可获得一系列有规律的二维图像，并按照一定的算法进行三维重建。这种扫查方式通常采用机械扫查或机械－电子组合扫查来实现，扫查的方式有平行扫查、扇形摆动扫查以及空间旋转扫查等，见图1-1-11。

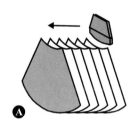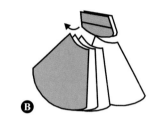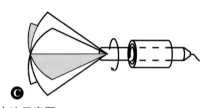

图1-1-11　机械定位三维扫查方法示意图
A．平行扫查；B．扇形摆动扫查；C．空间旋转扫查

平行扫查一般适用于腹部等平坦部位，扇形摆动扫查可以利用有限的"声窗"进行扫查，因而适应范围较广，旋转扫查多适用于一些近似轴对称的器官，如眼球等。

（二）二维面阵探头

二维面阵探头是近几年超声成像技术的一次飞跃，此前的电子扫查是利用一维换能器阵列实现的，可在一个平面上实现扫查。随着半导体技术的发展，超声换能器的制作工艺水平有了大幅提高，使二维阵列探头达到了实用化。面阵探头的换能器是二维排列的，从理论上来讲，通过对每一个阵元进行延迟发射－接收控制，就能够获得三维空间中任一位置的回声信息，见图1-1-12。二维探头的最大优越性是避免了机械定位机构，空间定位准确，并可大大缩短成像时间。虽然目前面阵探头的成本还较高，影响了其应用，可以想象，在不久的将来，这项技术会得到越来越广泛的应用。

早期的三维成像都是静态图像，即先采集一系列二维图像，然后进行重建，并且重建时间较长。随着高速成像技术的发展，以及计算机性能的提高，三维成像的速度也越来越快，出现了实时的三维成像，可以动态显示脏器的活动，为区别于静态三维成像，有人将时间维度考虑进去，称动态三维成像为"四维成像"。

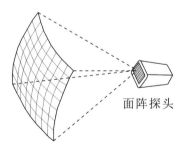

图1-1-12　面阵换能器三维扫查

面阵探头

五、多普勒血流成像技术

（一）多普勒频谱技术与彩色多普勒血流图

1. 多普勒频谱技术的显示方式

是一种利用对运动物体所产生多普勒信号的频谱分布的超声诊断法。目前采用的显示方式主

要有如下 2 种：

（1）频移（速度）—时间显示谱图 这是最常采用的谱图。它的横轴（水平方向）代表时间，即运动目标的运动时间，单位为 s；纵轴（垂直方向）代表多普勒频移，即运动目标的运动速度，单位为 cm/s，见图 1-1-13。

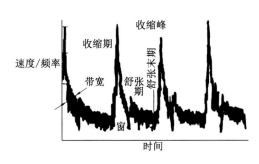

图 1-1-13 频移（速度）-时间显示谱图

"收缩峰"指在心动周期内达到收缩频率（即峰值流速）的位置。

"舒张末期"是将要进入下一收缩期的舒张期最末点。

"窗"为无频率显示区域。

"中间水平线"（横轴线）为零频移线（基线），在基线上面的谱图为正向频移，表示血流朝向探头。在基线下面则为反向频移，表示血流背离探头。

"频带宽度"为频移在垂直方向上的宽度，表示某一瞬间采样血流中血细胞速度分布范围的大小。频带宽，速度分布范围大；频带窄，速度分布范围小。

"频谱灰阶"即频谱图的明暗度，表示信号强度的大小。它和该时刻采样容积内血流速度相同的血细胞数目多少有关，红细胞数目多，后散射强，显示较亮；反之显示较暗。

（2）功率谱图显示 在频谱图中，以横坐标表示频率（速度），以纵坐标表示振幅（红细胞数目）。由于频率与振幅的乘积即频谱曲线下的面积，它等于信号的功率，这种谱图称为功率谱图，见图 1-1-14。在心脏和血管的多普勒检测中，功率谱可看作是采样容积或声束内的红细胞流速与红细胞数量之间的关系曲线。

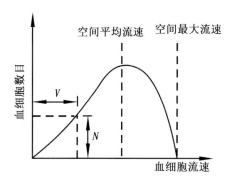

图 1-1-14 功率谱显示示意图

图中可以知道血流方向，即正的或负的多普勒频移；可以测量取样容积内红血细胞的速率，即血流速度；可以测量强度，了解红细胞数目的多少；可以定时，即在整个心动周期内不同位置的血流速度和方向同时显示。

2. 多普勒频谱技术的类型

（1）连续超声多普勒技术 用连续超声波获得的运动物体的多普勒频移信号，经处理而获得物体运动速度信息的技术。简称 CW，它没有深度分辨力，但不受奈奎斯特频率极限限制，能检测心脏的高速血流信息。

（2）脉冲超声多普勒技术 用一定宽度的调制脉冲获得某一取样容积内运动物体的多普勒信号，经处理后得到物体运动速度和速度分布等信息的技术，简称 PW。在眼科采用的多普勒频谱技术主要是这种类型。它具有深度分辨能力，但检测高速血流的能力，受脉冲重复频率（PRF）限制，根据采样定理，多普勒频移 $f_d < 1/2PRF$。$1/2PRF$ 称为奈奎斯特频率极限。如果高速的血流引起的多普勒频移超过这一极限，就会出现频率失真，产生大小和方向的伪差，也称为频率混叠。

3. 彩色多普勒血流图

多普勒成像是通过多普勒技术得到的物体运动速度在某一平面内的分布以灰度或彩色方式

形成的图像。在二维超声图的基础上，用彩色图像实时显示血流的方向和相对速度的超声诊断技术，称为彩色多普勒血流成像法（CDFI），或彩色血流图（CFM）。如果在二维超声图上，用彩色显示运动组织的运动方向和相对速度的超声诊断技术，称为彩色多普勒组织成像法（CDTI）。

血流与运动组织相比，血流流速较高但回声强度低，而活动组织的运动速度低但回声强度高。往往采用滤波技术分离这两种信号。即在 CDFI 时，滤去低频高幅的组织运动信号，而仅获取高频低幅的血流流动信号；相反，在 CDTI 时，滤去的是高频低幅的血流信号，而仅获取低频高幅的组织运动信号。在应用中，滤波的选择是十分重要的。

彩色血流图以红、蓝、绿三基色组成，规定以红色表示朝探头方向运动的血流，而以蓝色表示背离探头方向运动的血流。单纯红色或蓝色表示层流。绿色表示湍流。绿色的混合比率是与血流的湍流程度（分散度）成正比的。所以正向湍流接近黄色，反向湍流接近深蓝色（青色）。颜色愈鲜亮表示速度愈快，愈暗表示速度愈慢。所以，在 CDFI 中，通过彩色显示了血流的方向、速度及湍流程度（分散度），为临床提供了实时血流分析的资料。图 1-1-15 是血流的彩色显示原理图。

4. 彩色多普勒血流成像的局限性与伪像

（1）帧频引起的失真

在 CDFI 系统中，脉冲多普勒的声束呈同一方向多次重复方式发射，帧频明显低于 B 型成像，有

$$nTNF = 1 \qquad (1-1-26)$$

式中：n 是超声脉冲在同一方向发射的数目；T 是超声脉冲发射的间期；N 代表组成一帧图像的线数；F 表示帧频。

由式可见，CDFI 的帧频要比 B 型超声的帧频低 n 倍，直接影响彩色血流成像的实时性，使清晰度和分辨率下降。常采用减小采样区域来减少这一影响。有些仪器在使用 CDFI 时，会明显降低二维组织图的质量。

（2）脉冲重复频率引起的失真

通常 CDFI 以附加绿色表示湍流的存在，但在高于某一流速的射流区，由于奈奎斯特频率极限的限制，会出现彩色混叠，产生假湍流。为了能显示较高的流速，一般采取减小 CDFI 的深度。在显示深部血流时，容易出现假湍流。由此可见，湍流会出现彩色混叠，但出现彩色混叠时并不一定有湍流的存在。此时，可通过彩色移动（即基线移动）或减小深度来提高脉冲重复频率或用连续多普勒频谱图来鉴别。基线移动可使无频率失真的彩色范围扩展至奈奎斯特极限的 2 倍。

（3）仪器调节引起的失真

增益条件不同会使血流出现不同的显示。如瓣膜返流时，在不同增益条件下，返流束可显示为不同的形态和大小。频率滤波阈值较低时，出现非血流性运动伪像，以至于血管壁、瓣膜和室壁被着色，出现重像。频率滤波阈值较高时，以至于靠近血管壁或心内膜的低速血流不能显色，形成无色区。此外，存在角度依赖性血流信号减少而产生的伪像，与声束垂直方向流动的血流不显色。

在 CDFI 中，低速的血流显示的颜色暗淡，有时难以辨认。此时，采用彩色增强是利用夸大

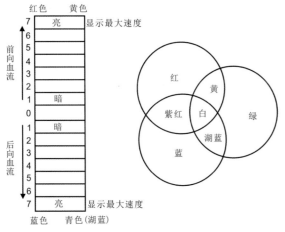

图 1-1-15　血流的彩色显示原理图

血流速度的彩色辉度的坡度（斜率），使低速血流显像的辉度增强，以提高对低速血流的显示能力。相反，要去除室壁、管壁、瓣膜和腱索的彩色伪像，利用MTI滤波器达到彩色排斥功能。彩色排斥的阈值可由人调节至合适的水平。

（二）彩色多普勒能量图与方向能量图

1.彩色多普勒能量图

彩色多普勒能量图（CDE）也称振幅超声血管造影（AUA），彩色能量造影图（CPA），能量彩色血流成像（PCFI）和能量多普勒超声（PD-US）等。

CDFI是通过提取多普勒频移及其变化来反映血流速度、方向和速度变化，但这种方式受探测角度的影响较大，而且对于低速血流，由于多普勒频移变化很小，要求有很高的频率分辨力，所以检测低速血流的能力受到限制。而CDE是利用多普勒信号的幅度（强度）为信息来源。当频率高于某一滤波值而且其能量值又高于仪器所定的能量值，即可显示为彩色血流。因为运动的红细胞其散射强度比不运动的组织或散射粒子密度低的强，多普勒能量谱积分值的大小与红细胞密度有关。所以利用能量谱积分的阈值可以鉴别低速的血流，而且有很高的空间分辨力。目前已能显示0.2mm/s低速血流的小血管。因为幅度的平方值与声束的角度无关，所以CDE显示低速血流不受探测角度因素的影响，能显示平均速度为零的灌注区，不受奈奎斯特频率极限的限制，无彩色混叠现象。因而显示信号的动态范围广，能同时充分显示多种血流状态，即能同时显示高流量与高流速的血流，又能显示低流量与低流速的血流。但这种方法不能显示血流的方向与速度。

综上所述，CDE不受流速、血管方位、声束角度的影响，不存在彩色混叠现象。显示信号的动态范围广，特别是极低速的血流，这都有利于末梢血流、低速血流信号的显示。

2.方向能量图

它是一种结合了CDFI和CDE的原理和特点而发展起来的显示模式，既有CDE对低速血流的敏感性，又有CDFI的方向性。可高灵敏度地显示肿瘤血供情况，一目了然地判断血流方向。但这种模式不能提供血流速度信息。

六、谐波成像

超声诊断技术，由B型超声发展到彩超是一次飞跃，而由基波成像（线性检测）发展到谐波成像（非线性检测）又是一次飞跃。利用人体回波中谐波的非线性现象所形成的声像图称为谐波成像（HI）。根据非线性因素的不同可分为组织谐波成像（THI）和对比谐波成像（CHI）。

（一）基波与谐波

对于探头发射的超声脉冲（图1-1-16），都含有一定的频率范围，其中有一个幅度最大频率最低的基波，基波的频率称为基频f_0（图1-1-17），此外还有几个频率为基频整数倍的谐波，如图中的$2f_0$，$3f_0$，$4f_0$……。

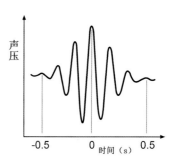

图1-1-16　发射脉冲示意图

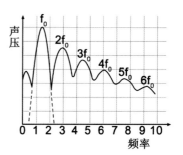

图1-1-17　基波谐波示意图

这是由于超声波在弹性介质中传播时，声速非线性的改变而导致谐波的产生。谐波有两个突出的特点：

1.谐波强度随深度的变化是非线性。如图1-1-18所示，其中基波的强度随深度是按线性衰减的，而谐波的变化则是非线性的。谐波在皮肤层的强度实际为零，随着深度的增加而增强，直到深度因组织衰减作用超过组织的非线性参数 B/A 的作用时，该点（深度）成为幅度下降的转折点（如图 1-1-18 箭头所指的位置）。然而，在所有的深度上，组织谐波的强度都低于基波。

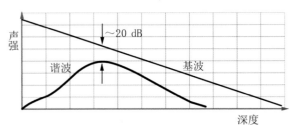

图 1-1-18　谐波非线性变化示意图

2.谐波的能量与基波能量呈非线性关系。弱的基波几乎不产生谐波能量，而强的基波产生较大的谐波能量。因此，频率为中心频率的基波产生的谐波能量较强，而旁瓣产生的谐波能量就非常弱。

（二）组织谐波成像

我们采用滤波技术，去除基波而利用组织谐波进行成像的方法，通常称为组织谐波成像（THI）。图 1-1-19 是基波和谐波通过滤波进行分离的示意图。由于组织谐波具有上述的特性，用这种方法可以消除基波的噪声和干扰，以及旁瓣产生的混响。这样可以消除近场伪像干扰和近场混响。明显改善信噪比，提高图像的质量和对病灶的检测能力。特别对传统基波成像显像困难的患者，组织谐波成像对心内膜和心肌的显示和腹腔深部血管的病变边界的显示，血栓的轮廓，腹部占位性病变，腹部含液性脏器内病变及囊性

病变的内部回声有明显的改变。

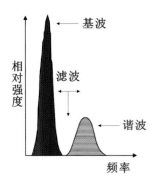

图 1-1-19　基波、谐波的分离示意图

仪器组织谐波成像质量取决于：1.超宽频探头能否准确发射和接收宽频带信号以及足够高的灵敏度。2.足够高的动态范围。3.滤波器的技术和性能。4.信号处理技术等等。因此，不同仪器的组织谐波成像质量有很大的差异。

由于区分谐波成分和基波成分需要限制发射脉冲的带宽，这将导致轴向分辨力的降低。所以，对于基波的信噪比较高，显像不困难时就不必采用谐波成像了。

（三）对比谐波成像

对比谐波成像（CHI），也称造影谐波成像（AHI）。这是一种利用造影剂的非线性振动产生的谐波进行成像的技术。

超声造影有多种应用方式，但大多利用谐波成分来成像，主要分高机械指数成像和低机械指数成像。高机械指数超声会破坏微泡，微泡破裂时可产生大量非线性信号，只能进行触发成像，因而逐渐被低机械指数造影成像方式取代。

低机械指数可以减少对微泡的破坏，能够观察从充盈到消退的全过程，对这一过程进行分析，可以得到有关组织器官的功能性特征，对肿瘤等疾病的诊断具有重要意义，因而得到了越来越广泛的应用。

目前对造影成像过程除了观察图像的形态变化外，还出现了一些定量的分析方法，最常见的

是通过对时间－强度曲线的分析，来定量地分析病灶特征。方法是定义感兴趣区（ROI），分析其中造影剂强度随时间的变化，并利用信号处理的手段进行曲线拟合，得到时间－强度曲线（TIC）。分析的参数通常有峰值强度（IMAX）、上升时间（RT）、达峰时间（TTP）及平均渡越时间（mTT）等，见图1-1-20。

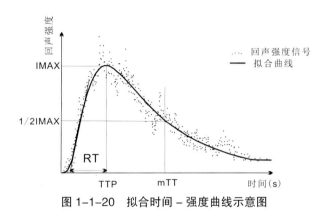

图1-1-20　拟合时间－强度曲线示意图

（四）超声造影剂

随着超声成像技术的发展，人们从回声中获得了越来越丰富的信息，但是一些组织即使在病理上或者组成上有区别，但他们的声学特性却很相近，在声像图上很难区分，因此，开始利用静脉注射超声造影剂，使其循环至观察部位来提高回声强度以及加大不同组织的差异性。

造影剂一般需具备与人体组织有较大差异的声特性阻抗，以产生较强的背向散射；在超声波的作用下有较强的非线性效应，可产生丰富的谐波成分；较适合的几何尺寸，在保证背向散射强度的前提下，可通过肺循环及毛细血管；具有足够长的持续时间，以保证观察期内有足够的造影剂浓度；使用安全，有很低的生物毒性。

第一代造影剂包括Albunex、Echo-vist（SHU-454）和Levovist（SHU-508A）等，微泡内包含空气，包膜一般为白蛋白或半乳糖等聚合物。第一代超声造影剂的物理特性，决定了

它持续时间短，容易破裂，从而限制了临床应用中观察和诊断的时间。目前使用的主要是第二代超声造影剂，包括Optison、Sonovue、Sonazoid等，微泡内包裹高密度惰性气体（不易溶于水或血液），稳定性好，造影剂有薄而柔软的外膜，直径一般在 $2 \sim 10\mu m$，稳定时间长，振动及回波特性好。低声压的作用下，能产生较强的谐波信号，可以获取较高信噪比的实时谐波图像，这种低MI的声束能有效地保存脏器内的微泡不被击破，有利于有较长时间扫描，也使得实时灰阶灌注成像成为可能。

七、弹性成像

超声成像利用组织声特性阻抗的差异，对组织结构进行成像，而大量的临床经验表明，组织的弹性或硬度与其病理改变有着密切关系。超声弹性成像是一种获取组织弹性或硬度信息的成像方式，其目的是通过超声获取组织弹性信息从而提供病理参考。

任何固体在外力作用下其形状和大小都会发生变化，即产生形变。当形变在一定限度内，在除去外力后，物体能恢复原状，这种物体称作弹性体。在超声弹性成像中，人体组织被假定为这样的弹性体。

对组织施加一个内部或外部的动态／静态／准静态的激励，组织将产生一个响应，这个响应在正常组织和病变组织中，以及不同病变组织中存在一定差异，通过检测这些存在差异的物理量，可以重建出反映组织内部弹性属性的弹性物理量，并以图像显示，这就是超声弹性成像的原理。

过去几十年里，涌现了多种测量组织弹性的方法，其分类方法说法不一，通常按照激励方式的时间特性，大致分为静态／准静态方法和动态方法。

（一）静态／准静态弹性成像

弹性成像最初出自静态／准静态压缩的超声

弹性成像，狭义的弹性成像即指这种成像方式。对组织施加压力，能够引起组织的轴向位移，使用弹性方程求解出弹性物理量，通常用应变来描述组织的弹性，显示应变图。一般来说，受到激励产生的应变越大，弹性越小，组织越软；反之，应变越小，弹性越大，组织越硬。应变图通常采用伪彩色编码，弹性小的组织受压后位移变化大，显示为红色；弹性大的组织受压后位移变化小，显示为蓝色，弹性中等的组织显示为绿色。弹性图一般与灰阶图叠加显示。

利用同样原理的还有血管弹性成像及心肌弹性成像，略有不同的是前者像利用气囊、血压变化或者外部挤压来微创或者无创地激励血管，来获取血管及斑块的弹性或硬度，而后者是采用自身的心脏收缩－舒张作为激励，估计组织沿探头径向的位移，从而得到心肌的应变、应变率和速度等参数的空间分布以及随时间的变化。心肌弹性成像能够准确客观地对局部心肌功能进行定量评价。

超声弹性成像是一种定性的分析方法，在图像分析中受操作者主观影响较大，因此有人提出弹性应变率（SR）的概念，来对组织相对硬度进行半定量的分析。弹性应变率等于病变区域应变除以对照参考区域应变。

（二）动态弹性成像

静态的弹性成像对成像的深度和位置都会有限制，而且由于用力的不同会导致生成的图像也发生变化，重复性较差。为了克服静态弹性成像的这些缺陷，又发展出若干种动态弹性成像方法，动态弹性成像的分类更加复杂和混乱，目前临床上应用的基本都是利用剪切波在组织中的传播情况来计算组织弹性的方法，有瞬时弹性成像(TE)、声脉冲辐射弹性成像（ARFI）、实时剪切波弹性成像（SWE）等，有文献也统称为剪切波超声弹性成像。

1. 瞬时弹性成像

TE 是较早应用的弹性成像技术，较为成熟，其成像原理为：通过向组织内发出一种低频剪切波，随后通过接收脉冲回波来测量剪切波速，剪切波传播速度正比于组织硬度，经处理得到组织硬度值。

2. 声脉冲辐射弹性成像

ARFI 的主要原理是通过测量剪切波波速值来间接反映组织的软硬程度，检查时向感兴趣区域内发射声波脉冲，脉冲导致感兴趣区域内组织发生位移改变并产生横向传播的剪切波，通过超声传感器测量剪切波波速的改变，达到评判组织硬度的目的，剪切波速度增加则表示组织硬度增加。

3. 实时剪切波弹性成像

SWE 将传统超声成像与实时可视化剪切波超声相结合，通过声辐射脉冲控制技术，向组织内部发射聚焦超声脉冲，利用"马赫锥"效应，可在组织中焦点处产生足够强度的剪切波，剪切波是横波，在生物体内传播速度为 1 ～ 10m/s，通过超高速成像系统追踪剪切波，获得剪切波速度，根据公式 $E=3\rho c^2$（其中 E 为杨氏模量，ρ 为组织密度，c 为剪切波速度），得到与组织硬度相关的杨氏模量，从而可实时显示组织二维弹性图像。

剪切波弹性成像最早应用于肝组织疾病诊断中，近几年已拓展到乳腺、甲状腺、肾脏等器官，随着技术的发展，将会获得更广泛的应用。

（杨军 李栋军）

扫描二维码，观看 A 型超声，B 型超声，超声生物显微镜实操视频。

第二章

眼的解剖

超声诊断学是医学影像学重要的诊断方法之一。熟悉检查器官的正常解剖和病理解剖的特点是影像学诊断的基础，因此解剖学的重要性可见一斑，这也是我们将眼的解剖放在开篇的重要原因。眼为人体的视觉器官，分为眼球、视路和眼附属器三部分。眼球和视路共同完成视觉功能，眼附属器则起到保护、运动等辅助作用。

眼球近于球形，其前后径为 24mm，垂直径为 23mm，水平径为 23.5mm，位于眼眶内。现将超声检查所能探查的部分分述如下。

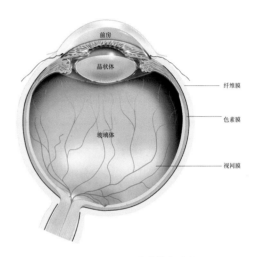

图 1-2-1　眼球的解剖图

眼球壁分为纤维膜、色素膜、视网膜；眼内容包括房水、晶状体和玻璃体

第一节　眼球

眼球分为眼球壁和眼内容两个部分。眼球壁包括三层：外层为纤维膜、中层为色素膜、内层为视网膜。眼内容包括房水、晶状体和玻璃体，见图 1-2-1。

一、眼球壁

（一）纤维膜

角膜和巩膜组成眼球壁外层，主要由纤维结缔组织构成，故总称为纤维膜。角膜约占 1/6，完全透明，中央较周边薄，中央厚度0.50 ～ 0.57mm，周边厚度约 1.0mm。周边部的角膜嵌入巩膜内，巩膜前层覆盖在角膜上，此角膜和巩膜移行的部分称为角巩膜缘。

1. 角膜

角膜自前向后分为 5 层结构，见图 1-2-2。

（1）上皮细胞层　来源于体表外胚叶，厚度 50 ～ 100μm，由五至六层细胞组成，上皮细胞层损伤后可以再生；

（2）前弹力层　又称 Bowman 膜，呈透明均质状，厚度 8 ～ 14μm。无上皮结构，与上皮细胞层之间的界限欠清晰，为角膜基质层特殊分化而成，损伤后不能再生；

（3）基质层　来源于中胚叶，由 200 ～ 300层纤维板组成，排列整齐，内有固定细胞分布，约占角膜总厚度的 90%。角膜基质层损伤后不能再生，由不透明的纤维组织替代；

（4）后弹力层　又称 Descemet 膜，成人厚

$10 \sim 12 \mu m$，呈均质状，与基质层之间界限清晰。由内皮细胞分泌而成，实为内皮细胞的基底膜，损伤后可以再生；

（5）内皮细胞层 来源于胚胎发育早期的神经嵴细胞，由一层六角形细胞构成，厚约 $5\mu m$，损伤后一般不能再生。

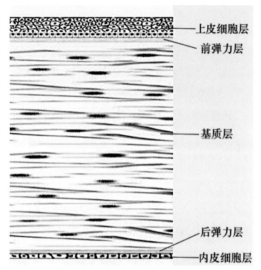

图 1-2-2 角膜的组织图
角膜由前至后分为上皮细胞层、前弹力层、基质层、后弹力层及内皮细胞层

角膜的生理功能 角膜内皮细胞具有"泵"的生理功能，在角膜—房水屏障中起重要作用，维持角膜的透明性。角膜是屈光间质的重要组成部分，因为角膜混浊所致的屈光间质不清也是超声诊断的绝对适应证。

2.巩膜

巩膜是纤维膜不透明部分，主要由纤维结缔组织和少量弹力纤维组成，排列紧密，纵横交错。占眼球外壁的 5/6，色瓷白，前与角膜相连，后与视神经相连。与视神经相连处分为内外两层，外 2/3 移行为视神经鞘膜，内 1/3 呈网眼状，称为巩膜筛板。此板极薄，视神经纤维束由此穿出眼球。巩膜表面被眼球筋膜包裹，前面还有球结膜被覆。在角巩膜缘，角膜、巩膜和结膜融合，内与睫状体上腔相邻，有色素细胞分布，见图 1-2-3。几

童由于巩膜薄可透出其内的颜色而呈蓝色。

巩膜的厚度在不同的部位各不相同，后极部视神经周围最厚，达 1.0mm，向前逐渐变薄，在眼球的赤道部 $0.4 \sim 0.6$mm，直肌附着处最薄，仅 0.3mm。

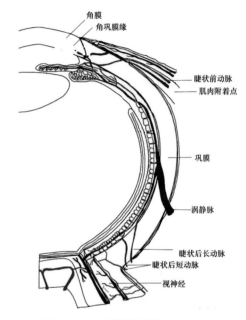

图 1-2-3 巩膜解剖图
巩膜前与角膜、后与视神相连，有多条血管穿过

巩膜本身血管少，但有许多血管、神经从中穿过：在眼球后部视神经周围有睫状后长动脉、后短动脉穿入眼内；在眼球赤道部后 $4 \sim 6$mm 处有 $4 \sim 6$ 条涡静脉穿出眼球；距离角巩膜缘 $2 \sim 4$mm 处有睫状前动、静脉穿入、穿出眼球；在眼后部还有睫状神经穿入眼内。

巩膜组织从外向内分为三层，即表层巩膜、巩膜实质层和棕黑层。除表层巩膜血管、神经相对较多外，其余部分血管、神经分布较少。故当炎症发生时，以浅层巩膜炎疼痛症状较为显著，而巩膜实质内由于缺乏血供而病程迁延。

通常眼科专用高频超声诊断仪或彩色多普勒超声（CDFI）诊断仪仅能对后部巩膜进行检查，而位于眼球前部的角膜和巩膜目前仅能通过超高频超声——超声生物显微镜（UBM）进行检查。

（二）色素膜

色素膜又称葡萄膜、血管膜，是位于巩膜和视网膜之间富含色素的血管性结构，分虹膜、睫状体和脉络膜三部分。其内血供丰富，脉络膜毛细血管网是全身含血量最丰富的部位，其中脉络膜的血供主要来自睫状后短动脉，虹膜、睫状体的血供主要由睫状后长动脉提供。因此，测量睫状后短动脉的血流参数对诊断脉络膜及部分涉及视网膜的病变有重要意义。此外，在眼球的赤道部有涡静脉自巩膜穿入脉络膜，这是脉络膜脱离时脱离的脉络膜后附着点一般不超过眼球赤道部且不与视盘相连的解剖基础。

色素膜的生理功能 色素膜的主要生理功能是营养眼球。睫状体分泌的房水营养着晶状体等眼前段结构。虹膜的肌肉可以控制瞳孔的大小，调节进入眼内的光线，睫状肌的收缩可以改变晶状体的形态，产生调节作用。此外睫状肌的纵行肌附着在巩膜突，它的收缩可以影响房水的外流，具有维持眼内压的作用。

1. 虹膜 色素膜的最前部分，是一圆盘状膜，由睫状体前部伸展到晶状体前面，中央有一圆孔称为瞳孔。瞳孔收缩和开大时，其边缘在晶状体表面来回滑动，得到晶状体支持。虹膜表面有一些小凹，叫虹膜小窝。虹膜大环由睫状后血管和来自眼外直肌的睫状前血管构成，虹膜大环发出的放射状分支在虹膜卷缩轮处形成虹膜小环。

2. 睫状体 位于视网膜锯齿缘之前，前与虹膜根部相连，向后移行于脉络膜。切面为三角形，顶端向后指向锯齿缘，基底指向虹膜，环绕晶状体赤道部。一般可将睫状体分为睫状体冠部和平坦部两部分。后者形成一环，名睫状环。睫状冠内面有凸起，指向晶状体赤道部，称睫状突，共70～80个皱褶，因而扩大了分泌房水的表面积。睫状突为长度约2mm的血管性结缔组织，在虹膜根部的后面向后突起。睫状突与虹膜根部之间的空隙为睫状沟。晶状体悬韧带附着在睫状冠和睫状突间隙，也可附着于睫状体平坦部的视网膜前。睫状肌收缩时，悬韧带张力降低，晶状体依靠自身的弹性回缩变厚，对眼产生调节作用。

睫状体的解剖定位对于眼内手术十分重要，如玻璃体视网膜手术一般选择角巩膜缘后3.5～6mm的睫状体平坦部，以免损伤晶状体和视网膜。

此部分结构一般眼科超声诊断仪亦无法观察到，可用 UBM 观察到。

3. 脉络膜 由视网膜锯齿缘开始，直到视神经孔，覆盖眼球后部，厚度约0.25mm，为色素丰富的血管性结构。一般情况下，受脉络膜厚度的限制，超声检查尚不能将其与视网膜及巩膜分辨，故不能清晰显示。但有病变存在的情况下，如占位病变、水肿等导致脉络膜厚度发生改变的疾病可被明确扫查到。

脉络膜上腔是指脉络膜与巩膜之间的一个潜在的间隙，填有疏松结缔组织，在低眼内压或炎症时可有渗出物和血液存在，导致脉络膜和巩膜分离。脉络膜的最内层为 Bruch 膜，为真正的基底膜，它随年龄的增加而增厚，在儿童期仅2mm，成年人则在2～4mm。一般在眼球的周边部较薄而后极部较厚。脉络膜黑色素瘤的超声诊断特点中特殊的形状—蕈状，即肿瘤生长过程中突破 Bruch 膜的缘故。

脉络膜的血管与其他血管不同，动脉不与静脉伴行。睫状后长动脉在距离视神经约4mm处斜行穿过巩膜，走行于脉络膜上腔，供应50%的眼前段血流。它的损伤可导致脉络膜上腔积血。睫状后短动脉在视神经周围进入巩膜，也走行于脉络膜上腔，供应赤道后的脉络膜。而静脉的排出主要通过涡静脉系统注入眼上、下静脉，大部分经海绵窦流入翼腭静脉丛到颈外静脉，见图1-2-3。

生理功能 脉络膜有营养视网膜色素上皮和内颗粒层以外的视网膜的功能，还有散热、遮光和暗房的作用。此外，黄斑中心凹的血液供应只来自脉络膜毛细血管。

（三）视网膜

视网膜前界为锯齿缘，后界为视盘周围，外为脉络膜，内为玻璃体。后极部可见一直径约1.5mm、边界清晰的淡红色圆盘状结构，称为视盘，为视网膜神经纤维汇集穿过巩膜筛板的部位，其中有一小凹陷称为视杯或生理凹陷。视盘内有视网膜中央动、静脉通过，并分布于视网膜。视盘内无视细胞故无视觉，在视野中形成生理盲点。在视盘颞侧3mm处可见直径约2mm的浅漏斗状小凹陷，称为黄斑，其中有一小凹为黄斑中心凹，为视网膜视觉最敏锐的部位。组织学上视网膜由外至内共分为10层，即色素上皮层、光感受器细胞层、外界膜、外核层、外丛状层、内核层、内丛状层、神经节细胞层、神经纤维层、内界膜。由于视网膜为神经外胚叶发育而成，当视泡凹陷形成视杯时，其外层发育为视网膜色素上皮层，内层分化为视网膜内9层。两层之间存在一个潜在的间隙，视网膜脱离即色素上皮层和神经上皮层之间的脱离。

视网膜中央动脉进入眼内分为鼻上、鼻下、颞上、颞下四大分支走行于视网膜上，彩色多普勒超声检查脱离的视网膜上可检查到与视网膜中央动脉相延续的血流信号。

二、眼内容

（一）眼内腔

1. 前房　前房为角膜与虹膜、瞳孔区晶状体之间的空间，其内充满房水，容积约0.2ml。前房角是角膜缘后与虹膜根部前的隐窝，为房水排出的主要通路。小梁网位于前房角的角巩膜缘区，切面呈三角形，位于Schwalbe线与巩膜突之间。小梁网由很多薄层结缔组织重叠排列而成，这些薄层充当瓣膜作用，使房水只能从小梁网排出而不能反流。小梁网是产生房水流出阻力的部位，

阻力与小梁网孔的直径有关。

2. 后房　后房指睫状体前端与晶状体悬韧带、晶状体前面的环形间隙，容积约0.06ml，见图1-2-4。

3. 玻璃体腔　玻璃体腔前界为晶状体、晶状体悬韧带和睫状体后面，后界为视网膜前面，其内充满透明的玻璃体。其容积占眼球容积的4/5，约4.5ml。

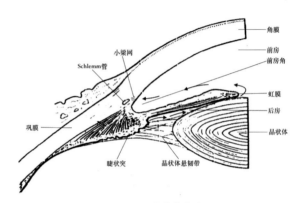

图 1-2-4　眼前段解剖图
示意前房、前房角、小梁网及后房

（二）眼内容

1. 晶状体　晶状体由晶状体囊和纤维组成，形似双凸镜的透明体，借晶状体悬韧带与睫状体相连，固定在虹膜后、玻璃体前，富有弹性。晶状体直径为9～10mm，厚度4～5mm，前后两面相接处为晶状体赤道部。晶状体囊为一透明膜，完整地包绕在晶状体外面。晶状体纤维在一生中不断增生，做规则排列。晶状体悬韧带是连接晶状体赤道及睫状体的纤维组织，由透明、坚韧缺少弹性的胶原纤维组成，见图1-2-4。晶状体悬韧带的主要功能是固定并保持晶状体的正常位置。因先天发育或外伤等原因导致悬韧带断离，可引起晶状体脱位。

生理功能　晶状体是眼球屈光间质的重要组成部分，其主要功能为充当双凸镜，是进入眼内的光线折射成像的重要结构。

超声检查时清亮的晶状体表现为"月牙"形回声，混浊的晶状体呈椭圆形中强回声。晶状体位置发生异常或者晶状体混浊导致屈光间质混浊不能窥清眼底时，都是进行超声检查的适应证。

2．玻璃体　玻璃体为充满眼球后 4/5 空腔内的透明无色胶体，其 99% 为水分，充满在晶状体后，玻璃体内没有血管和神经，在其外层有少量游走细胞。玻璃体组织由玻璃体界膜、玻璃体皮质、中央玻璃体、中央管及玻璃体细胞构成。

玻璃体周围部分密度较高，称为玻璃体膜。玻璃体膜为致密浓缩玻璃体，而非真正意义上的膜，除玻璃体基底部的前方和透明管的后端外，其余部分均有界膜存在。依其部位的不同又可分为前界膜和后界膜，见图 1-2-5。

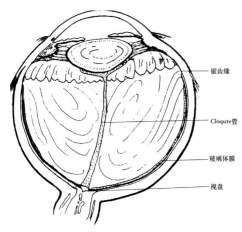

图 1-2-5　玻璃体膜及附着关系示意图
玻璃体周围密度较高部分为玻璃体膜，向内为玻璃体皮质，以锯齿缘为界分为前皮质和后皮质，中央由后向前的管状区为 Cloquet 管

玻璃体皮质是玻璃体外周与睫状体及视网膜相贴部分，致密，由胶原纤维、纤维间隙内的蛋白质和黏多糖积聚而成。以锯齿缘为界将玻璃体皮质分为前皮质和后皮质。其中位于锯齿缘前 2mm 及之后 4mm 的区域为玻璃体与眼球壁结合最紧密的部位，即使受病理或外伤的影响也不致使之脱离，该处的玻璃体称为玻璃体基底部。

玻璃体中央由后向前有一管状透明区，自视盘连向晶状体后极，称 Cloquet 管，为胚胎发育中的原始玻璃体所在部位，可有透明样动脉残留。

生理功能　玻璃体是眼屈光间质之一，除有屈光功能以外，对视网膜和眼球壁亦有支持作用。玻璃体自身没有血管，代谢缓慢，其营养来自脉络膜和房水。玻璃体不能再生，因为外伤或手术造成玻璃体丢失，其空间由房水充填。

正常状态下，玻璃体的超声检查表现为无回声区，透声性极佳。而其相邻的组织，如晶状体、视网膜等为有一定回声强度的结构。因此，一旦玻璃体的透声性发生改变，表明眼内出现病理性回声。由于玻璃体的特殊声学特点，玻璃体疾病应用超声诊断可以一目了然。彩色多普勒超声检查在玻璃体内无异常血流信号发现，但是超声生物显微镜的出现为详尽地了解周边玻璃体情况提供了条件。

3．房水　房水是眼内透明液体，充满眼前房和后房。房水由睫状突无色素上皮细胞分泌产生，主要功能是维持眼内压，营养角膜、晶状体和玻璃体，保护眼结构的完整性和光学透明性。房水与角膜之间的物质交换在角膜正常代谢过程中发挥重要作用。角膜从空气中获得大部分氧，周边角膜则从角巩膜缘的血管获得营养成分，中央区角膜从循环的房水中获得葡萄糖，氨基酸可能通过扩散进入角膜。

正常情况下，房水在超声下表现为无回声区，与周边组织之间分界清晰。由于房水的流量为 10μl/h，因此流动的房水不足以引起多普勒效应，在彩色多普勒超声检查时亦无血流信号。

第二节　眼附属器

一、眼睑

（一）眼睑

眼睑分为上、下两个部分，分别为上睑和下睑。眼睑的游离缘称为睑缘，上、下睑缘之间的间隙称为睑裂。眼睑的组织结构由前向后分为6层：皮肤、皮下疏松结缔组织、肌肉层、肌下结缔组织、纤维层和眼睑结膜。

（二）眼睑血管

眼睑的血液由面部动脉系统和眼动脉的各分支供给，这些动脉相互吻合，在睑板前后有交通支，并在离上、下睑缘3mm处形成睑缘动脉弓。动脉弓的分支穿过睑板至睑结膜并营养之。眼睑静脉呈不规则弓形，内与内眦静脉吻合，外与泪腺静脉和颞浅静脉吻合。眼睑与眼眶的血流既可以通过眼静脉、海绵窦进入颅内，也可由面静脉入颈内静脉至颅外。

一般的眼科专用超声诊断仪对于眼睑的诊断有一定的困难，高分辨率的线阵变频探头及超声生物显微镜可以将眼睑清晰地显示。同时，由于眼睑位于眼的最前部，用肉眼及常规眼科检查仪器，如裂隙灯显微镜等可对眼睑疾病做出较准确的诊断。

二、泪器

泪器分为两个部分，即泪液的分泌部和排出部。前者包括泪腺和副泪腺，后者包括泪小点、泪小管、泪囊和鼻泪管，见图1-2-6。

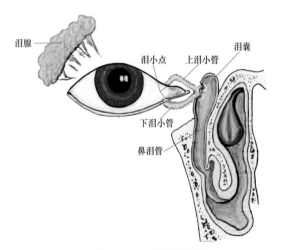

图 1-2-6　泪器解剖图
泪液由泪腺分泌，自泪小点、泪小管、泪囊和鼻泪管排出

（一）泪液的分泌部

1. 泪腺　泪腺为分泌泪液的器官，位于眼眶的外上方额骨和眼球之间的泪腺窝内，由细管状腺和导管组成。长约20mm，宽12mm，主要功能为分泌泪液，借结缔组织固定于眶骨膜上。提上睑肌将其分割为较大的眶部泪腺和较小的睑部泪腺。泪腺由眼动脉分出的泪腺动脉供给血液，受三叉神经的第一支泪腺神经支配。

2. 副泪腺　副泪腺包括Krause腺、Ciaccio腺和Wolfring腺。

（二）泪液的排出部

1. 泪小点　泪小点为距离内眦约6.5mm处的上、下睑缘内侧的两个微突起的圆形小孔。

2. 泪小管　泪小管起自泪小点，上、下睑各一小管，向内侧行进至泪囊。

3. 泪囊　泪囊位于泪囊窝内，长约12mm，横径约6mm，外有泪囊筋膜围绕。

4. 鼻泪管　鼻泪管与泪囊相连，向下开口于下鼻道。

泪腺和泪囊是超声检查的重点内容，应用超声检查可以准确地分辨泪腺和泪囊是否存在异常，如炎症、肿瘤等。正常时从眼睑不能触及泪腺，但超声检查可以将正常泪腺清晰地显示。泪腺呈类三角形，内回声均匀为中低回声，且双侧对称。彩色多普勒超声检查泪腺内部血供不丰富，边缘可见点状血流信号。

三、结膜

结膜为透明的薄黏膜，覆盖在眼睑内面和眼球的前面，止于角膜缘。结膜以上、下睑缘为其外口形成囊状，称为结膜囊。结膜分为三部分：睑结膜，覆盖在眼睑后面；穹隆结膜，为睑结膜和球结膜的移行部；球结膜，覆盖在眼球的前部巩膜外。

结膜主要由上皮层、基质层及腺组织构成，

正常状态下为菲薄的一层组织，因此常规的超声检查不易将其与相邻组织分辨。超声生物显微镜可以对结膜病变进行诊断，如厚度的改变、内回声的改变、占位病变等。

四、眼肌

眼肌分两组。眼内肌在眼球内，包括瞳孔括约肌、瞳孔开大肌和睫状肌。眼外肌共有 6 条，包括 4 条直肌和 2 条斜肌，见图 1-2-7。

4 条直肌是内直肌、外直肌、上直肌和下直肌；2 条斜肌分别是下斜肌和上斜肌。除下斜肌外，其余的眼外肌均起自视神经孔周围的总腱环，向前附着于赤道部附近的巩膜上。

内直肌起自总腱环内下方，沿眼眶内壁向前走行止于角膜缘内侧 5.5mm，司眼球内转；下直肌起自视神经下方的总腱环，沿眼眶下壁向前外方走行，止于角膜缘下 6.5mm，司眼球下转、内转和外旋；外直肌起自总腱环上、下两处，沿眼眶外壁向前走行，止于角膜缘外 6.9mm，司眼球外转；上直肌起自总腱环上部，向前走行于提上睑肌下，止于角膜缘上 7.7mm，司眼球上转、内转和内旋。正常眼外肌的超声检查厚度见表 1-2-1。

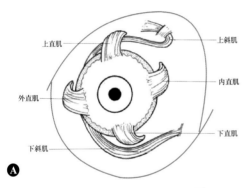

图 1-2-7 眼外肌解剖图
A. 正视剖面；B. 俯视剖面

表 1-2-1 正常眼外肌的超声检查厚度

	正常范围（mm）	两眼差（mm）
上直肌	3.9～6.8	0.8
外直肌	2.2～3.8	0.4
下直肌	1.6～3.6	0.4
内直肌	2.3～4.7	0.5
总和	11.9～16.9	1.2

注：引自 Byrne SF. Ultrasound of the eye and orbit. 2002

上斜肌起自总腱环，沿眼眶上方向前至眶内上缘，穿过滑车向后外转折，经过上直肌的下面到眼球赤道部后方附着于眼球外上方，司眼球下转、外转和内旋。下斜肌起自眶壁内下缘后方的骨壁，经下直肌下面向外上方延展，在赤道部后穿过眼球筋膜止于眼球后外侧，司眼球上转、外转和外旋。

上直肌、内直肌、下直肌和下斜肌由动眼神经支配，外直肌由展神经支配，上斜肌由滑车神经支配。眼外肌血液供应来源于眼动脉的肌支。

超声检查通常能清晰地显示 4 条直肌，超声生物显微镜可明确判断肌肉与眼球壁的附着点。肌肉上的血管可被彩色多普勒超声所显示，但不能清晰地分辨。

五、眼眶

眼眶为四边棱形骨性腔，左右对称，其开口向前向外，尖端朝向后内。眼眶的周围由骨质构成，前面为眼睑，内为眼球和其他组织。成年人眼眶深度 40～50mm，容积 25～28ml。眼眶外侧壁相对偏后，因此眼球暴露机会相对较多，视野较鼻侧开阔，但同时也增加了受伤的机会。

眼眶壁由 7 块骨组成，即额骨、颧骨、蝶骨、筛骨、腭骨、上颌骨和泪骨。眼眶分为上壁、下壁、内壁、外壁 4 部分，上壁称为眶顶，下壁称为眶底。眼眶的外侧壁较厚，其余三壁较薄，且与额窦、筛窦、上颌窦相毗邻，因此当这些鼻旁窦发生病变时可以累及眼眶，见图 1-2-8。

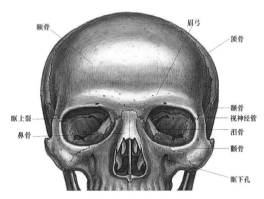

图 1-2-8　眼眶解剖图
示眶骨及眼眶重要结构

眶尖指向后内方，尖端有卵圆形的视神经管道通向颅腔即视神经孔，大小 4～6mm，由 2 根蝶骨小翼相连而成，长度 4～9mm，内有视神经及其 3 层鞘膜、眼动脉和交感神经小分支通过。

眼眶内除眼球、眼外肌、泪腺、血管、神经和筋膜外，各组织间还充满脂肪，借以保护眼眶内的各组织结构。眼眶的容积增加可以引起眼球突出，可由于眼眶内炎症、水肿、肿瘤、血管扩张、眼外肌肥大、血肿及寄生虫等原因引起。反之，眼眶容积减小也可以造成假性眼球突出，如眼球增大、直肌麻痹，以及由于骨质异常所致眼眶的变浅。眼部炎症后的结缔组织牵引、脂肪吸收或眶底骨折等均能引起眼球内陷。

第三节　眼部血管解剖

一、动脉系统

1. 眼动脉　眼动脉是颈内动脉的第一分支。它通过视神经管与视神经相伴行进入眼眶。其在眶内的走行可以分为三部分。在眶外下方向前走行到视神经（第一部分），然后在眶中部穿越视神经到其鼻上方（第二部分）；在视神经鼻侧眼动脉分出其末支（第三部分）。眼动脉为彩色多普勒超声检查中眼眶内部能够识别的最粗大血管。

2. 视网膜中央动脉　视网膜中央动脉离开眼动脉的第二部分，在眼球后约 12mm 进入视神经下表面，然后在视神经实质中向前行走直到眼球为止。在视神经内，视网膜中央动脉和视网膜中央静脉相伴行，在彩色多普勒检查中，二者在视神经暗区中呈红-蓝相间的血流信号，非常容易识别。

3. 睫状后长动脉和睫状后短动脉　包括 6～8 条睫状后短动脉和 2 条睫状后长动脉，均在视神经附近从后进入眼内，为脉络膜（睫状后短动脉）以及虹膜和睫状体（睫状后长动脉）供血。睫状后短动脉为 2～3 支主干，再分为 6～8 支终末支，其主干由眼动脉的第二部分的不同处分出，因此其解剖变异较大，但是在视神经的鼻侧和颞侧至少各有一支睫状后短动脉。睫状后长动脉在距离视神经稍远一些亦可被识别。因睫状后短动脉在视神经两侧的位置比较固定，行彩色多普勒超声检查时通常选择此部位进行取样，见图 1-2-9。

二、静脉系统

1. 眼静脉　眼静脉共两支，即眼上静脉和眼下静脉。其中，眼上静脉是引流眼球和其附属器的主要血管，直接向后引流至海绵窦。眼下静脉在进入海绵窦之前，发出分支汇入眼上静脉，另

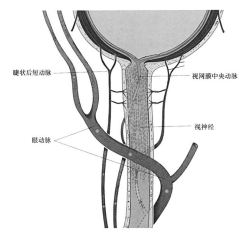

图 1-2-9 血管解剖图

示眼动脉、视网膜中央动脉及睫状后短动脉，眼动脉与视神经相伴行进入眼眶，视网膜中央动脉在视神经中前行直至球内，睫状后短动脉在视神经附近进入眼内

一支汇入翼状丛。部分血液也向前经内眦静脉入面静脉。这些静脉均无静脉瓣，其血流方向由压力梯度决定。

眼上静脉由两根汇合而成，即上根和下根。上根为眶上静脉的延续，从眶缘鼻上方收集血液沿眶顶到上睑提肌鼻侧与下根汇合。下根是内眦静脉的延续，穿过眶隔往后上方与上根联合形成眼上静脉的主干，然后向后走行位于上直肌的内侧缘，再至上直肌之下，最后达到上直肌的外侧缘，沿之到眶上裂，进入海绵窦。眼上静脉在正常状态下解剖位置无固定的取样标志，但当病理状态下，如眼上静脉扩张等情况下，在眼眶内可被彩色多普勒超声轻易取样。

2. 涡静脉 涡静脉为引流脉络膜、睫状体和虹膜的主要血管。脉络膜后部的静脉向前集合，赤道前的脉络膜血管则向后集合，在赤道部附近形成四五支涡静脉，它们在上、下直肌两侧赤道后部穿出巩膜，长度 2～5mm。颞上支的涡静脉约在赤道后 8mm 处穿出巩膜，鼻上支为 7mm，颞下支为 6mm，鼻下支为 5.5mm。因涡静脉地穿行处与眼球的赤道相垂直，一般不易被彩色多普勒超声显示。

3. 视网膜中央静脉 视网膜中央静脉其走行在视神经内，与视网膜中央动脉完全相同。经眼上静脉或直接回流到海绵窦。

第四节　视路

视路指视觉纤维由视网膜到达大脑皮质视觉中枢的传导路径。包括视神经、视交叉、视束、外侧膝状体、视放射和视皮质。应用超声检查一般仅能显示视神经的形态改变，故这里主要介绍视神经的解剖。

视神经是中枢神经系统的一部分，从视盘起至视交叉前脚的这段神经称为视神经，全长约 40mm。按照部位划分为眼内段、眶内段、管内段和颅内段四个部分。

1. 眼内段 自视盘始，约120万神经节细胞的轴突组成神经纤维，成束穿过巩膜筛板出眼球，长度约 1mm。分为神经纤维层、筛板前层、筛板和筛板后区四部分。眼底检查可以观察到神经纤维层和筛板前层中央部分，个别病例可以见到视杯底部的小灰点状筛孔为筛板。筛板前的神经纤维无髓鞘而筛板后的神经纤维有髓鞘包裹。眼内段视神经的血供由视网膜中央动脉和睫状后短动脉的分支共同提供。这也是涉及视神经的疾病检查视网膜中央动脉和睫状后短动脉血供，以了解其血供状态的解剖学基础。

2. 眶内段 长 25～30mm，位于肌锥内呈"S"形弯曲，以利眼球的转动。视神经外由视神经鞘包裹，鞘膜为三层脑膜的延续。鞘膜间隙与颅内相交通，由脑脊液填充。眶内段视神经的血供主要来自眼动脉分支和视网膜中央动脉的分支。

3. 管内段 即视神经通过颅骨的视神经管的部分，长度为 6～10mm，此段超声检查一般无法观察到。

4. 颅内段 视神经出视神经管后进入颅内视

交叉前脚的部分，长度约 10mm。眼科超声检查也无法检查到。

总之，由于视觉纤维在视路的不同部分排列不同，血供特点不同，对视觉纤维的损害表现也各不相同。行超声检查时应密切结合其他检查方法，如视野、电生理、眼底检查等，以做出准确的诊断。

（杨文利　崔　蕊）

第三章

超声检查方法

一、B 型超声检查方法

（一）眼球的检查方法

1. 患者的准备　将超声诊断仪放置在稳定的位置上，一般患者位于仪器的旁边，仰卧位检查，调整受检者的位置与高度使其保持舒适的体位。一般检查者与受检者同侧，检查者在受检者的右侧，受检者的头贴近仪器，以便于检查者同时观察受检者的眼位、探头的位置和检查的图像等。调整仪器的高度使检查者感觉舒适，一般仪器显示器的高度不应高于检查者坐位双目的平行高度。必要时可在检查前对受检者双眼进行表面麻醉以利检查。

由于 B 型超声的检查结果显示在仪器荧光屏上为一个平面，即眼球的一个断面，而实际上整个眼球为无数个这样的切面共同组成，所以检查者在检查的过程中应当在大脑中对所得到的图像进行重建。超声检查的目的是发现病变并最终确定病变的位置和性质，所以检查需要依据一定的顺序进行。

2. 探头的准备　所有的 B 型超声探头上都有一个标记，可以是一个点亦可为一条线或者其他特定的标志。通常而言，如果 B 型超声图像为上、下显示的，则探头标记的一侧为图像的上方；如果图像为左右显示的，则探头标记的一侧为图像的左侧。此外可以通过在探头标记一侧涂少量耦合剂，将一个手指置于耦合剂上，轻轻移动手指观察屏幕的图像移动，判定标记与屏幕显示之间的关系。

3. 耦合剂的准备　眼科超声使用的耦合剂与其他脏器基本相同，值得一提的是通常所用的耦合剂仅可应用于眼睑法检查。如果需要将探头直接置于角膜或结膜上对眼球进行检查，需要特殊的耦合剂，一般需要选择对角膜、结膜无刺激的有一定黏弹性的药物。

4. 基本检查法　眼内疾病的超声检查方法最基本的有三种，即横切、纵切和轴位扫查，其中横切和纵切较轴位扫查更为常用。横切和纵切法声束可以自晶状体旁通过，降低晶状体对声波传导的干扰，还可以通过探头的移动获得更大范围的检查图像。

（1）横切扫查　如果探头标记方向与角巩膜缘相平行的扫查方法为横切扫查。这种检查方法声波向探头所在方向的对侧前后移动，所以得到的是探头对侧的眼球结构的子午线切面，见图 1-3-1。如果将探头置于 9 点的角巩膜缘且指示方向向上，所得图像的上方即为 2 点的图像，下方为 4 点的图像，中央为 3 点图像。如果将探头水平置于 6 点角巩膜缘，则所得图像的中央为 12 点子午线球壁的图像。一般根据探头所在的位置将横切法分为水平横切（探头标志指向鼻侧，探头置于 6 点、12 点角巩膜缘），垂直横切（探头标志指向上方，探头置于 3 点、9 点角巩膜缘）和斜行横切（探头方向指向上方，探头置于 1:30、

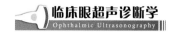

4∶30、7∶30和10∶30角巩膜缘）三种方法。

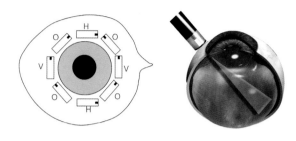

图 1-3-1　横切扫查法示意图

探头标记方向与角巩膜缘相平行。H：水平横切；V：垂直横切；O：斜行横切

（2）纵切扫查　将横切扫查的探头方向旋转90°，即为纵切扫查。探头的标记方向与角巩膜缘始终垂直，探头做与角巩膜缘相垂直的前后运动。所得图像为探头对侧径线的切面。另一种理解为类似车轮的轮辐状纵切扫查。一般将周边部的球壁回声显示在图像的上方，将视神经显示在图像的下方，见图1-3-2。如果将探头置于6点角巩膜缘，将得到12点球壁的径线切面。通过将探头向角巩膜缘或穹隆部的移动，可以将眼球周边和后极部球壁均清晰地显示，探头越接近角巩膜缘，后极部图像显示越清晰，探头越接近穹隆部，则眼前段的图像显示越清晰。

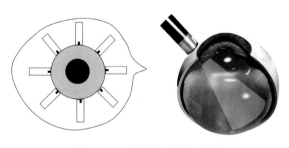

图 1-3-2　纵切扫查法示意图

探头的标记方向与角巩膜缘垂直，探头做与角膜缘相垂直的前后运动

（3）轴位扫查　指探头位于角膜的中央，声束自晶状体中央穿过，将眼球的后极部以视神经为中心完整地分为两个部分的图像。但是由于

声束自晶状体穿过所产生的声衰减可能导致声波对眼后极部图像显示的能力下降，是这种检查方法较横切、纵切扫查方法的局限性。一般轴位扫查法用于与晶状体、视神经相关疾病的诊断和黄斑疾病的评估。

通常采用水平轴位检查时，探头标记一般朝向患者的鼻侧，这样黄斑的图像正好在视神经图像的下方。垂直轴位检查探头标记一般向上，斜行轴位即1∶30—7∶30，10∶30—4∶30的轴位检查，探头的标记一般向上，见图1-3-3。

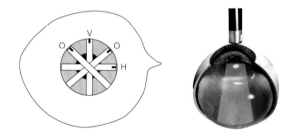

图 1-3-3　轴位扫查法示意图

探头位于角膜的中央，声束自晶状体中央穿过。H：水平轴位；V：垂直轴位；O：斜行轴位

（4）轴旁扫查　与轴位扫查相平行且避开晶状体的扫查方式。充分、详尽地轴位扫查是轴旁扫查的前提，应用轴旁扫查可以避开晶状体对声波的衰减效能，达到清晰显示眼底图像的作用。

5.超声图像的评估　进行眼内疾病超声检查时，首先将仪器的增益调整至最高，以免遗漏细小的病变。一般依照如下顺序进行扫查。

（1）横切扫查　首先检查眼球的上方，将探头置于6点角巩膜缘，标记方向指向鼻侧。由于探头在角巩膜缘，首先得到眼球后极部的图像，向穹隆部移动探头，依次得到眼球后极部、赤道部、周边部的图像。然后应用相同的方法分别对眼球的下方、鼻侧、颞侧进行检查。

（2）纵切扫查　如果应用横切扫查在眼球内有异常发现，或者有不能详尽观察的盲区，可以同时进行纵切扫查。即横切扫查发现病变后，旋转探头90°与横切扫查相垂直，同样自角巩膜缘向穹隆部移动探头，观察病变的情况。对于位于后极部或周边部的病变，应用纵切扫查可以获得比横切扫查更满意的图像。

（3）轴位扫查和轴旁扫查 对于一些特殊病例，如与晶状体或视神经关系密切的病变、黄斑病变等。为明确病变与视神经、黄斑之间的关系，必要时可应用轴位扫查。

（4）特殊检查技术的应用 通过对病变超声特征的分析，提供对眼内疾病诊断和鉴别诊断信息。一般包括以下几个方面：

①形态学改变 主要包括形状、位置、边界等。

②定量诊断 主要包括回声强度、内回声和声衰减等。

③动态检查 主要包括后运动、血管征和流动性等。

例如，首先采用横切扫查检查患者的右眼，将探头置于4∶30且探头的标记方向向上，此时如果发现病变表明病变位于右眼的颞上象限，即10∶30子午线方向，自角膜缘向穹隆部移动探头，即自后向前观察病变情况。然后应用纵切扫查，同样将探头置于4∶30位置，探头标记指向角膜中央，对10∶30径线方向进行检查，即检查方向与横切检查相垂直，观察病变在径线方向的情况。同样可以采用轴位扫查观察病变，将探头置于角膜中央，做斜行轴位扫查，探头标记指向10∶30方向，此时病变应位于视神经的上方，观察病变与视神经及晶状体之间的关系。综合应用以上三种检查方法，检查者应当能够建立起病变的三维空间概念，病变的位置，以及病变与周围组织之间的关系等。

对黄斑疾病的观察由于黄斑特殊的解剖位置和生理功能，进行超声检查时需对黄斑区进行仔细地观察。一般有如下四种方法对黄斑进行评估，包括水平轴位、垂直横切、水平和垂直轴旁扫查。其中以水平轴旁扫查在黄斑病的诊断最有价值，它可以将黄斑区完整地显示，记录病变的大小、边界、形态改变等。对于一些特殊病例，非放射状垂直鼻侧子午线扫查（右眼的3点位和左眼的9点位）对病变的评估有一定帮助。

（二）眼眶的检查方法

球旁扫查 球旁扫查用于眼球周围浅层的眼眶病变（常在眼眶周围可触及肿块，如鼻旁窦和泪腺等），可以显示前部病变与眼球和眶壁的关系，声束不经眼球，也分横扫查和纵扫查。

（1）球旁横扫查 探头置于患者闭合眼睑，眼球和眼眶之间，探头声束平行于眶缘和眼球，如探头置于眼睑横扫6点子午线，称球旁6点横扫查。如前所述，横扫查时标志向鼻侧，垂直扫查时标志向上，见图1-3-4。

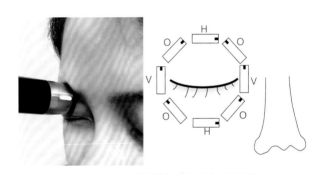

图1-3-4 球旁横扫查探头标志位置
探头置于眼球和眼眶之间，声束平行于眶缘和眼球。H：水平横扫，标志向鼻侧；V：垂直横扫，标志向上；O：斜行横扫，标志向上

（2）球旁纵扫查 探头置于眼球和眶缘之间眼睑上，与横扫查垂直90°，声束前后扫查，同时显示眼球周边和前部病变，如探头置于1∶30，则称球旁1∶30子午线纵扫查。扫查3点与9点子午线时，标志向骨壁；扫查下部眼眶时，标志向眼眶中央，见图1-3-5、图1-3-6。

（3）经球横扫查 主要是观察病变的左右范围、形状和厚度，而纵扫查是显示病变的纵切面长度，此方法同时显示病变形态和眶深部病变后界，见图1-3-7。

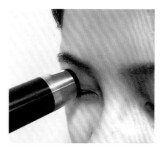

图 1-3-5　球旁纵扫查探头标志位置

探头置于眼球和眶缘之间眼睑上，与横扫查垂直90°，水平及上方扫查探头标志向眶缘，下方扫查标志向眼球；此方法保证所有病变均显示在适当解剖位置；即眼球上方病变显示在上方，眼球下方病变显示在眼球下方

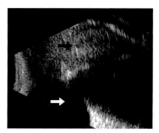

图 1-3-6　眶上部病变球旁 12 点纵扫查

探头位于上睑，标志向 12 点扫查时，声束同时经过肿瘤和眼球上部，所以眶上部肿瘤（黑色箭头）显示在图像上方，眼球在下方（白色箭头）

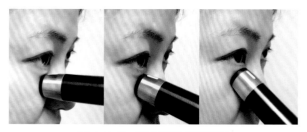

图 1-3-7　眶上部纵扫示意图

如进行眶上部病变纵扫查，则将探头置于下方，随着探头转动，声束逐渐向前扫查眶上方前部

行眼眶超声检查时，应首先做轴位扫查。此方法可观察病变与眶内正常结构如眼外肌、眼球和视神经的关系。如病变体积较大，很难在一个位置全面了解病变整体情况，此时可移动探头观察病变全貌。如病变位置靠前，可采用球旁扫查或将病变压向眶内做经球扫查，以显示病变，如眶膈附近活动性肿块。经过如此检查，最终在医

生头脑中形成三维图像，确定病变是圆形、椭圆形、不规则形或扁平形。

二、彩色多普勒超声检查方法

彩色多普勒血流成像（CDFI）是在脉冲多普勒技术的基础上发展起来的一项超声诊断技术。脉冲波多普勒、彩色多普勒与实时二维超声成像技术的结合，可以对人体多脏器及组织做生理学和解剖学观察和测量。多普勒血流检测技术可以提供生物组织功能的信息；实时二维断层图像可以提供生物组织形态学的信息，彩色血流显像可以提供人体的血流特征，显示血流方向、分析血流特征，对病变的血流分布特点进行观察。在临床应用，具有形象、逼真、简便、特异性高的特点。

20 世纪 80 年代初彩色血流显示系统的问世，是超声诊断技术发展过程中一项具有重大突破性的进展，被认为是非侵入性诊断技术发展的里程碑；90 年代，彩色血流显像新技术层出不穷，其最主要的特征是以数字化技术为代表，采用新的信息检测技术及波束形成技术，使其性能有了新的突破——由模拟数字混合处理到全数字化处理。这也使彩色多普勒超声应用到眼这样的小器官成为可能。

自 1989 年 Erikson 将彩色多普勒血流成像技术引入眼科的近 30 年中，其临床应用的范围和诊断的方法都得到极大提高。从对单纯眼动脉的观察到视网膜中央动脉、睫状后动脉等动脉的观察；从对畸形血管的检测到对正常血管血流动力学指标的测定；从单纯的血流信号分析到血流与形态相结合等彩色多普勒血流成像技术；已经成为眼科超声诊断中不可或缺的组成部分。

（一）仪器的调节与设置

彩色多普勒超声诊断仪由很多公司生产，各有不同的特点和特性，但通过相关的技术培训、认真研究仪器使用说明书，并去积极实践都能够

取得良好的效果。要充分发挥仪器的性能，应该对每一项功能的意义有充分的了解。彩色多普勒超声诊断仪的功能键较眼科专用超声诊断仪多，功能也更加复杂，但一般有以下三类。

1. 控制部分　主要在仪器的面板上，包括增益、时间增益补偿、动态范围、对比度、亮度、多普勒取样等；检查者应根据相关疾病的显示需求进行相应的调节，以获得最佳的图像效果。

2. 功能部分　主要包括显示方式、冻结键、上下翻转、左右翻转、扫查速度等。这些均为仪器具备的功能，一般不需要进行调节，只要使用即可。

3. 操作部分　主要通过键盘和面板上的功能键实现。包括测量、体位标记、探头标记、注释功能等；只要根据说明进行操作即可。

（二）检查步骤

现代的彩色多普勒超声诊断仪，设置了更多的优化功能键，通过一个键可以自动对相关信息进行调节，达到显示理想的图像的目的。一般的检查过程如下：输入患者的相关信息（包括姓名、性别、年龄、医院名称等），二维超声显示眼球结构（通过调节键和功能键调整图像至最理想的显示状态、对病变进行测量、在病变处作相应的注释和标记），多普勒观察血流情况，血流参数的定量测量，记录图像，完成诊断报告。

1. 基本操作　多普勒调节的一般顺序为图像深度调节、多普勒敏感度调节、测量速度调节、多普勒取样位置调节、多普勒取样容积调节、多普勒声音的调节、全屏灵敏度的调节等。

（1）在脉冲多普勒模式下，速度范围（scale）用脉冲重复频率（PRF）来表示，二者之间的关系为 PRF 值低则 scale 慢，反之 PRF 值高则 scale 快。在眼科，PRF 值设定的原则为既不能设置过低造成彩色溢出过多而形成彩色失真，也不能设置过高造成低速的血流无法显示或显示困难。一般眼动脉速度范围设定在 12～18cm/s，视网膜中央动脉和睫状后短动脉设定在 5～8cm/s。

（2）多普勒增益的调节　在 PW 状态下，如果多普勒增益过高，其频谱图像将产生过度的噪音（即图像的背景发白）和镜面伪像（多普勒频谱在 x 轴的上下呈对称状）。这些都可以通过对增益的调节而消除。

（3）取样容积的调节　正常状态下眼部的血管直径一般均未超过 1mm，所以多普勒取样容积不必过大，以免将不必要的血管与相关的血管均在一次取样过程中采集到，影响对检查结果的判断。

（4）多普勒角度　由于眼部血管解剖的特点，一般在眶内都可以寻找到与取样线相平行的血管，所以，以角度为 0°进行频谱分析是最佳的选择。如果无法发现最佳的血管，多普勒角一般以不超过 15°为宜。

2. 检查方法　患者一般为仰卧位检查，特殊情况下可以采用坐位。检查前应了解患者的基本病情，包括仔细询问病史、阅读病历，根据病情有重点地对眼球进行检查。检查前应通过与患者的密切交流消除其紧张、恐惧心理，指导患者积极主动配合医生的检查，如平稳呼吸、减少瞬目等。

检查前要对仪器有充分的了解再实际操作，以减少不必要的检查时间，尤其是多普勒检查的时间。由于眼为视觉器官，对超声的能量和发射功率的强度的改变十分敏感，因此应注意调节仪器的能量和功率至较低的水平，以免造成不必要的损伤。

检查方法一般为眼睑法，将耦合剂直接置于眼睑上，探头在眼睑上进行检查。由于彩色多普勒超声诊断仪探头的接触面积较大，因此在眼科应用自上而下的水平扫查方式较自左而右的扫查方式应用的更多。如果应用此方法对病变和眼球结构显示不满意，可以嘱患者转动眼球以配合检查。眼内结构的检查方法与 B 型超声基本一致，这里主要介绍眶内血管的检查方法。

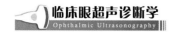
做眼球的水平切面，首先充分地显示视神经，因为视神经是进行眶内血管定位的标志。再将多普勒取样框置于眼球后 15～25mm 处，在视神经的两侧寻找类似英文字母"S"形的粗大血管即眼动脉，在与多普勒取样线平行且没有分支血管处对其进行取样。调整取样框在眼球后 10mm 左右将视神经置于中央，在视神经的低回声区内可以发现红—蓝相间的血流信号即视网膜中央动脉和视网膜中央静脉，同样选择与取样线平行的位置进行取样（一般在眼球壁后 2～5mm 处）。在视神经的两侧可以发现单一颜色的条带状血流信号为睫状后短动脉，选择与取样线平行的位置（一般在眼球壁后 5～8mm 处）进行取样即可。

3. 血流参数的定量测量

对于眼球的动脉血管一般按照外周血管常用的测量方法进行测量，包括收缩期峰值血流速度（PSV）、舒张末期血流速度（EDV）、时间平均最大血流速度（Tmax）等，仪器通过公式可以计算出搏动指数（PI）和阻力指数（RI）。

由于静脉血管的频谱为连续性频谱，一般均采用测量最大血流速度和最小血流速度的方法进行定量测量。定量的测量分析时，每条血管至少有 3 个心动周期的连续频谱进行测量，以保证测量结果的准确性。

三、超声造影检查方法

超声造影是利用造影剂使后散射回声增强，明显提高超声诊断的分辨力、敏感性和特异性的技术，尤其在眼内肿瘤的良恶性鉴别中具有重要意义。超声造影检查时，需要首先进行二维超声及彩色多普勒超声，确定病变位置后，静脉注入造影剂，对病变进行重点观察。

1. 患者的准备　仔细询问患者有无进行超声造影检查的禁忌证，包括对造影剂成分过敏史或伴有右向左分流的心脏病、中度肺动脉高压、未控制的高血压、成人呼吸窘迫综合征等严重呼吸

系统或循环系统疾病。另外，孕妇及哺乳期妇女、未成年人也不宜进行超声造影检查。告知患者可能发生的不良反应，征得患者同意后签署知情同意书。

检查前了解患者基本病情，仔细询问病史、阅读病历，与患者密切交流消除其紧张、恐惧心理，告知患者检查过程中配合检查勿瞬目及转动眼球。

2. 造影剂的选择及制备　目前国内应用的眼部超声造影剂为经静脉注射的微泡造影剂声诺维（Sonovue），造影剂药盒内包括造影剂药瓶、20G 专用静脉穿刺针、配液用 5ml 注射器和辅助配液设备。造影剂药瓶内为无色气体和白色粉末，无色气体为六氟化硫，白色粉末为聚乙二醇4000、二硬脂酰磷脂酰胆碱、二棕榈酰磷脂酰甘油及棕榈酸等辅料。使用时在药瓶中加入 5ml 注射用生理盐水（0.9%NaCl）用力振摇，直至冻干粉末完全分散，形成微泡混悬液，浓度为每毫升混悬液含六氟化硫 8μl（相当于 45μg）。注意制成的混悬液应在 6 小时内使用。

3. 检查方法　检查方法一般为眼睑法，将耦合剂直接置于眼睑上，探头在眼睑上进行检查。使用常规二维及彩色多普勒超声显示眼部病灶，调整探头位置，使探头垂直于病灶，一般选定病灶最大切面进行观察，选择合适增益，使病灶清晰显示，切换至造影模式。保持探头位置不变，调整好检查参数。

将静脉留置针穿刺入患者肘正中静脉，建立静脉通道。经外周静脉迅速推注配置好的造影剂 1.0ml，之后快速推注 5ml 生理盐水，连续实时观察病灶的造影剂动态灌注情况（根据病变造影剂灌注及消退时间决定观察时间，建议至少5min）并进行图像储存。如果第一次造影结果不满意，可间隔至少 25min 再次造影，进行观察。

4. 超声造影分析方法　可应用造影分析软件对所获得的造影资料进行定量处理。选取与病灶相

邻且与病灶大小相当的眶内组织作为对照组织，因造影过程中患者眼球可能有轻度的移位，故选取病灶的核心区作为分析的参照组织。软件可对病灶内、对照组织内以及参照组织内的造影剂浓度与造影剂充填时间之间的关系进行分析处理，得出造影剂浓度与时间之间的变化曲线。根据病变内造影剂进入与消退时间与周围正常组织相比较，分为快进快出型、快进慢出型或同进慢出型等。

四、超声生物显微镜检查方法

超声生物显微镜（UBM）与其他类型的B型超声检查有许多类似之处。检查时需将探头放置在检查区域，通过探头的机械扫查获得相应部位的二维断层切面图。最大的不同之处在于UBM的探头扫查部分的表面没有被膜覆盖，因此水浴检查法是获得理想图像的最佳检查方法。此外正确地移动探头，以及探头与受检部位的距离，亦是获得优质图像的保证。

（一）患者的准备

UBM是一种超高频的超声检查方法。检查前应向患者解释清楚以消除其恐惧心理。一般在装入眼杯的过程中可能出现不适，检查前可对受检眼施行表面麻醉，如丁卡因、利多卡因等，以降低角膜、结膜的敏感性。此外，检查的过程中，眼杯内的液体可因眼球的转动或眼杯过小而流出，检查前可为患者准备一些纸将流出的液体及时擦拭干净，保证检查的顺利进行。

年幼的儿童或过于敏感不能很好配合检查的患者，可于检查前给予适量镇静剂，如口服水合氯醛、肌肉注射异丙嗪等，必要时可给予全身麻醉。如患者为角膜疾患，如角膜裂伤，角膜穿孔等，必须行UBM检查时，可先加角膜接触镜，然后再加眼杯进行检查。

检查时患者通常为仰卧位，双目向上注视天花板，检查者可在患者的头侧或右侧。但在检查的过程中应注意使患者和检查者均保持舒适的体位，探头能够在受检区域任意移动，见图1-3-8。

让患者长时间注视一点或根据检查的需要而任意转动眼球是十分困难的事，尤其没有注视目标的时候更加困难。为使患者能够较好地配合检查，必要时可在天花板上加装红色注视灯，保证在检查的过程中患者能够始终注视目标，获得理想的图像。

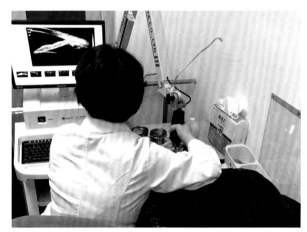

图1-3-8　UBM检查方法图
患者仰卧位，检查者位于患者右侧

（二）仪器的准备

UBM与普通超声波诊断仪的最大不同就是它的探头。由于换能器的频率为50MHz，探头的体积较一般的超声探头（换能器频率为7.5～10MHz）要大得多，因此，UBM的仪器也有与众不同之处，即将探头用支撑臂完全托起，通过活动节点控制探头的活动，保证检查者能够任意操纵探头，顺利地进行检查，见图1-3-9。

操作者在检查的过程中需用手控制探头的位置和探头与角膜的距离，眼睛注视荧光屏观察病变，用脚闸控制探头的运动和冻结以及图像的存贮。

荧光屏应放在操作者容易观察的位置和高度，可在患者的头侧或身体的左侧。通常用右手控制探头，左手固定眼杯。为保证患者在检查的过程中安全，角膜不被探头损伤，如需对检查参数做调整时，建议停止检查，让探头远离患者的眼球，修改检查的参数。脚闸应置于检查者脚下合适的位置，使检查者在检查的过程中能够轻易地触及，保证检查的顺利进行。

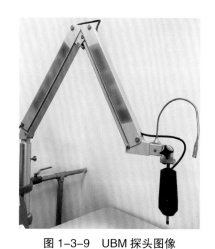

图 1-3-9　UBM 探头图像
探头靠支撑臂托起，通过支撑臂的节点控制探头活动

1．眼杯及水囊

（1）眼杯　为更好地配合检查，Pavlin 等设计了一系列的辅助检查装置——眼杯（eye cup）。眼杯拥有光滑的内、外缘，可置于上、下眼睑之间保持眼睑的开放状态。宽大的眼杯上缘有利于检查者在检查的过程中观察探头位置、探头与病变的关系以及简便地移动探头位置。目前可以购买到的眼杯直径一般为 18～28mm。一般认为直径为 22mm 和 24mm 的眼杯对成人的眼球较为适用。直径为 18mm 的眼杯可用于儿童的检查，见图 1-3-10。

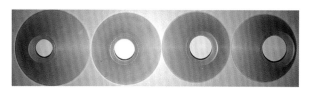

图 1-3-10　不同直径眼杯图像
由左至右眼杯直径逐渐增加，检查时根据患者睑裂大小选择合适的眼杯

眼杯的放置方法放置眼杯前可对受检眼进行

表面麻醉，待麻醉充分后再将眼杯置入眼睑内。首先根据患者睑裂的大小选择合适的眼杯，检查者用双手将患者的眼睑分开，嘱患者眼球向下转，轻提上睑将眼杯的一侧置于上睑下，然后让患者向上转动眼球，检查者将患者的下睑向下拉，暴露出患者的下穹隆，将眼杯完全置于患者的结膜囊内，见图 1-3-11。

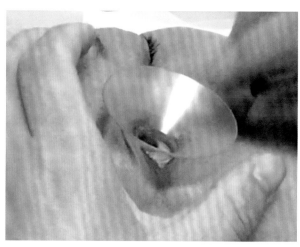

图 1-3-11　眼杯放置图
双手配合，将眼杯完全置于患者的结膜囊内

眼杯不仅可用于眼内结构的检查，同样可以用于眼睑的检查。用眼杯检查眼睑时可将眼杯直接置于病变的表面，如果病变的基底过大或边缘不规则眼杯无法将其完整包纳，可采用其他方法，如水囊进行检查。

（2）水囊　一些 UBM 仪器的探头可以配合水囊使用。使用水囊进行检查，可避免结膜囊内放入眼杯带来的痛苦，并且不受患者睑裂大小限制，对不能使用眼杯的患者，可以将其直接置于眼睑内，用双手将眼睑分开对眼球进行检查。对于眼睑的疾病同样可以采用此方法进行检查，见图 1-3-12。

2．耦合剂的选择　由于 UBM 检查的耦合剂与眼内组织如角膜、结膜直接接触，因此普通超声检查所用的以甲基纤维素为主要成分的耦合剂由于其对眼球组织有极大的刺激性，使用后使患

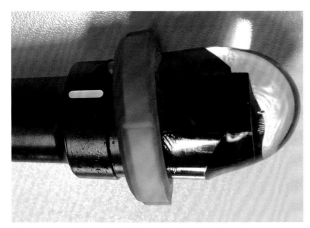

图 1-3-12　装配好水囊的探头图像
在水囊中注入耦合剂后将水囊安装在探头上

者的眼部不适。因此用于 UBM 检查的耦合剂要特殊选择，不仅要有极好的透声性，不会造成眼部不适，而且要有一定的黏稠度，防止在检查过程中由于眼球的运动而导致液体流失。

检查过程中耦合剂内或者探头的表面可能会有气泡，这会阻碍声波的传播，向眼杯或者水囊内放置耦合剂时一定要注意避免过多的气泡产生。较大的气泡可用棉签将其去除，必要时可重新放置；探头表面的气泡可用棉签直接拭去。

3. 保护性角膜接触镜的使用　由于 UBM 的探头表面没有保护膜覆盖，且探头在检查的过程中以 8 幅／秒以上的速度运动，尽管探头的表面是光滑的，但运动的探头对于角膜仍然存在一定的危险性。尤其需对眼前段的深部结构，如晶状体后囊等进行扫查时，探头与角膜之间的距离极小，为避免运动的探头损伤角膜，必要时可在检查的过程中将软性角膜接触镜被覆于角膜的表面。软性角膜接触镜的 UBM 表现为与角膜弧度相同的中强带状回声，诊断时需注意区别，以免误诊。

（三）检查方法

检查过程中让患者和检查者都保持舒适的体位是十分必要的。一般患者为仰卧位，使用眼杯检查时，首先将眼杯置于眼睑内并注入耦合剂。为避免探头突然下降造成角膜损伤，检查过程中

注意用手臂将探头托起。

检查者通常坐在患者的头部，左手固定眼杯位置，右手控制探头。探头的一侧有一个椭圆形的凹陷，通常检查者将拇指放在凹陷内，其余四指握住探头，将探头稳稳地握住，以免由于操作者的原因使探头失控突然下降造成眼球的损伤，见图 1-3-13。

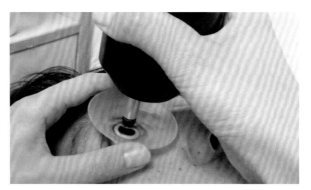

图 1-3-13　探头在眼杯内检查示意图
左手固定眼杯位置，右手控制探头

如果使用水囊进行检查，则需要先将水囊安装在探头上。首先在水囊中注入耦合剂，如灭菌注射用水等，注入时避免气泡产生，按住探头的排气按钮让耦合剂将探头内的空气沿排气孔排出。进行检查时，右手握住探头，探头标记方向朝向检查者，双手配合撑开患者眼睑，即可开始检查，见图 1-3-14。

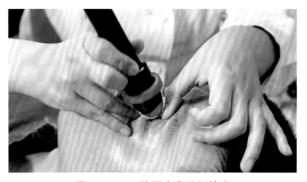

图 1-3-14　使用水囊进行检查
双手配合撑开患者眼睑，右手握住安装好水囊的探头进行检查

1. 检查方法　检查过程中保持探头与欲扫查

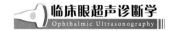

部位相对垂直是获得最佳图像的唯一途径。实际操作时可根据病变的位置移动探头或嘱患者眼球运动从而将病变清晰暴露。

（1）纵切扫查法　探头运动方向与角膜缘始终保持垂直的检查方法，自12点开始顺时针在每一个点位进行检查。这种检查方法对于眼前段疾病的观察十分有帮助，尤其对前房角及睫状体的病变观察更具优势，见图1-3-15。

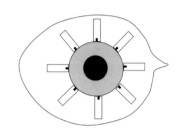

图1-3-15　纵切扫查法示意图
探头运动方向与角膜缘垂直

（2）横切扫查法　探头运动方向与角膜缘相平行的检查方法。这种检查方法获得的图像与纵切检查法相垂直，可以更详尽地了解睫状体等病变的特征。如计算每一显示范围的睫状突数量、睫状体与巩膜的附着情况等，见图1-3-16。

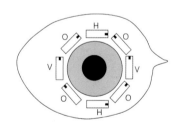

图1-3-16　横切扫查法示意图
探头运动方向与角膜缘相平行。H：水平横切；
V：垂直横切；O：斜行横切

2．增益的选择　正确地选择增益可以提供高质量的图像，一般以肉眼可以清晰地分辨位于监视器左侧的灰阶棒为依据，所获得的图像可以将各组织结构之间的回声特点清晰地显示即可。既不要将增益调节过高，导致所有组织的回声都表现为相同的回声水平而无法分辨，也不要将增益调节过低，造成诊断信息的丢失。

时间增益补偿系统（TGC）　由于UBM为超高频超声波，在检查的过程中不可避免地会造成超声能量的丢失，导致图像的远场质量下降，分辨力降低。必要时可以通过时间增益补偿（TGC）系统对远场的增益进行补偿，以期获得良好的图像质量。

3．延迟　延迟（DLY）是指自显示窗口的顶部与探头前部的距离。正常情况下这一距离不小于2.5mm。通过DLY的不同设置，可以分别对眼前段结构的不同部位进行检查，使受检范围超过5mm，极大地拓宽了检查者的视野。即如果将DLY设置为3.0mm时，UBM检查时可能仅能观察到晶状体的前囊回声，但如果将DLY设置为5.0mm时，晶状体的赤道部就可能被显示。

4．聚焦线　一般将聚焦线设置在显示器的中央，检查过程中应将最需要清晰观察的部位在聚焦线附近显示以获得更好的检查效果。

（四）测量技术

应用UBM可以获得清晰的眼前段结构图像，为测量各部分组织结构的相关参数提供条件。测量方法大多参照Pavlin所设计的方法。但在实际应用过程中，可以根据不同的研究内容对所测量的内容进行修改，但根本的原则是测量方法的准确性和测量结果的可重复性，测量的标志一定要易于识别。

1．正常人眼前段结构的测量方法　测量完全根据Pavlin所设计的方法进行。首先自巩膜突向上500μm确定一点，通过虹膜向睫状体做一垂直线，此两点间距离称小梁睫状体距离（TCPD）。此处的虹膜厚度为虹膜厚度1（IT_1），此垂线自虹膜内表面至睫状体距离为虹膜睫状体距离（ICPD）。距离虹膜根部向瞳孔方向2mm处测得虹膜厚度2（IT_2），近瞳孔缘处测得虹膜厚度

3（IT_3）。自虹膜内表面至睫状突与悬韧带的连接点做垂线，此距离为虹膜悬韧带距离（IZD）。虹膜内表面与晶状体前表面的夹角为θ_2，此夹角顶点至瞳孔缘的距离为虹膜晶状体接触距离（ILCD），巩膜外侧面与虹膜长轴的夹角为θ_3，与睫状突的夹角为θ_4，见图1-3-17。巩膜厚度的测量选择在巩膜突处的巩膜厚度（ST）。角膜与虹膜的夹角可用θ_1表示。下面是北京同仁医院重复此方法所获得的测量结果，见表1-3-1。

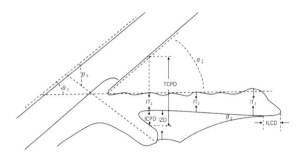

图1-3-17　正常人眼前段结构测量方法示意图

TCPD：小梁睫状体距离；IT：虹膜厚度；ICPD：虹膜睫状体距离；IZD：虹膜悬韧带距离；ILCD：虹膜晶状体接触距离；θ_1：角膜与虹膜的夹角；θ_2：虹膜内表面与晶状体前表面的夹角；θ_3：巩膜外侧面与虹膜长轴的夹角；θ_4：巩膜外侧面与睫状突的夹角

表1-3-1　北京同仁医院正常人眼前段结构测量的主要参数

测量部位	$\bar{x} \pm s$
眼轴长度（mm）	23.52±1.00
前房深度（μm）	2926.37±372.24
晶状体厚度（mm）	3.89±0.36
小梁睫状体距离（μm）	1210.43±233.00
虹膜睫状体距离（μm）	62.41±134.25
虹膜悬韧带距离（μm）	939.95±406.20
虹膜晶状体接触距离（μm）	978.13±207.16
虹膜厚度1（μm）	390.88±88.27
虹膜厚度2（μm）	481.17±57.70
虹膜厚度3（μm）	800.42±84.92
小梁虹膜夹角（°）	33.43±8.58
虹膜晶状体夹角（°）	17.22±5.24
巩膜外侧面虹膜长轴夹角（°）	37.44±5.28
巩膜外侧面睫状突夹角（°）	71.63±13.87

2. 参照 Pavlin 设计的测量方法，在临床实践及研究工作中根据需要增设了一些测量的参数。

（1）反映房角开放程度的参数　超声生物显微镜能清楚地显示房角各子午线切面图像。在图像中，巩膜突呈三角形突起的高回声嵴，是一个明确的标志，其前500μm处于Schwalbe线附近，因此Pavlin根据这两个解剖标志设定房角开放距离（AOD）$_{500}$（AOD_{500}）及小梁虹膜夹角作为反映房角开放程度的参数。

①房角开放距离$_{500}$　在巩膜突前500μm处小梁网上一点，垂直于角膜做一直线与虹膜相交，两点间的距离为房角开放距离$_{500}$，见图1-3-18。

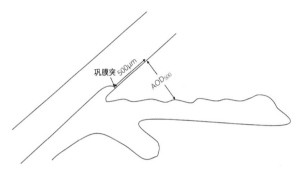

图1-3-18　房角开放距离$_{500}$测量方法示意图

AOD_{500}：房角开放距离$_{500}$

②小梁虹膜夹角　以巩膜突为顶点，其前500μm处小梁网上的一点与巩膜突之间的连线和相应虹膜处一点与巩膜突之间的连线的夹角为小梁虹膜夹角。

（2）与瞳孔阻滞力有关的参数　超声生物显微镜图像中反映瞳孔阻滞力的参数为虹膜晶状体接触距离，即虹膜内表面与晶状体前表面夹角的顶点至瞳孔缘的距离。

（3）反映虹膜形态及位置的参数

①虹膜膨隆程度　在Pavlin测量方法中虹膜悬韧带距离、虹膜晶状体夹角可以反映虹膜膨隆程度。

②虹膜厚度（IT）　虹膜厚度$_1$、虹膜厚度$_2$、虹膜厚度$_3$分别表示周边部、中周部及中央靠近

瞳孔缘附近的虹膜厚度。测量时以虹膜色素上皮层为基线，做它的垂直线测量虹膜厚度。

③虹膜根部附着位置　在超声生物显微镜图像中可以清楚地看到虹膜根部附着于巩膜突或睫状体前部或睫状体后部，进行记录。

（4）有关睫状体的参数　北京同仁医院设定睫状体厚度、睫状突长度及睫状体晶状体距离的测量方法。

①睫状体厚度　12点钟眼球子午线方向垂直于角巩膜缘的直线所截得的睫状体厚度的最大值。

②睫状突厚度　12点钟眼球冠状横切面，连续测量相邻三个睫状突厚度的平均值。

③睫状突长度　在眼球垂直或水平子午线方向，以睫状突尖端与晶状体悬韧带连接点做睫状突长轴线，所截得的睫状突长度最大值。

④睫状体晶状体距离　超声生物显微镜对上皮细胞层有很高的分辨能力。在正常的超声生物显微镜图像上，晶状体前囊下上皮细胞层表现为均匀中强回声。利用这个特点，我们选择这条中强回声在赤道部末端的投影，作为测量睫状体晶状体距离的一个端点，另一点为相对的睫状突距晶状体的最近点，两点连线的距离为睫状体晶状体距离。

（5）反映睫状体位置的参数

①小梁睫状体距离　从巩膜突沿角巩膜内表面向前500μm处，从此点做虹膜的垂直线，延伸与睫状体相交的另一点，两点间距离为小梁睫状体距离。

②虹膜睫状体距离　自巩膜突沿角巩膜内表面向前500μm一点，向虹膜做一垂线，通过虹膜至睫状突，自虹膜内表面至睫状突的距离为虹膜睫状体距离。

③巩膜睫状体夹角　巩膜外侧面与睫状突长轴的夹角。

（6）先天性青光眼反映巩膜突与房角顶点相对位置的参数　在眼球垂直和水平子午线方向，做虹膜前表面的反向延长线，以巩膜突尖端做垂直于虹膜前表面的垂直线，巩膜突尖端与两线交点的距离即为$SSAD_1$，位于房角顶点前方为正值，位于房角顶点后方为负值；而两线相交点与房角顶点的距离即为$SSAD_2$，位于虹膜长轴上为正值，位于房角顶点外侧面为负值，见图1-3-19。

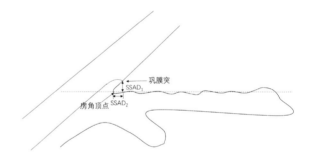

图1-3-19　先天性青光眼相关参数测量方法示意图

$SSAD_1$：巩膜突尖端与虹膜前表面延长线的距离；$SSAD_2$：房角顶点与$SSAD_1$及虹膜前表面延长线交点的距离

（杨文利　崔　蕊）

第四章

超声伪像

超声效应主要指超声自身的一些比较复杂的物理效应，经常在超声诊断的图像中伴生，形成图像伪差。如果在实际的检查工作中忽略超声伪像的存在，或者对超声效应所形成的伪差不能正确识别，可能会导致错误的分析。此外，眼科手术技术的发展和器官移植的应用都使手术后的超声表现更加复杂，在进行超声检查时应注意学习和识别，为准确诊断提供帮助。

一、振铃效应

振铃效应也称为伪影。为声波在传播途中遇到液体层，液体的下方有极强的回声界面为其条件，通常在眼内异物容易产生。由于玻璃体内的主要成分为水，异物在玻璃体内，水与异物之间的声阻抗相差极大，因此异物可以将自玻璃体入射的声波返回。声波自玻璃体返回时遇到眼球壁后被再次回声，如此多次反复。由于这种回声发生在一个薄层区域内，声波的每一次回声其能量都会减低。声像图上可以显示长条状多重反复分布的纹路，极有特点。超声诊断时的彗尾现象也是振铃效应的特殊表现，见图1-4-1。

二、侧壁失落效应

侧壁回声失落是由于声波对侧壁的入射角过大产生。当入射角较大时，回声返回其他方向不返回探头，可以产生回声失落现象。应用眼科超声诊断仪，当显示囊肿或肿瘤外的包膜时通常

可以将病变纤细的前、后壁显示清晰，但侧壁则可能显示不清，即为侧壁回声失落所致，见图1-4-2。

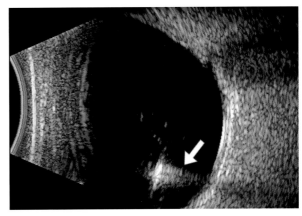

图1-4-1 眼内异物的彗尾征声像图

玻璃体内的点状强回声为球内异物，其后类似"彗星"状的回声是由于振铃效应产生的彗尾现象（白色箭头）

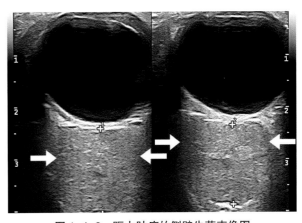

图1-4-2 眶内肿瘤的侧壁失落声像图

眼球后方眼眶内的中等回声病变为眶内实性占位，其侧壁由于侧壁回声失落效应显示不清晰（白色箭头）

三、后壁增强效应

由于声波在传播的过程中随传播深度的增加，声波的衰减也在增加，但为保证图像能够被清晰的显示，一般均有深度增益补偿（DGC）调节系统。后壁增强效应是指在常规调节的DGC系统下所发生的图像显示效应，而不是声能量在后壁被其他任何物理能量所增强的效应。DGC调节使之与软组织衰减的损失一致时，获得"正补偿"图。而在整体图像正补偿其中某一小区域的声衰减特别小时，则回声在此区域的补偿过大，形成"过补偿区"，其后壁也因为补偿过高而较同等深度的周围组织明亮得多，称为后壁增强效应。这种效应经常出现在囊肿、脓肿等液态区的后壁，但不出现在血管腔的后壁，见图1-4-3。

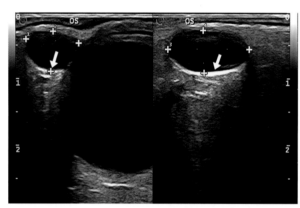

图1-4-3 眶内囊肿的后壁增强效应声像图
椭圆形无回声区为眶内囊肿，囊肿后壁由于后壁增强效应，回声较周围组织强很多（白色箭头）

四、声影

声影是指在常规DGC正补偿调节后，在组织或病灶后方所显示的回声减低甚至无回声的平直条状区。声影为声波传播过程中遇到强衰减体所形成。高回声系数的物体（如气体）及高吸收系数物体（如骨骼、异物、瘢痕等）下方可具有声影；间有高回声和高吸收系数的其声影更明显，见图1-4-4。

五、混响

混响也称为多次回声，可以发生在靠近探头的高回声界面与探头表面之间，严格意义上说是外部混响；如果混响发生在离开探头的某一高回声性物体的内部，称为内部混响。

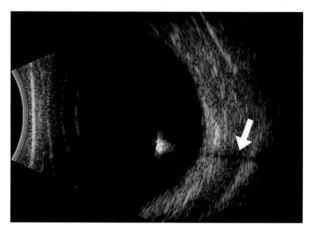

图1-4-4 眼内异物后的声影声像图
玻璃体内的点状强回声为球内异物，其后方球壁及眶内组织内的低回声条状区为声波衰减所形成的声影（白色箭头）

（一）外部混响

声波垂直入射到平整的高回声介质表面，自回声体返回的声波遇到探头表面，再由探头表面回到这一高回声界面。声波在探头和平整界面之间如此来回往返直至完全衰减。在眼科，如果探头表面没有被耦合剂完全覆盖，或覆盖了耦合剂的探头未与眼球完全接触时，可以出现外部混响，见图1-4-5。

（二）内部混响

眼内异物或眼内人工晶状体等存在时，声波在其中多次往返，称为内部混响，见图1-4-6。"彗尾"征为其典型声像图改变。彗尾的长短与异物的形状、大小、性质等有关。

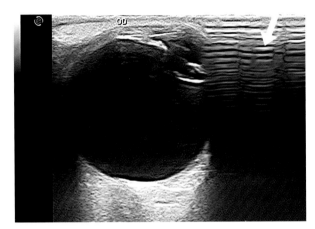

图1-4-5　探头产生的外部混响声像图
由于探头未被耦合剂覆盖产生的外部混响（白色箭头）

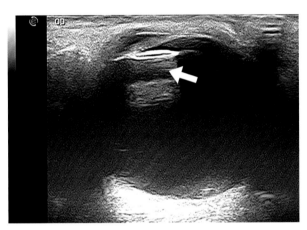

图1-4-6　眼内人工晶状体产生的内部混响声像图
梭形强回声为眼内人工晶状体,声波在其中多次往返,产生内部混响（白色箭头）

六、多普勒超声伪像

1. 衰减和穿透力　多普勒频移来自微弱的红细胞背向散射。多普勒频率越高,通过组织时衰减也越多。因此表浅的组织、器官血流较深部的组织、器官容易显示,这样便产生了浅部血供丰富、深部血供欠丰富的伪像。

2. 壁滤波的调节　壁滤波过高容易将低速血流信号滤除,如眼部各血管的舒张末期血流速度一般较低,如果壁滤波过强,则可能将舒张末期的血流滤除;反之,将壁滤波调整过低,那么噪音的干扰也显示在图像上。

3. 脉冲重复频率的调节　采用脉冲多普勒测量血流速度,受脉冲重复频率的限制,为准确显示频移的大小和方向,脉冲重复频率必须大于f_d的2倍,超过此极限将产生血流方向倒错表达,即混叠现象,见图1-4-7。

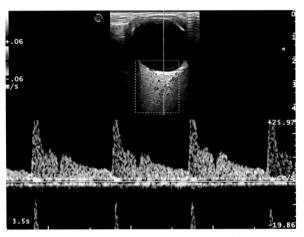

图1-4-7　脉冲重复频率对频谱的影响声像图
由于脉冲重复频率小于f_d的2倍,血流方向倒错表达,产生混叠现象

4. 多普勒取样角　频谱和常规彩色多普勒血流成像与多普勒角度有关,即角度依赖性。如果探头的声束方向与血流方向之间的夹角为90°时频谱和多普勒均无血流信号显示;为显示血流信号,二者之间的血流信号应在60°以内。在眼部,由于血管走行的特点,一般多普勒角在15°左右,见图1-4-8。

常规彩色多普勒检查显示的角度依赖性大,易产生血管内"无血流"的伪像,应用多普勒能量图可以显著改善。

5. 频谱增宽　以下几种情况可以导致频谱增宽:过多加大仪器增益或改变灰阶动态范围;取样门过大、取样门靠近血管壁,见图1-4-9。

6. 取样容积　取样容积过大,容易带来血管壁运动产生的噪音信号;取样容积过小,所测的多普勒血流信号血流速度的代表性较差。

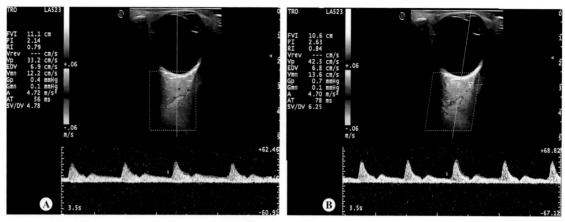

图 1-4-8　多普勒取样角对频谱的影响声像图

A.探头的声束方向与血流方向之间存在夹角；B.探头的声束方向与血流方向之间无夹角；B 图中测量的血流速度较 A 图高

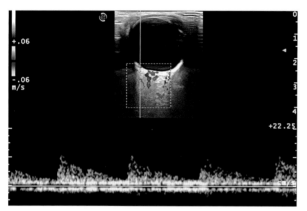

图 1-4-9　频谱增宽声像图

由于取样门过大造成的频谱增宽

7.取样框的设置　彩色取样框的设置不宜过大，过大则彩色血流敏感度会降低，以至无法显示正常或异常血流。必要时可以采用缩小取样框移动搜查的方法，了解大范围的血流信号分布及其特点。

8.血流信号外溢　如果脉冲重复频率过低或多普勒增益过高，可以引起彩色血流信号自血管腔内"外溢"的伪像。通过适当调整多普勒增益并正确设置脉冲重复频率的方法，可以减少外溢伪像，见图 1-4-10。

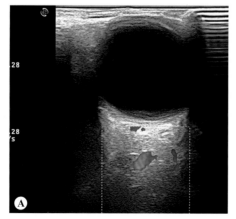
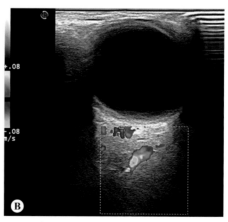

图 1-4-10　血流信号外溢声像图

A.多普勒增益为 60%；B.多普勒增益为 100%，血流信号自血管腔外溢

9. 镜面伪像　由于有高回声界面的存在可以出现镜面伪像，即多普勒基线上方出现正向血流曲线，而在基线的下方有其倒影的图像，即基线上下的图像完全对称。可以用声束较宽，同时接收反向散射信号对其进行解释，见图 1-4-11。

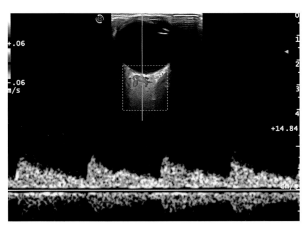

图 1-4-11　镜面伪像声像图
多普勒基线上下方同时出现正反向对称的血流曲线

10. 快闪伪像　多见于表面有结晶的物质，如 Coats 病的视网膜下胆固醇结晶、视网膜母细胞瘤内的"钙斑"等。表现为彩色信号位于高回声的表面，尤其声影内，见图 1-4-12。

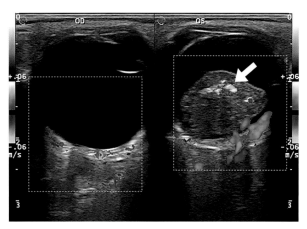

图 1-4-12　快闪伪像声像图
视网膜母细胞瘤瘤体内"钙斑"表面的快闪伪像（白色箭头）

（杨文利　崔　蕊）

第五章
眼超声基本特征表现

第一节　眼前段结构的超声生物显微镜表现

一、角膜

既往对角膜疾病的观察一是通过手电光进行直接照射或侧照；二是应用裂隙灯显微镜对角膜的不同切面进行观察，明确地分辨角膜的各层病变。但上述方法的不足之处在于其不能对病变进行定量地测量，仅能做出定性诊断，因此在疾病的观察和治疗上有一定困难。超声生物显微镜(UBM)检查的出现，弥补了以上检查方法的不足。

（一）正常角膜的 UBM 表现

UBM 检查角膜的前表面表现为两条带状中强回声，即角膜上皮层和 Bowman 膜；在其后表面亦可探及一带状中强回声，即 Descemet 膜和角膜内皮细胞层，由于角膜内皮细胞层仅由一层细胞组成，因此 UBM 尚不能将其与角膜后弹力层完全分辨。位于两中强回声之间的均匀低回声区即为角膜的基质层，其内部回声强度均匀一致。UBM 不仅可以清晰地显示角膜的各层结构，同时可对各层结构的厚度进行定量测量，如角膜上皮层的厚度，角膜上皮与前弹力层之间的距离，角膜基质层的厚度等，为精确地诊断与观察病变的变化提供帮助，见图 1-5-1。

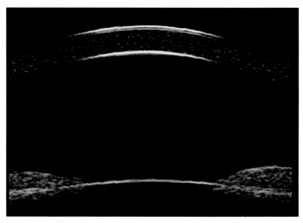

图 1-5-1　正常角膜 UBM 图像

（二）常见角膜病变的 UBM 表现

1. 回声强度的改变　正常角膜的回声强度改变不仅可以表现为回声强度的下降，而且可以表现为角膜回声强度的增加。如角膜上皮水肿可导致角膜上皮的回声强度下降，而角膜基质层的水肿则可引起角膜基质层内部回声的下降。这种下降可以表现为整个角膜上皮或基质层的均匀下降，也可以表现为局限下降，且与正常组织间有明显界限。反之，如果角膜白斑等疾病则可导致角膜回声强度的增加，可以表现为角膜基质回声的局限增加，亦可为基质层回声强度的完全增加。甚至累及整个角膜回声均增加，导致无法分辨角膜的各层结构。

2. 厚度的改变　角膜各层的回声强度不同，

因此各层的厚度可以定量的测量。角膜水肿时不仅可以表现角膜内部回声强度的改变，亦可表现为各层结构的厚度改变。如角膜上皮水肿，角膜上皮层的回声增厚，而且角膜上皮层与前弹力层之间的无回声间隙亦增宽。角膜厚度亦可变薄，如圆锥角膜的晚期，中央角膜厚度可较正常明显变薄，尤其以角膜基质层厚度的变化更为显著。

3．角膜结构缺失　角膜上皮受损可导致角膜上皮回声的连续性改变；屈光性角膜手术，尤其准分子激光角膜切削术后可以导致角膜前弹力层的局限缺失等。

4．角膜结构位置异常　角膜内皮严重水肿，可以导致角膜内皮与正常角膜组织之间部分或完全分离。

二、巩膜

应用裂隙灯显微镜可以对前部巩膜进行观察；荧光素血管造影亦可对某些巩膜疾病的诊断提供帮助；眼科专用超声诊断仪（换能器频率10MHz）可以清晰地显示赤道以后的巩膜情况，但对前部巩膜则不能清晰地显示；UBM的出现弥补了眼科专用超声诊断仪的不足，可以准确地显示前部巩膜的情况。

（一）正常巩膜的UBM表现

巩膜由致密的纤维排列，UBM检查显示为较角膜更高的强回声，与角膜组织间可以清晰地分辨，二者之间可以探查到三角形由强至弱的移行区为角巩膜缘。此移行区近前房面可以探及类似鹰嘴样强回声为巩膜突，这一结构的识别有着重要的临床意义，见图1-5-2。首先这个区域有眼前段的重要结构如Schlemm管、小梁网等，其次巩膜突为眼前段结构测量的重要标志。房角开放程度、小梁睫状体距离等的测量都是以此为始点的。

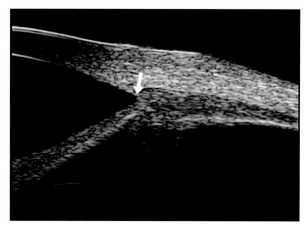

图1-5-2　正常巩膜UBM图像
箭头所指的突起即为巩膜突

（二）常见巩膜病变的UBM表现

1．厚度的改变　巩膜厚度的测量对于巩膜疾病的诊断有着重要的临床意义。测量一般选择巩膜突处与巩膜壁长轴相垂直的点为标准。巩膜发生炎症时可以导致巩膜的局限或全部增厚，而巩膜前葡萄肿则可导致巩膜回声局限变薄。

2．内回声的改变　巩膜正常情况下为均匀的中强回声，病理情况下可以发生内部回声的改变。巩膜增厚一般都伴随着巩膜内回声的下降；反之，巩膜变薄则伴随着巩膜回声的增强。

3．巩膜结构的紊乱　正常情况下，巩膜为连续的带状强回声；特殊情况下，巩膜的连续性可以发生改变，如前部巩膜裂伤可在裂伤处探查到巩膜回声的局限缺如，如果同时伴有葡萄膜嵌顿，则在正常的巩膜强回声之间可以发现异常的中低回声区，导致巩膜结构紊乱。

三、前房和前房角

（一）正常前房和前房角的UBM表现

1．前房　前房的前界为角膜内皮，后界为虹膜前表面及晶状体的瞳孔区前囊。前房周边部的界限为小梁网，睫状体和虹膜周边部。前房内充满房水，房水不仅可以为角膜等结构提供营养物质，亦是维持正常眼内压的重要因素之一。UBM检查前房为无回声的暗区，其周围的组织依结构的不同而表现为不同的回声强度，因此前房的界限极易确定，见图1-5-3。正常成人的前房中轴深度为2.73～2.97mm，近视眼前房较深，远视眼前房较浅。此外，前房深浅度也是诊断和观察青光眼的重要指标。

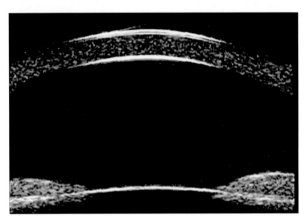

图1-5-3　前房UBM图像

既往有很多方法测量前房深度，如应用光学方法、A型超声等，但是这些方法仅能测量中轴的前房深度，而周边的前房深度则无法测量。UBM的出现极大地弥补了上述检查方法的不足，通过对前房不同的断面进行成像，可以对任意一点的角膜内表面与虹膜或晶状体之间的距离进行测量。进而通过计算机辅助成像，系统可以将整个前房重建，使前房容积的测量成为可能，为涉及前房疾病的诊断提供帮助。

2. 前房角　前房角是前房的周边部分，其前壁为角巩膜交界处，后壁为虹膜，介于前壁与后壁之间为前房角的顶部，称为房角隐窝，为睫状体的底部所构成，见图1-5-4。前房角是房水排出的主要通路，因此房角结构的改变可能导致房水循环障碍，继而出现房水代谢的异常，引发病理性改变。

UBM检查可以清晰地显示前房角的相关结

构。在仪器研制的早期，应用100MHz换能器甚至可以清晰地显示小梁结构。目前成品仪器的换能器频率为50MHz，因此不能显示小梁结构，但可清晰地显示巩膜突，依据解剖的关系可以间接推算出小梁网等重要结构的位置。此外，房角的大小，可以通过仪器测量而得到。

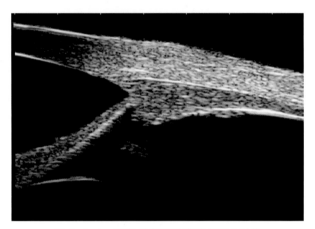

图1-5-4　前房角和周边前房UBM图像

（二）常见前房和前房角病变的UBM表现

1. 前房深度改变　正常情况下前房的深度在一定的范围内，前房深度变深和变浅都是不正常的。闭角型青光眼的患者前房深度明显变浅；晶状体脱位等，则可导致前房深度增加或双眼前房深度不对称。

2. 前房内回声的改变　正常前房内为无回声区，在一些病理情况下可以导致前房内回声发生改变。如前房内的炎性渗出，可使前房内充满点状、条状不均匀的中强回声；前房积血在前房内可充满均匀的点状低回声。

3. 房角形态改变　正常房角为锐角，巩膜、睫状体、虹膜三者间关系明确。病理情况下房角形态可发生改变。如挫伤后房角后退导致房角圆钝，由锐角变成钝角；青光眼时房角可较正常明显变窄。

四、虹膜

（一）正常虹膜的 UBM 表现

虹膜为一圆盘形膜，中央有圆孔称为瞳孔，虹膜根部附着在睫状体前面的中央。根部较薄，所以在发生眼部钝挫伤时容易发生虹膜根部断离。虹膜小环为虹膜最厚的部分，向内达瞳孔缘虹膜厚度变薄。虹膜小环附近有许多穴状凹陷，为虹膜隐窝。瞳孔缘虹膜依附在晶状体表面。

UBM 检查可以将虹膜的形态与结构完整地显示。正常虹膜自根部至瞳孔缘均为均匀地中强回声，但厚度不同，UBM 可以定量地测量。位于虹膜表面的隐窝在 UBM 检查下亦可清晰地显示。虹膜与晶状体之间的接触距离可以定量地测量，见图 1-5-5。

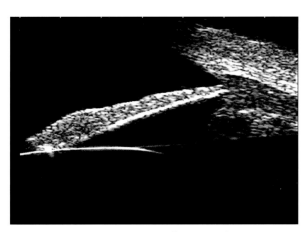

图 1-5-5　正常虹膜 UBM 图像

（二）常见虹膜病变的 UBM 表现

1. 虹膜厚度改变　虹膜发生占位病变时可以使虹膜增厚，如虹膜色素痣可使虹膜局限增厚，而虹膜黑色素瘤可导致虹膜的广泛增厚；虹膜萎缩时萎缩区的虹膜可以较正常变薄。

2. 虹膜内回声的改变　正常情况下虹膜内部回声比较均匀，病理状态下，虹膜内回声可发生改变。如虹膜囊肿，可在囊肿区探查到无回声的囊性区；虹膜炎时虹膜实质的回声普遍降低等。

3. 虹膜形态改变　正常虹膜后表面近似水平或略向前凸，病理状态下虹膜形态可以发生异常改变。瞳孔阻滞可以导致虹膜根部膨隆，虹膜前凸；睫状体的占位病变也可以使虹膜前凸。特殊类型的青光眼如色素播散综合征，则表现为虹膜后凹。

五、睫状体

（一）正常睫状体的 UBM 表现

睫状体为葡萄膜的中间部分，前接虹膜根部，后以锯齿缘为界移行于脉络膜。外与巩膜毗邻，内环绕晶状体赤道部，面向后房及玻璃体。

UBM 检查可以清晰地观察自虹膜根部睫状突至睫状体平坦部的整个睫状体。正常情况下睫状体的纵切面为类三角形，为均匀的中低回声，与巩膜、虹膜以及玻璃体之间界限清晰。水平切面睫状突为梳样条带状中低回声，与眼球壁紧密相连，其数目可以计算，睫状体平坦部与球壁间无明显界限。这一部分是眼科专用超声诊断仪所不能观察到的盲区。在解剖上由内而外睫状体可以分为 5 个部分：即无色素睫状上皮、色素睫状上皮、基质、睫状肌、睫状体上腔。正常状态下，UBM 无法将上述结构明确分辨，病理情况下如色素上皮脱落、睫状体上腔渗漏等则可对上述结构进行分辨，见图 1-5-6。

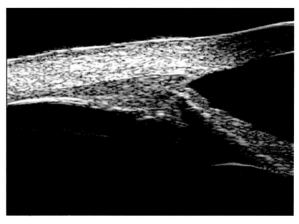

图 1-5-6　正常睫状体 UBM 图像

（二）常见睫状体病变的 UBM 表现

1．睫状体回声改变　正常情况下睫状体为均匀的中低回声，病理情况下睫状体内部回声发生改变。如睫状体炎症时可以导致睫状体的内回声较正常降低，葡萄膜渗漏等亦可导致睫状体的内回声减低。

2．睫状体厚度改变　正常状态下睫状体的厚度可以被定量地测量，病理情况下睫状体的厚度可以发生改变，如水肿状态下睫状体的回声可以增厚；睫状体光凝术后睫状体的回声可以变薄。

3．睫状突数目的改变　睫状体的水平切面下睫状突为条状弱回声，每一睫状突之间为无回声区分隔，因此睫状突的数目可以计算。病理情况下睫状突的数目可以发生异常。当睫状体水肿时可见到睫状突的数量减少；恶性青光眼时由于睫状体水肿甚至可以表现为睫状突完全融合。

4．睫状突位置的改变　正常状态下睫状突与虹膜成 46°～60° 角，病理状态下，睫状突的位置可以向虹膜根部前移，导致睫状突与虹膜根部之间的夹角变小。如睫状体断离等疾病可引起睫状突位置的改变。

六、后房

既往的检查方法无法对后房进行观察，UBM 的出现为在活体状态下观察后房的形态提供了可能。UBM 检查可以完整地显示后房，为类三角形无回声区，见图 1-5-7。

对病理状态下的后房形态进行观察，如恶性青光眼时，由于晶状体－虹膜膈的位置前移，晶状体悬韧带与虹膜的色素上皮面完全接触，导致后房完全消失。探讨与后房形态改变有关的疾病发病机制，如闭角型青光眼发病机制中睫状体位置对后房形态的影响，以及后房形态改变与房角关闭之间的关系等。

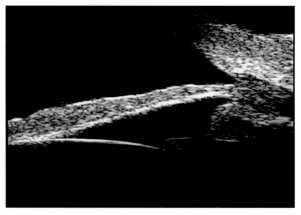

图 1-5-7　正常后房 UBM 图像

七、晶状体和悬韧带

超声生物显微镜可以将晶状体的前囊、赤道部清晰地显示，而晶状体的后囊则由于仪器条件的限制无法探查清晰。正常情况下晶状体的囊为中强回声；晶状体皮质和核为无回声的暗区；晶状体悬韧带可以清晰地显示；晶状体赤道与睫状突之间呈条状弱回声，见图 1-5-8。

病理状态下，晶状体的内回声可以发生改变。如白内障时晶状体皮质及核的回声可以增强，晶状体内的异物可以导致晶状体囊的连续性改变，出现局限缺如。此外，UBM 同样可以发现晶状体位置的异常，如晶状体完全脱位时，可以探查到正常位置晶状体缺如；晶状体不全脱位可见自晶状体赤道与睫状体之间的距离各方向不等。

八、周边玻璃体

玻璃体为无色透明胶质体，其主要成分为水，约占玻璃体成分的 99%。

正常玻璃体 UBM 检查表现为无回声的暗区。病理状态下可以发现玻璃体内的无回声区消失，出现点状或条状回声。如周边部玻璃体增生样改变、前部增生性玻璃体视网膜病变、睫状体色素上皮脱离等均可出现异常的弱条节状回声，见图 1-5-9。

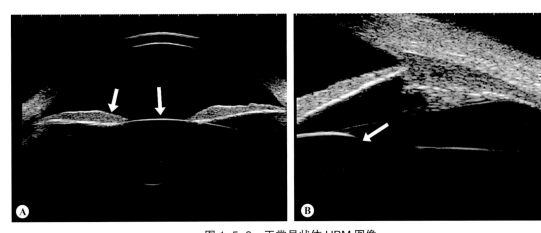

图 1-5-8　正常晶状体 UBM 图像

图 A 箭头所指为瞳孔区晶状体前囊；图 B 箭头所指为周边部晶状体前囊

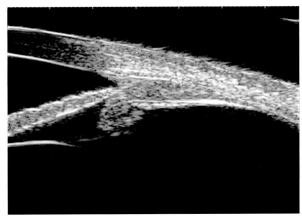

图 1-5-9　正常周边玻璃体 UBM 图像

只有准确理解 UBM 下正常眼前段结构的表现，是进一步掌握病理条件下的异常表现的形态学基础；才能密切结合临床表现对疾病做出正确的诊断，为临床诊断提供准确、丰富的诊断信息。

第二节　眼科专用超声诊断仪的正常表现

眼科专用超声诊断仪为扇形扫查，所以扫查有一定的角度，根据仪器的不同，扫查的角度在 45°～60°，所以它只能显示眼的局部。如果要完全显示眼球，需要结合探头在不同的角度显示

的图像。

此外，应用超声检查的最主要的优势在于其灵活性，所以检查者对探头的驾驭能力与对疾病的观察力是获得正确诊断的依据。检查者一定要动态的理解每一幅切面，为正确的诊断提供基础。

一、眼球的超声检查

（一）纵切面

纵切面是眼球显示的主要切面，这个切面可以避免晶状体回声对眼球显示的影响，可以清晰地显示前自睫状体，后至视神经的眼球壁和相应的玻璃体的情况。正常状态下睫状体部的显示欠清晰，但可以见到点状中强回声，不要误认为眼内的异物。睫状体之后的眼球壁光滑呈弧形带状回声，相应的玻璃体表现为无回声区，见图 1-5-10。

（二）横切面

横切面是纵切面检查的重要补充，尤其应用纵切面扫查发现病变后，横切面的检查更是必做的扫查面。应用横切面可以显示眼球壁和相应的玻璃体情况，配合的患者可以显示虹膜等结构。球壁回声为弧形条带状，回声强度强，玻璃体为无回声区，见图 1-5-11。

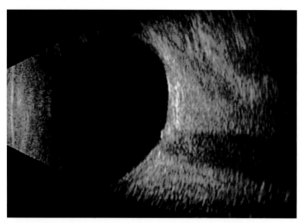

图 1-5-10　眼球纵切面超声图像

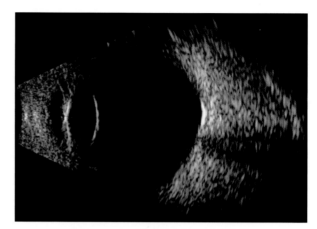

图 1-5-12　眼球轴位切面参数图像

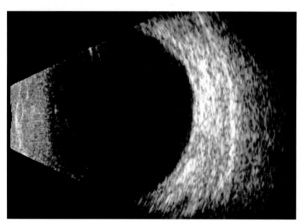

图 1-5-11　眼球横切面超声图像

（三）轴位切面

轴位切面是眼球后极部检查的良好的显示切面，对视神经和黄斑病变的评估有帮助。如果合适地调整仪器，可以将眼球自前向后完全地显示。可以显示角膜（欠清晰）；前房（欠清晰）；虹膜为对称的带状回声，中央区局限缺如为无回声区；晶状体的前囊显示的欠清晰，后囊显示为"月牙形"中强回声；周边的玻璃体由于扇形扫查而无法显示，中央和后极部玻璃体表现为无回声区；后极部的球壁回声为弧形带状回声，与玻璃体回声形成明显的对比；黄斑区在超声检查上没有明确的标记，根据视神经的位置进行确定，见图 1-5-12。

二、眼眶的超声检查

（一）泪腺的超声检查

泪腺的超声显示比较困难，需要双眼对称检查。首先应用直接检查法将探头置于眼眶外上方的泪腺区观察泪腺，如果泪腺没有病变，一般不清晰。应用经球探查法即将探头置于眼球的鼻下方，探头方向指向颞上方显示泪腺，如果没有异常病变亦无异常发现，见图 1-5-13。

（二）视神经的超声检查

视神经为眼眶的解剖标志，扇形扫查有放大作用所以视神经显示为类似英文字母倒"V"形低至无回声区，与眶内其他组织之间界限清晰。所以应用超声检查对视神经的宽度进行测量，但其准确性值得商榷。

（三）眼外肌的超声检查

眼外肌的超声检查比较困难。正常的眼外肌检查需要结合其解剖位置进行确定，一般只检查内直肌、外直肌、上直肌和下直肌。肌肉一般表现为眶内自眼球壁向视神经方向走行的带状中低回声区，边界清晰，边缘较内回声强，见图 1-5-14。

面可以将眼球自周边到后极部完全显示，具体表现如下。

（一）眼球多种结构的 CDFI

角膜的带状回声，如果探头对角膜加压可见角膜形态发生改变，即角膜顶点的回声局限变平坦；前房为半球形无回声区；虹膜显示为对称的带状回声，中央区回声局限缺如为瞳孔区；晶状体的全部均可清晰显示，呈类椭圆形中强回声；玻璃体表现为无回声区，与眼球壁回声之间界限清晰；球壁回声为类圆形带状中强回声，与玻璃体回声形成明显的对比，见图 1-5-15。

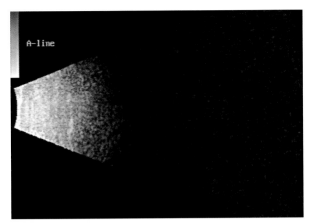

图 1-5-13　直接检查法正常泪腺超声图像

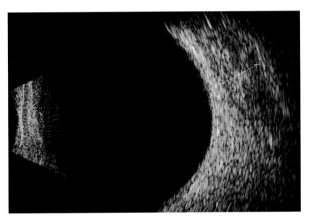

图 1-5-14　眼外肌超声图像

（四）眶脂肪的超声检查

眶脂肪是眼眶的主要组成部分，表现为回声强度一致的中强回声，受探头穿透能力的影响一般只能显示眼球壁后 20～30mm，形态不确定。

第三节　彩色多普勒超声诊断仪的正常表现

一、眼球的 CDFI 检查

由于线阵探头检查面积较大，一般在一个切

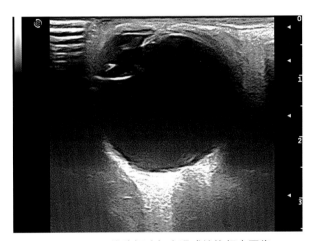

图 1-5-15　线阵探头扫查眼球结构超声图像

（二）眼球血管的超声检查

由于脉络膜和视网膜上均有血管，所以眼球壁可见血流信号，如果仪器的血流敏感性比较好，视网膜和脉络膜的血管均可清晰地显示，如图 1-5-16；玻璃体内没有血管，所以玻璃体内没有血流信号；在虹膜、睫状体上也有小血管，根据仪器的条件在部分仪器上可以清晰地显示；前房和后房内的房水是流动的，但其流动的速度不足以引发多普勒效应，因此，没有血流信号。

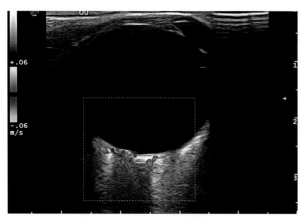

图 1-5-16 眼球血管超声图像

二、眼眶的 CDFI 检查

（一）泪腺的 CDFI

首先应用直接检查法，将探头置于眼眶外上方的泪腺区观察泪腺。正常的泪腺为类三角形，内回声为中等强度，与周边组织之间界限清晰，见图 1-5-17A。应用经球探查法即将探头置于眼球的鼻下方探头方向指向颞上方显示泪腺，如果泪腺正常一般无异常回声显示。正常泪腺内可见点状血流信号，但不丰富，见图 1-5-17B。泪腺周边可见点状血流信号。

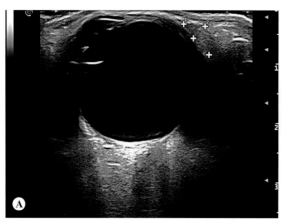
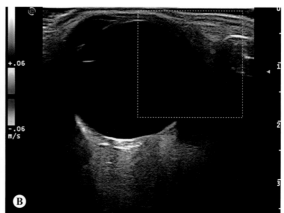

图 1-5-17 正常泪腺超声图像

（二）视神经的 CDFI

视神经为眼眶的解剖标志，轴位扫查视神经，显示为带状低至无回声区，与眶内其他组织之间界限清晰，见图 1-5-18。线阵探头与扇形探头相比较没有放大效应，可以测量视神经的宽度，但临床意义值得讨论。

（三）眼外肌的 CDFI

眼外肌的超声检查与扇扫探头一样，只是上直肌的检查比较困难。注意对眼外肌检查时，患者一定不能转动眼球，以免影响检查结果的准确性，见图 1-5-19。

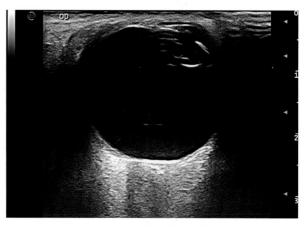

图 1-5-18 视神经超声图像

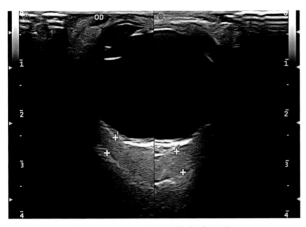

图 1-5-19　眼外肌的超声图像

（四）眶脂肪的 CDFI

眶脂肪是眼眶的主要组成部分，表现为回声强度一致的中强回声。应用线阵探头可以显示眼球壁后 40～50mm，较眼科专用机的范围大得多。

（五）眶内血管的 CDFI

眼眶内的血管根据其解剖及走行一般只检查眼动脉、视网膜中央动脉和睫状后短动脉。

1. 频谱形态　所有的眼局部的动脉血管的频谱与颈内动脉类似，为三峰双切迹状；最大的区别在于频谱所显示的血流为湍流，所以没有频窗且与心脏的心动周期是完全一致的。

依次称三个收缩峰分别为第一 (S_1)、第二 (S_2)、第三 (S_3) 峰。收缩峰的形成与心脏的射血过程是一致的。在心动周期的快速射血相，心肌的强烈收缩，由心室射入主动脉的血流量很大，流速亦很快，形成 S_1 峰。由于动脉内的血流量大，致使动脉血管的管径增粗，在血管自身弹性回复作用下，使血管直径仅能轻度地增加，并将血管回缩产生的动能转变成弹性势能储存。由于血流速度的下降，导致收缩峰下降，形成第一切迹。血管贮存的弹性势能释放，使血流产生一次轻度加速，形成 S_2 峰。此时的血流速度下降，形成第二切迹。由于血管内的血液回流，血液对心脏的瓣膜产生压力，在瓣膜自身回复作用的影响下，使血流产生又一次加速，形成 S_3 峰。此后血管内的血流量逐渐减少，形成舒张末期血流频谱，直至下一心动周期的开始，见图 1-5-20。

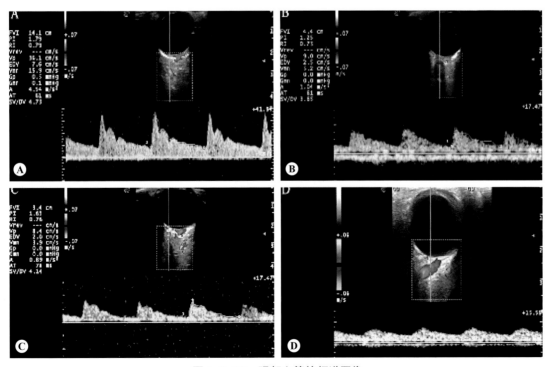

图 1-5-20　眼部血管的频谱图像

A. 眼动脉；B. 视网膜中央动、静脉；C. 睫状后短动脉；D. 眼上静脉（扩张）

眼部的静脉表现为连续有轻度搏动的波形。视网膜中央静脉与视网膜中央动脉相伴行，二者一般同时出现，分别位于 X 轴的上、下。这一特点是眼内其他血管所不具备的，因此也是视网膜中央动脉与睫状后短动脉相鉴别的依据。

2. 血流参数　截止到目前，有关各血管血流参数的测定，已经有很多相关报道，但是各家测量结果有一定的差异，北京同仁医院眼部血管血流参数参考值见表 1-5-1。

表 1-5-1　北京同仁医院正常人眼部血管血流参数参考值

	PSV (cm/s)	EDV (cm/s)	TAMX (cm/s)	PI	RI
眼动脉（OA）	31.47±9.63	7.11±2.34	12.44±3.64	2.02±0.71	0.77±0.06
视网膜中央动脉（CRA）	10.82±2.97	3.28±1.11	5.50±2.06	1.48±0.49	0.71±0.08
睫状后短动脉（PCA）	11.61±3.41	3.34±1.25	5.83±1.91	1.49±0.43	0.70±0.09

3. 测量结果的判断　由于可以定量地测量各血管的血流参数，因此对测量结果进行正确分析、判断是诊断的关键。在分析时需注意以下几点。

（1）首先各项血流参数是否在正常范围内，如果血流参数过高或过低，都是不正常的。

（2）如果血流参数不在正常范围内，要进行如下分析。

血流参数异常升高，是血管狭窄的表现，尤其在老年人，表现则更为明显。

血流参数异常降低，是血流量不足的表现，由于目前尚不能对血管直径进行准确测量，故仅对各项参数进行比较。但是由于眼部血管的直径较细，可以粗略地认为各血管直径是一致的，因此可以根据参数的高低进行比较。

如果是单眼血流参数异常，还要看是某一血管异常或全部血管均异常，如全部血管的血流均下降，则应加做颈内动脉的血流情况综合判断。

判定检查结果应结合患者的各项因素，如老年人的血流速度下降，略低于正常值，由于血流速度随年龄增加而下降，因此可以认为是正常的；反之，如果青年人的血流速度轻度升高也可以认为是正常的。

如果受检者的双眼同一血管的血流参数均轻度下降或升高，也可以认为是正常的。

4. 影响血流参数的全身因素　了解影响血流参数的各种因素，对于判定检查结果是否在正常范围内有直接意义，现将影响血流参数的主要因素分述如下。

（1）年龄　各血管的血流参数与年龄呈明显的负相关，即随年龄的增加，血流速度下降。通常认为由于老年人末梢血管灌注压下降，外周循环阻力增加所致。

（2）性别　血流参数的变化与男女性别之间无明显关系。

（3）血压　在正常范围内的血压与血流参数间无明显相关性，若血压异常升高，会导致血压与血流参数呈负相关。Dumskj 等的研究表明，如果血压增加 33%，视网膜动脉的血流速度仅增加 4.8%，因此其存在较强的自我调节能力，以避免外界因素的干扰，保证眼局部的新陈代谢。

（4）眼内压　血流参数与正常范围的眼内压无相关性，若眼内压升高，会导致血流参数异常下降，长期高于正常眼内压甚至可以导致舒张末期血流消失。动物实验结果表明，如果眼内压超过80mmHg，眼内的血流信号可能无法获得。但是在急性闭角型青光眼的病例中，尽管眼内压超过80mmHg，CDFI显示视网膜中央动脉舒张末期血流速度急剧下降，甚至消失，但其收缩期的血流频谱仍可分辨。表明在活体状态下，人眼对外界因素的改变有一定的调节和适应能力。

（5）红细胞计数和红细胞压积　正常范围内与血流参数呈明显的负相关。

（6）总胆固醇和三酰甘油　正常范围内不影响血流参数值。

（7）眼别　对双眼进行相关性分析，双眼间无相关性。

（8）吸烟习惯　与吸烟习惯呈负相关，单位时间内吸烟越多，则血流速度下降越明显。说明尼古丁对周围血管可以产生收缩的作用，导致血管的血流阻力增加，血流速度下降。

第四节　声像图的描述方法和常用术语

一、回声强弱的描述

一般根据声像图中灰阶的不同，将回声分为高水平回声或强回声，中等回声，低水平回声和无回声等。结合眼科的具体情况见表1-5-2。

表1-5-2　眼科超声回声强度的分级与描述

分级与描述	典型的介质举例
Ⅰ高水平回声／高回声／强回声	视网膜母细胞瘤内的钙斑、异物、肿瘤内的静脉石、脉络膜骨瘤等
Ⅱ中等水平回声／中等回声／等回声	眼球壁、晶状体囊、囊性肿瘤的囊壁、脉络膜血管瘤等眼内占位病变、眶内的脂肪组织等
Ⅲ低水平回声／低回声／弱回声	玻璃体内的积血、眼外肌、异常扩张的血管、视神经等
Ⅳ无回声	正常玻璃体、前房、眼部囊性病变等

二、回声形态的描述

1.点状回声　超声检查显示为均匀、细弱的点状回声，可以广布在眼内亦可局限在眼内某一区域。典型的表现为玻璃体内的积血。

2.斑片状回声　超声检查显示为斑片状回声，通常代表非均质性结构。典型的表现为玻璃体内实性占位病变等。

3.团块状回声　经常用来形容较大的异物、眼内气体等。

4.条带状回声　超声检查显示为粗细不同的条带状回声，光滑、平整，可以用来描述眼内的病理膜、病变的包膜等。

其他的可以根据病变的形状进行描述。

三、病变分布的描述

按照回声在眼内或病变中分布情况进行描述，如均匀分布、不均匀分布等，也可以用密集、稀疏、散在等进行描述。

四、根据声像图的形态特征进行描述

1.彗尾征　眼部异物、眼内气体等由于内部混响的作用可以产生类似"彗星尾"的超声图像，称为"彗尾"征。

2.对吻征　脉络膜脱离时，脱离的脉络膜双侧隆起并完全贴附在一起，类似双唇对吻的图像特征称为"对吻"征。

3.挖空征　脉络膜黑色素瘤由于其特殊的顺

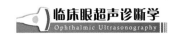

磁化效应，产生肿瘤前界回声强后界回声弱，在肿瘤接近眼球壁处甚至可见肿瘤内回声缺失的现象称为"挖空"征。

第五节　眼超声诊断报告的书写

一、超声诊断思路

（一）声像图分析

在对一幅图像进行辩证分析之前，首先应确定图像为眼部哪一组织的断面。对于眼球内病变一般有横切面、纵切面、轴位切面和轴旁切面等。对于眼眶病变包括球旁横扫查和球旁纵扫查等。此外根据扫查的方式对眼眶病变可以分为直接扫查和经球扫查。

对于占位病变应在确定多角度扫查的基础之上首先确定病变的最大切面，然后做与最大切面相垂直的切面即"十字交叉扫查"，定量测量病变的大小。

行眼部超声检查时需注意双侧对比检查法的运用。由于我们有一双眼睛，所以对于眼部超声检查而言，双侧对比是诊断和鉴别诊断的基础。通过对双眼的对照检查和比较，对于不易确定的结构可以进行详尽地辨别。对于眼部超声图像的分析一般可以从以下几方面进行分析。

1. 形态与大小　正常的眼球近似圆形，由于玻璃体的存在，眼球壁的回声与玻璃体之间对比鲜明容易分辨。正常的眼球壁光滑，三层结构一般无法分辨。视神经为眼球后的带状暗区，眶内的脂肪为回声强度均匀的中强回声，眼外肌的回声较眶脂肪略低且有筋膜包绕与眶脂肪之间容易分辨。正常的泪腺呈类三角形，边界清晰与周围组织间界限可辨。一般眼科超声检查时应行双眼的轴位检查获得眼球中轴的切面，自角膜顶点与黄斑之间测量眼球轴长，通常双眼的眼轴长度差

不超过 0.3mm。对于球壁水肿的病例，一般建议将眼球后界标定在眼球壁而非玻璃体视网膜界面。对于有后巩膜葡萄肿的病例，应注意葡萄肿的位置，如果葡萄肿位于眼球的赤道部或周边部，一般不影响测量，如果葡萄肿位于黄斑区或累及视盘，一般测量的标尺定在葡萄肿的后界为宜。

2. 血管的形态　应用 CDFI 检查可以分辨球内和眶内血管的走行与分布。由于眼部血管纤细、走行复杂且多变异，一般只能根据解剖位置和形态确定眼动脉、视网膜中央动脉和睫状后短动脉等动脉，视网膜中央静脉、眼上静脉等静脉。通过对血管进行频谱分析，可以获得相应的血流动力学信息，为涉及眼局部的血流动力学改变疾病的诊断提供更多的信息。

3. 毗邻关系　正常的眼眶内只容纳眼球及其附属结构，但由于眼眶和鼻旁窦相邻，故鼻旁窦疾病可能累及眼眶。如果在鼻旁窦旁的眼眶内出现异常回声，一定要请耳鼻咽喉科排除相关病变后做出相关的诊断。

（二）临床与声像图相结合

超声检查是影像学检查的一种，是一种辅助检查手段，它绝对不能脱离临床检查而独立存在，更不可能单独成为一种确诊的依据。做出超声诊断的同时，一定要与临床表现和临床相关的检查相结合，结合疾病的发病机制、病理变化过程等做出准确的诊断。如果单纯依靠影像改变而不联系临床特点，将可能产生错误的诊断。

下面将以眼外伤——钝挫伤的眼前段损伤为例，对超声诊断的思路进行分析，供大家参考。

一般的眼钝挫伤后，由于外力的作用，眼内压的改变可以导致眼前段发生相应的形态改变，包括瞳孔缘撕裂、虹膜根部离断、房角后退、睫状体撕裂、睫状体脱离、晶状体不全脱位、周边视网膜脱离等。其中多数情况下表现为眼内压不同程度的下降，但房角后退、晶状体不全脱位可

能导致继发性青光眼而致眼内压升高。

根据以上基本疾病表现，对受检患者有比较充分的理解。瞳孔缘撕裂、虹膜根部离断用裂隙灯检查可以准确地诊断。睫状体撕裂、房角后退、睫状体脱离等可以借助房角镜检查诊断。晶状体不全脱位时临床检查可有前房深度的改变、虹膜震颤等体征。周边视网膜脱离时可能借助间接检眼镜发现。因此，如果临床有如上的提示时应充分考虑相关的疾病。此外，对于一些特殊病例，如因角膜水肿、前房积血等情况无法窥清眼内组织时，可考虑 UBM 检查除外上述疾病。

应用 UBM 检查应结合相关的临床表现有重点地进行检查。如以低眼内压综合征为由申请 UBM 检查时，应注意检查房角情况，是否有睫状体撕裂、睫状体脱离、周边视网膜脱离等。如果外伤后继发青光眼，眼内压升高时应注意房角情况和晶状体的情况，有无房角后退、晶状体不全脱位等，还应注意有无影响房角关闭的因素，只有这样才能为临床提供正确的诊断。

二、诊断报告的书写

究竟怎样才能写好一份超声诊断报告，是每一位从事超声诊断的医生都在深入思考的问题。笔者认为，一份好的超声诊断报告就像一份优秀的病历一样，它不仅应该有对超声检查所见的准确描述，同时应有相应的超声诊断依据和鉴别诊断依据。临床医生拿到这份报告应该能准确理解病变的情况以及相关的信息。作为眼科超声诊断医生应当怎样提高自己的能力，建议可以从以下几个方面着手。

（一）努力提高自身的修养和基本素质

眼科超声诊断医生不仅应当学习超声的基本理论，同时应当对眼局部的解剖有充分的理解。此外，应当有相当的眼科临床知识和相关的影像学检查知识，如 X 线、CT、MR 以及核医学等。

（二）按照操作指南仔细地检查患者

在检查前应通过病历对患者的基本病情有充分地理解，对相关的体征及其临床意义要充分知晓，对于相关的检查结果要进行必要的梳理，寻找有用的诊断信息，必要时可以自己亲自检查患者获得第一手的临床资料，为准确诊断疾病提供帮助。尊重患者，在得到患者的理解和配合的情况下对患者进行检查，以期获得完美的超声图像。

（三）适当的超声诊断结论

疾病的发生、发展过程错综复杂，可分为典型病例和非典型病例、一般病例和特殊特例、单纯病例和复杂病例。影像学诊断只是根据所得到的图像进行分析，而且不同的人、不同的仪器得到的图像也是不同的。因此超声检查的图像是复杂的和多样的。超声诊断的结论大致可以分为以下几级。

Ⅰ级：解剖学定位诊断　即病变的解剖部位定位诊断，如玻璃体内、视网膜、眼外肌等。通常超声检查的定位十分准确，如果病变累及多个解剖结构，可综合定位如眼球内、眼眶内等。

Ⅱ级：病变物理性质诊断　应鉴别病变为囊性、实性或混合性等，此外对于病变物理性质难以确定的病变，可以根据形态进行诊断，如膜状病变等。

Ⅲ级：病理学诊断　只有具有典型超声表现，结合临床表现和其他相关检查等，通过综合判断可以得到病理学诊断。但是超声表现毕竟不是病理学诊断，部分病例的表现是非特异性的，因此难以得到病理学诊断甚至可能误诊，做出Ⅲ级诊断时一定要特别慎重。通常建议在病理诊断之后增加"可能性大"等限制性词语，以免陷入被动的局面。

（四）眼部疾病的超声诊断注意事项

1. 玻璃体视网膜疾病

玻璃体视网膜疾病为眼科超声诊断的最常见

疾病，而且亦是超声诊断最具诊断特点的一个部分。由于玻璃体的组成成分中99%左右为水，具有极高的透声性，因此玻璃体视网膜内一旦出现异常回声则必存在病理性回声。常见的玻璃体视网膜疾病如玻璃体积血、玻璃体后脱离、玻璃体内机化膜、视网膜脱离等。对玻璃体视网膜疾病的诊断需要注意以下几点。

（1）做眼球的轴位切面（通常为3：00-9：00的水平切面），然后顺时针方向以视神经为轴转动探头一周，观察玻璃体内病变的基本情况，如玻璃体内病变数量的多少，回声强度的高低，与球壁结构和视神经之间的位置关系等。

（2）一定要做后运动实验。具体做法如下：首先扫查到眼球的轴位，观察病变与视盘之间的关系是连接或不连接，嘱患者眼球运动观察玻璃体病变随眼球运动的情况，如玻璃体病变随眼球运动而运动，则运动实验阳性，反之则为阴性。嘱患者眼球运动后立即停止运动，观察此时玻璃体内病变的运动情况，如病变仍有运动则为后运动阳性，反之则为阴性。

（3）注意玻璃体病变与球壁结构的固着点，如合并玻璃体后脱离应注意是否为完全玻璃体后脱离。因为这与患者的治疗有着密切的关系。

（4）注意观察玻璃体内是否有异常的血流信号，如果有注意观察血流信号与视网膜中央动脉、睫状后短动脉等关系，必要时应用脉冲多普勒对血流频谱进行分析。

（5）典型病例描述

超声描述　右眼玻璃体内可探及大量不规则形点条状回声，其后为连续带状回声，与视盘回声相连。A型超声的回声强度为饱和波的70%左右。运动实验（＋），后运动实验（＋）。CDFI玻璃体内未探及异常血流信号，视网膜中央动、静脉的血流信号可清晰显示但未向玻璃体内延续，见图1-5-21。左眼球内未见异常回声。

超声检查提示　右眼玻璃体内病变，性质待

定，结合临床考虑：①玻璃体积血；②玻璃体不完全后脱离。

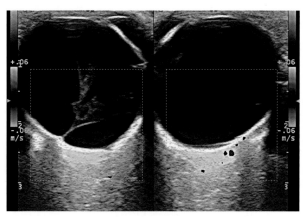

图1-5-21　玻璃体积血合并玻璃体后脱离超声图像
右眼玻璃体内可探及大量不规则形点条状回声，其后为连续带状回声，与视盘回声相连。运动实验（＋），后运动实验（＋）。CDFI玻璃体内未探及异常血流信号

2. 儿童白瞳症

白瞳症为临床上以瞳孔发白为共同临床表现的一组疾病，常见的如视网膜母细胞瘤、永存原始玻璃体增生症、新生儿视网膜病变、Coats病、白内障、眼内炎等。由于此类疾病以儿童多见，部分疾病的发病与年龄密切相关，尤其其中的视网膜母细胞瘤为致命的眼内恶性肿瘤，因此对此类疾病的诊断及鉴别诊断对临床医生以及患者的家属都有重要意义。白瞳症检查注意事项：

（1）由于患者多为年幼的儿童，检查的配合十分重要，必要时可采用镇静剂协助检查。

（2）所有患者均应双眼进行检查，以免漏诊。

（3）检查中注意观察病变与球壁回声的固着关系，必要时变换体位对患者进行检查。

（4）对实性病变应测量病变的大小并予以记录，通常记录三个径线即病变的最大径线、病变的最大高度以及与最大径线相垂直的径线。

（5）注意黄斑回避的问题。

（6）如条件允许最好同时加做彩色多普勒

超声检查。

（7）典型病例描述

超声描述：眼球轴长　右眼 18.9mm；左眼 19.0mm。

右眼球内未见异常回声。左眼玻璃体内视盘前可探及形态不规则的实性病变，累及黄斑部，病变内回声欠均匀，主要为中低回声，间有强回声（钙斑），A 型超声的回声强度可与饱和波完全相同。病变最大基底 8mm，高 12.8mm，垂直

径线基底 5.6mm。CDFI 示视网膜中央动、静脉的血流信号清晰，并向病变内呈树枝状延续，见图 1-5-22A。PD 示视神经暗区内的视网膜中央动、静脉为中速高阻力动、静脉伴行的血流频谱，进入病变内仍为高阻力动、静脉伴行的血流频谱，见图 1-5-22B。

超声检查提示　左眼球内实性占位病变，性质待定，结合临床：视网膜母细胞瘤可能大。

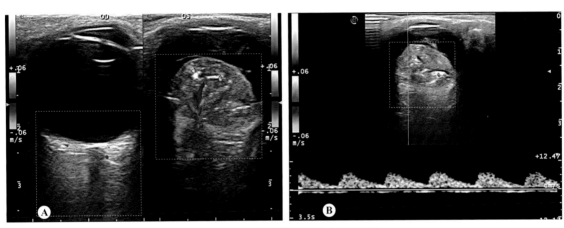

图 1-5-22　视网膜母细胞瘤超声图像

A.CDFI 图像　左眼玻璃体内视盘前可探及形态不规则的实性病变，累及黄斑部，病变内回声欠均匀，主要为中低回声间有强回声（钙斑），CDFI 示视网膜中央动、静脉的血流信号清晰并向病变内呈树枝状延续；B．PD 图像　示病变内高速高阻动静脉伴行的血流频谱

3.脉络膜疾病

脉络膜为眼内肿瘤的好发部位，在超声诊断时应特别注意脉络膜的厚度以及有无异常的实性隆起。对脉络膜病变的诊断一定要注意病变的形状、边界、内部回声以及继发改变等。如进行多普勒超声检查，注意病变内的血流情况以及病变内的血流与睫状后短动脉之间的联系。脉络膜病变除常见肿瘤外，还要注意脉络膜结核、脉络膜炎性假瘤等疾病的存在。对脉络膜肿瘤同样需测量最大径和与之垂直的 2 条径线，同样需注意黄斑回避等问题。

典型病例描述

超声描述：右眼球内未见异常回声。左眼玻

璃体内可探及蕈状实性病变，边缘清晰，病变前界回声强后界回声逐渐减弱近球壁为无回声区，挖空征（＋），脉络膜轻度凹陷。A 型超声可探及声衰减。可探及条带状回声与视神经相连，运动（＋），后运动（－）。CDFI 示病变内可探及较丰富的血流信号，以基底部为多，病变内的血流信号与睫状后短动脉的血流信号相延续。PD 显示为与 PCA 完全相同的低速低阻动脉型血流频谱。玻璃体内条带状回声上可探及与视网膜中央动、静脉相延续的血流信号，见图 1-5-23。

超声检查提示　左眼球内实性占位病变，性质待定，结合临床：脉络膜黑色素瘤可能大；继发性视网膜脱离。

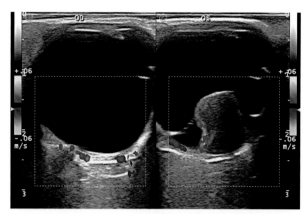

图1-5-23 脉络膜黑色素瘤超声图像

左眼玻璃体内可探及蕈状实性病变，边缘清晰，病变前界回声强后界回声逐渐减弱近球壁为无回声区，挖空征（+），脉络膜轻度凹陷。可探及条带状回声与视神经相连，运动（+），后运动（-）。CDFI示病变内可探及较丰富的血流信号

4. 眼外伤

眼外伤的超声诊断比较困难，因为外伤无规律而且一次外伤可以累及损伤眼球的各个部分。如眼球穿通伤可以对眼睑、角膜、晶状体、玻璃体、视网膜、脉络膜、视神经、眼眶均造成损伤。可以同时出现玻璃体视网膜疾病、脉络膜疾病等。同时还可以出现眼外伤的特殊表现如眼内异物等。诊断时应特别注意，以免漏诊。检查时应注意以下几点：

（1）双眼检查，且必须测量双眼的眼球轴长。

（2）新近的伤口必须检查时一定要注意避免探头对眼球加压，以免造成眼内容物脱出。

（3）彩色多普勒超声检查对眼外伤的诊断有较大的帮助，对复杂眼内疾病除观察病变与眼球壁之间的关系，观察病变内部的血流情况及血流特点。

（4）注意并发症情况。

（5）典型病例描述

超声描述：双眼轴长 右眼22.3mm；左眼22.8mm。

右眼球内未见异常回声。左眼7点方位后极部玻璃体内可探及不规则形强回声，不与球壁回声相连，声影（+），彗尾征（+）。衰减增益50%后此病变不随增益衰减而衰减，A型超声为饱和的单高波。病变旁的玻璃体内可探及不规则形条带状低回声，不与球壁回声相连，运动（+），后运动（+）。衰减增益后此病变随之消失。CDFI病变内未见异常血流信号，见图1-5-24。

超声检查提示 左眼玻璃体内异常回声，性质待定，结合临床：球内异物；玻璃体混浊。

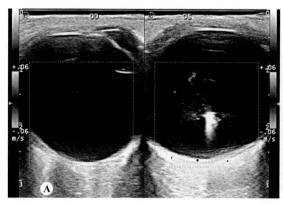
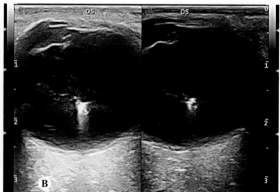

图1-5-24 球内异物合并玻璃体混浊超声图像

A. CDFI图像 左眼后部玻璃体内可探及不规则形强回声，不与球壁回声相连，声影（+），彗尾征（+）。病变旁玻璃体内可探及点条状回声，不与球壁回声相连，运动（+），后运动（+）。CDFI病变内未见异常血流信号；B. B型超声图像 降低增益后病变无明显衰减，病变旁点条状回声衰减明显

5.眼眶病变

眼眶疾病相对于眼部其他疾病为少见病，一般以单侧或双侧的眼球突出而就诊，诊断上不仅要依靠超声检查，同时需结合 X 线，CT，MR 等检查共同做出诊断及治疗方案。

眼眶超声检查的方法　由于眼眶疾病的位置多变，可位于眼眶的前部，亦可位于眼眶的后部，在扫查时需注意以下几个方面。

（1）在眼眶全面扫查的基础上，结合临床检查对眼球突出方向的对侧进行重点扫查。

（2）扫查时应注意将病变的边界、内回声、声衰减及病变与视神经的关系作仔细观察。

（3）扫查方法可用直接扫查法和间接扫查法两种。直接扫查即在病变的表面直接扫查，一般泪腺疾病、眶内疾病侵及前部眼眶在眼睑可直接触及的病变可应用此方法。间接扫查法，即经球法。顾名思义就是扫查时在病变的对侧经过眼球对病变进行扫查，对大多数眼眶疾病可应用此方法进行检查。

（4）压缩实验　明确扫查到病变后，用探头直接压迫病变，观察压迫前后病变的大小改变，如压缩后病变的大小有改变，则压缩实验阳性；反之，则为阴性。

（5）典型病例描述

超声描述：双眼轴长　右眼 23.3mm；左眼 23.4mm。

右眼球内未见异常回声，球后视神经颞侧可探及椭圆形实性病变 21mm×16mm×13mm，内回声均匀，为中低回声，间有数个点状强回声，与视神经紧密相连，压缩实验（＋）。球后壁回声光滑无明显受压。CDFI 示病变内可探及点状血流信号，病变边缘可探及较丰富的血流信号，脉冲多普勒为低速动脉型血流频谱，见图 1-5-25。左眼球内、眶内未见异常回声。

超声诊断提示右眼眶内实性占位病变，性质待定，结合临床，海绵状血管瘤可能增大。

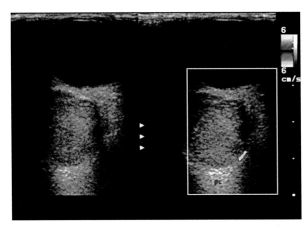

图 1-5-25　眶海绵状血管瘤超声图像

右眼球内未见异常回声，球后视神经颞侧可探及椭圆形实性病变，内回声均匀，为中低回声，间有数个点状强回声，与视神经紧密相连，压缩实验（＋）。球后壁回声光滑无明显受压。CDFI 示病变内可探及点状血流信号

6.UBM 在眼前段疾病诊断的应用

UBM 对眼前段疾病的诊断有独到的优势，其高达 50μm 的分辨率可以清晰地显示眼前段结构，可以获得类似低倍光学显微镜的结果。因此应用 UBM 不仅可以观察眼前段的结构变化，还可以对疾病的发病机制进行研究。行 UBM 检查的应注意以下几点。

（1）检查前一定应对患者的眼前段情况进行详尽地了解，必要时需要结合裂隙灯显微镜、房角镜等检查的结果。

（2）检查时应根据病情选择相应的检查方法，如纵切扫查法、横切扫查法等。

（3）一般自 12 点方位开始检查，然后顺时针方向进行检查。一般选择 12：00、3：00、6：00、9：00 的图像进行贮存。

（4）根据病变所在的位置进行重点检查。如眼前段肿瘤、睫状体离断的定位等。

（5）检查是在患者的配合下，尽量向后极部检查，观察更多的眼前段结构。必要时结合其他检查方法如 B 型超声、CDFI 等共同诊断。

（6）典型病例描述，右眼前段探查，前房深度为 1.36mm，较正常变浅。全周均可探及睫

状体与巩膜之间的无回声区，睫状体回声较正常显著增厚，层间可探及隙状无回声区，睫状突位置前移与虹膜根部之间的距离缩短。3:00～6:00睫状体与巩膜完全分离，睫状体上腔与前房完全交通。晶状体体位置前移，见图1-5-26。

超声生物显微镜诊断　右眼前段异常回声，性质待定，结合临床，睫状体离断。

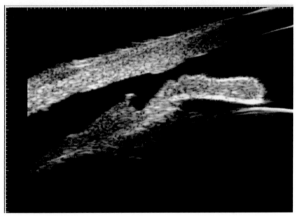

图1-5-26　睫状体离断UBM图像
睫状体与巩膜间可见无回声区，睫状体回声较正常增厚

7. 眼部血管性疾病的彩色多普勒超声诊断

眼部血管性疾病在既往的诊断中主要依靠眼底检查、眼底血管造影检查等进行诊断。彩色多普勒超声诊断的出现为定量诊断眼部血管性疾病提供了一种新的检查方法。应用彩色多普勒超声检查应注意以下几点：

（1）仪器的调整　由于眼部血管的血流速度较低，尤其舒张期血流速度可低至1～2cm/s。将壁滤波调整至最小，以免将低速血流滤除。通过调整脉冲重复频率，噪音抑制等使彩色血流信号清晰，避免过多的彩色溢出。通常采用仪器的最小取样面积进行取样，将扫查线与血管尽量保持平行，必要时调整多普勒角使二者平行，但多普勒夹角不能超过15°。

（2）影响血流参数的全身因素　了解影响血流参数的各种因素，对于判定检查结果是否在正常范围内有直接意义。

（3）典型病例描述　右眼视盘回声轻度隆起，边界欠清晰。CDFI未见异常血流信号，如图1-5-27。左眼球内未见异常回声及血流信号。双眼各血管的血流参数的测量见下表。

彩色多普勒超声诊断

①右眼视盘异常回声，性质待定，结合临床：视盘水肿；

②右眼视网膜中央动脉、睫状后短动脉血供异常，符合前部缺血性视盘病变的血流动力学改变。

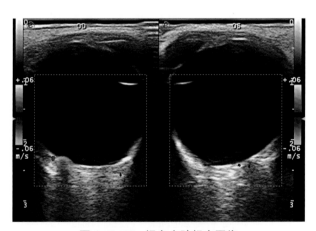

图1-5-27　视盘水肿超声图像
右眼视盘回声轻度隆起

血管名称	测量内容									
	右眼					左眼				
	PSV	EDV	TAMX	PI	RI	PSV	EDV	TAMX	PI	RI
眼动脉	34.2	7.4	13	2.06	0.78	25.2	4.5	11	1.88	0.82
视网膜中央动脉	4.7	0.8	2.23	1.75	0.83	8.7	2.6	4.5	1.36	0.7
睫状后短动脉	6.9	1.4	3.58	1.54	0.8	9.2	3.2	5.76	1.06	0.65

眼部疾病的超声诊断历史较短，受各种客观因素的限制，目前尚未完全普及，很多课题都有待于进一步研究以完善现有的理论。与临床的密切结合是获得准确诊断的重要条件之一。前述的检查方法并非唯一标准，在临床实践的过程中可结合具体情况以获得满意的检查结果为标准。必要时结合其他检查结果，为临床和患者提供可靠的诊断信息。

（杨文利　赵　琦）

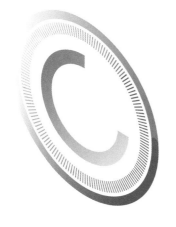
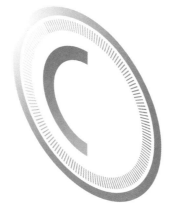
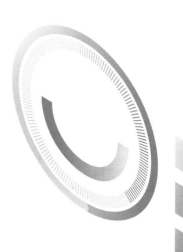

第二篇
眼内疾病的
超声诊断

第六章
玻璃体疾病

玻璃体自身无血管，故其原发病变较少，主要为继发周围组织的病变，包括睫状体、脉络膜、视网膜及视盘等。上述组织的炎性病变、血管性病变、外伤、肿瘤及变性等均可累及玻璃体。红细胞、白细胞以及色素上皮的色素侵入玻璃体均可引起玻璃体混浊而影响视功能。

一、玻璃体积血

玻璃体积血是一种常见眼底疾病，其不仅使屈光间质混浊，导致视力减退，如果出血长期不吸收，会导致玻璃体变性、玻璃体后脱离及增生性病变等。

（一）病因

任何原因所致视网膜、色素膜血管或新生血管破裂，血液流出并积聚于玻璃体腔内均可形成玻璃体积血，其中外伤和内眼手术是玻璃体积血的常见原因。眼钝挫伤导致眼球瞬间形变引发视网膜脉络膜破裂而出血，前部玻璃体的积血可因睫状体损伤所致。一些手术如白内障手术、视网膜脱离复位手术、玻璃体视网膜手术等，都可能导致玻璃体积血。

非外伤致玻璃体积血，如糖尿病视网膜病变（占39%～54%）；视网膜裂孔不伴视网膜脱离（占12%～17%）；玻璃体后脱离（占7.5%～12%）；孔源性视网膜脱离（占7%～10%）；任何原因所致的视网膜新生血管，如视网膜中央或分支静脉阻塞（占3.5%～10%）、视网膜静脉周围炎、

Coats病、年龄相关性黄斑病变等。其他疾病如：Terson综合征、视网膜血管瘤、脉络膜黑色素瘤等也会引起玻璃体积血。

（二）临床表现

自发性出血常突然发作，可以是很少量的出血，如果出血量多则形成致密的血块。出血量少时患者可以无临床症状，或仅表现为"飞蚊症"；出血量多时，患者诉眼前黑影飘动，或似有红玻璃片遮挡感；反复出血的病例，患者可自觉"冒烟"，视力下降明显。眼科检查出血较少可见红细胞聚集于玻璃体凝胶的支架中，呈柠檬色尘状。中等量的新鲜出血可见致密的黑色条状混浊。大量出血致眼底无红光反射，视力可下降至光感。随时间的推移，玻璃体内积血吸收，颜色变淡，玻璃体逐渐透明。积血的吸收一般需要6个月甚至1年，不能吸收的积血则需要手术治疗。

根据玻璃体积血程度，临床上可分为4级：1级，玻璃体积血，但可见视盘和视网膜血管；2级，轻度玻璃体积血，模糊可见视盘；3级，重度玻璃体积血，看不见视盘和视网膜血管，但可见眼底红光反射；4级，严重玻璃体积血，看不见眼底，也无眼底红光反射。

（三）超声表现

1.A型超声表现　病变处玻璃体表现为丛状低波，回波的强度一般不超过巩膜回声强度的40%。

2.B型超声表现　少量的玻璃体积血表现为

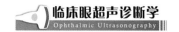
玻璃体内局部弱点状回声，大量的玻璃体积血可以充满整个玻璃体，分布一般与出血的位置有关，也可均匀分布在玻璃体内。点状回声不与眼球壁回声紧密相连，运动实验和后运动实验均阳性。玻璃体内积血运动一般无固定规律，为随眼球运动的随意运动，见图2-6-1。

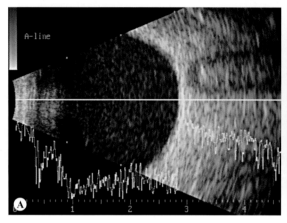
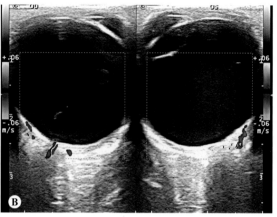

图2-6-1　玻璃体积血超声图像

A. 玻璃体积血二维图像，玻璃体内充满均匀点状回声，不与眼球壁回声相固着；B. 右眼玻璃体积血CDFI图像，玻璃体积血内未见异常血流信号

（1）玻璃体下积血　玻璃体积血位于玻璃体后界膜之下，故称之为玻璃体下积血。二维超声检查表现为眼球内均匀、致密点状回声，不与眼球壁回声紧密相连，运动实验和后运动实验都十分显著。由于有玻璃体后界膜的遮挡，所以积血与正常玻璃体之间界限清晰，部分病例的玻璃体积血可以沿着Cloquet管进入整个玻璃体内，见图2-6-2。

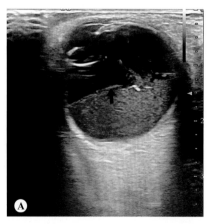
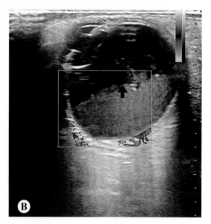

图2-6-2　玻璃体下积血超声图像

A. 玻璃体下积血二维图像　玻璃体积血位于玻璃体后界膜（黑色箭头）下，积血区与非积血区界限清晰；B. 玻璃体下积血CDFI图像　玻璃体积血内未见异常血流信号

（2）玻璃体后积血　由于玻璃体积血时间长，沉积在下方的陈旧玻璃体积血与正常玻璃体之间形成显著的声学界面称为玻璃体后积血。二维超声检查玻璃体的积血与重力因素有关，会随眼球转动，向低位移动，随体位的变换，积血的位置发生改变为本病的诊断特点，见图2-6-3。

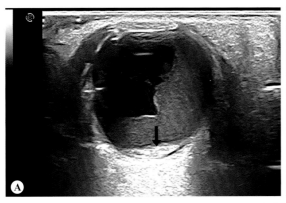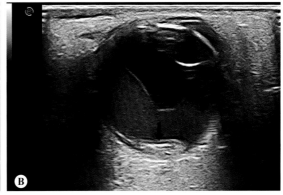

图 2-6-3　玻璃体后积血超声图像

A.后极部玻璃体内致密点团状回声，与玻璃体内均匀点状回声有明确的界面（黑色箭头）；B.转动眼球后，致密点团状回声位置发生改变（黑色箭头）

3.CDFI 表现　由于玻璃体内的积血有轻微的流动性，但其流动的速度尚不足以引起多普勒效应，所以在玻璃体积血时病变内无异常血流信号发现。

4.三维超声表现　计算机三维重建技术可以得到玻璃体积血在玻璃体内的具体情况，如位置、积血与眼球壁、玻璃体后界膜之间的关系等。让临床医生更容易理解病变的形态，为确定诊断和治疗提供帮助。

（四）诊断特点和注意事项

玻璃体积血为导致眼屈光间质混浊的最常见疾病，超声检查以点状、条状回声为主，与眼球壁之间的固着关系不紧密，运动和后运动实验都为阳性，CDFI 在其内未见异常血流信号。结合积血的位置、积血的形态、积血与 Cloquet 管之间的位置关系可以确定玻璃体积血的类型。

（五）鉴别诊断

超声诊断时需要与玻璃体积脓、玻璃体变性等同样表现为玻璃体内点状回声的疾病相鉴别。单纯从超声形态上，积血与积脓很难鉴别，尤其部分病例积血合并积脓，要紧密联系临床表现、病史等仔细鉴别。

（六）临床意义

超声诊断对玻璃体积血的诊断与检眼镜的观察同样重要，除非临床医生能够明确只有玻璃体积血而无其他并发症的存在，否则一般均需要进行超声检查除外其他并发症，如玻璃体后脱离、视网膜脱离、脉络膜脱离等。

二、Terson 综合征

（一）定义

1900 年 Terson 报告颅内出血可以为玻璃体积血的原因，并认为这种眼脑综合征是蛛网膜下腔出血的征象，称为 Terson 综合征。

（二）病因

一般认为 Terson 综合征是颅内压突然升高，压力传递到视网膜血管，使视网膜静脉破裂而出血。如果出血量不多，血液积存于视网膜层间，但出血量大会导致内界膜撕裂，积血就会大量涌入玻璃体内。

（三）临床表现

根据出血量的多少，患者可有不同程度的视力障碍。如果仅为少量的视网膜层间出血，则视力下降不明显。如果出血位于黄斑区或大量出血进入玻璃体内，则对视力影响显著。玻璃体积血可在蛛网膜下腔出血的同时发生，也可在其后发生，甚至有 2 周后才出现玻璃体积血的病例。

（四）超声表现

1.A 型超声表现　玻璃体后极部可以探及低回声强度的丛状波，回声强度一般不超过巩膜回

声强度的 40%。

2.B 型超声表现　由于玻璃体内积血沿着视网膜表面渗出，所以积血一般位于眼球后极部的玻璃体后界膜之下。玻璃体积血为均匀点状回声，声像图特点与后界膜下积血基本相同，但结合病史可明确诊断，见图 2-6-4。

3.CDFI 表现　玻璃体病变内无异常血流信号发现。

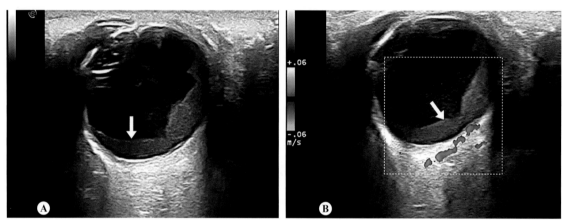

图 2-6-4　Terson 综合征超声图像
A. 二维超声检查后极部玻璃体可见均匀弱点状回声，表面有带状回声被覆，为玻璃体后界膜（白色箭头）；
B.CDFI 未见异常血流信号

（五）诊断特点和注意事项

诊断 Terson 综合征一定要注意结合病史，多数病例为双眼发病且病变的程度基本一致。此外由于积血位于玻璃体后界膜之下，所以超声检查玻璃体积血表现为均匀点状回声即不形成凝固的机化团。

（六）鉴别诊断

玻璃体积血　Terson 综合征其超声表现只是玻璃体积血的一个特殊表现。结合其特殊的病史和积血的形态可以做出明确的诊断。

三、玻璃体炎症

（一）病因

玻璃体炎症多为病原菌直接感染所致，也见

于邻近组织的炎细胞浸润，如视网膜、脉络膜炎症。玻璃体自身不含血管，但是良好的培养基，病原菌在其内容易生长繁殖。但玻璃体皮质的存在，对病原菌的侵入有一定的限制作用，因此病原菌侵入完整的玻璃体并在其内繁殖需要一定的时间。

内眼手术、眼球穿孔伤时，由于玻璃体皮质完整性被破坏，病原菌有机可乘，引起眼内炎，可为散在的数量可数的白细胞直至发展为玻璃体积脓。

通常可以引起玻璃体炎症的疾病有：外源性眼内炎、玻璃体炎和脉络膜炎、巩膜炎、原田-小柳氏病、内源性眼内炎、色素膜淋巴增生、莱姆病、囊尾蚴病、获得性免疫缺陷综合症（AIDS）、眼内肿瘤相关炎症。

（二）临床表现与眼底检查

患者眼前有浮影飘动。如炎症侵及玻璃体较重，可出现视力障碍，眼底窥见程度有限甚至无法窥见，严重者甚至无红光反射，玻璃体为灰白色混浊。如果玻璃体脓肿形成，患者表现畏光、眼球疼痛、眼前段充血、眼睑和球结膜水肿，视力严重减退。

（三）超声表现

1.A 型超声表现　玻璃体内可探及连续丛状低回声，回声强度一般不超过巩膜回声强度的 40%。

2.B 型超声表现　原发玻璃体炎，一般在后极部玻璃体内可以探及点状或线状致密回声，不与眼球壁回声紧密相连，运动实验和后运动实验均为阳性。如果炎症由眼前段向玻璃体内蔓延，一般玻璃体内点状回声聚集在前部玻璃体内，包绕晶状体之后，如果炎症扩散，可以在全部玻璃体内均充满点状和条带状回声。

玻璃体炎症合并玻璃体后脱离时，应注意增益的调节以免将脱离的后界膜漏诊。此时，超声检查可以观察到视网膜、脉络膜回声增厚、牵拉性视网膜脱离、视盘回声异常等，见图 2-6-5A。

3.CDFI 表现　单纯的玻璃体炎症一般无异常血流信号发现。如果合并视网膜脱离或脉络膜脱离，则可有异常血流信号发现，视网膜脱离上的血流频谱为动脉与静脉伴行的血流频谱，脉络膜脱离上的血流频谱为单纯动脉型血流频谱，见图 2-6-5B。

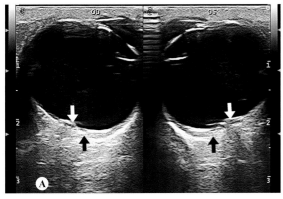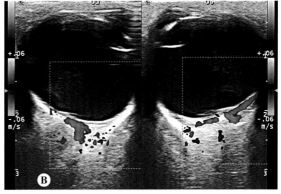

图 2-6-5　玻璃体炎超声图像

A. 玻璃体炎二维超声图像　晶状体后中央玻璃体内均匀点状回声，不与球壁回声紧密相连，视盘回声轻度隆起（白色箭头），后极部球壁回声增厚（黑色箭头）；B. 玻璃体炎 CDFI 图像　CDFI 玻璃体内未见异常血流信号，增厚的球壁血流信号显著

4.UBM 表现　玻璃体炎症时睫状体脉络膜水肿，UBM 检查可以观察到睫状体回声增厚，睫状体与巩膜之间产生无回声区，周边玻璃体内点状、条带状回声等。

5.三维超声表现　三维重建技术对于眼内病变与眼球壁之间的关系显示较二维超声更有表现力，可以提供更多的诊断信息。

（四）诊断特点和注意事项

诊断玻璃体内的炎症一定要注意与临床的紧密结合，因为对于一个没有更多经验的检查者，对于玻璃体炎症与玻璃体积血、玻璃体增生膜的鉴别是十分困难的。所以对于一些特殊病例，如果不能将上述疾病准确地鉴别，建议将其统一诊断为玻璃体混浊，即玻璃体透声性发生改变，由清亮变为不清亮，具体为何种疾病由临床医生结合临床表现进行诊断。此外，对于玻璃体炎症合并症的诊断也是诊断的重点，如是否合并脉络膜视网膜水肿、脉络膜脱离、视网膜脱离等，为治

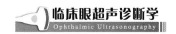

疗方式的选择提供帮助。

（五）鉴别诊断

玻璃体积血与玻璃体炎症的超声鉴别十分困难，需要一定的经验和临床知识才能准确地鉴别。二者的鉴别主要在病变的形态、病变的位置及并发症的表现上。

四、玻璃体后脱离

（一）定义

玻璃体后脱离是指基底部以后的玻璃体与视网膜相互分离。

（二）病因

发生玻璃体后脱离前，通常先有玻璃体液化产生，由此产生液化腔，当液化腔足够大时其内的液体可以通过视盘前方的皮质孔洞进入玻璃体后方，使玻璃体与视网膜分离。视网膜内界膜因老年改变而增厚，增厚的内界膜减弱了视网膜与玻璃体皮质之间的联系，进入玻璃体后间隙的液体随着眼球的运动不断地扩大玻璃体后脱离的范围，直至形成完全型玻璃体后脱离。而聚集在玻璃体腔内的成束纤维的收缩将玻璃体向前牵拉，加剧玻璃体脱离的过程。

玻璃体后脱离多为老年变性引起，其发生率随年龄增加而提高，据统计，年龄 50 岁以上的人群中有 53% 发生玻璃体后脱离，超过 65 岁其发生率可高达 65%。此外，炎症、出血、外伤等也可导致玻璃体后脱离。

（三）临床表现

玻璃体后脱离起病急，主要症状为飞蚊症和闪光感。客观检查可以观察到玻璃体后脱离现象：眼底镜检查表现为视盘前环形混浊（weiss 环），即自视盘脱离但仍附着在玻璃体皮质上的视盘周围胶质样物质。如果无法观察到胶原组织纤细，

可结合其他检查方法。有时后玻璃体皮质增厚，发生玻璃体后脱离时玻璃体内可见片状混浊物，患者可经常有眼前黑影飘动的感觉。玻璃体后脱离时约 12% 的病例可以伴发视网膜裂孔，这也是引起玻璃体积血的原因。

（四）超声表现

1.A 型超声表现　玻璃体后脱离时 A 型超声表现为单一回波的低回声，始波一般不与基波相垂直，回声强度一般不超过巩膜回声强度的 50%。

2.B 型超声表现　根据玻璃体后界膜与球壁回声之间的关系将玻璃体后脱离分为两型即完全型玻璃体后脱离和不完全型玻璃体后脱离。

（1）完全型玻璃体后脱离　玻璃体内连续条带状弱回声，不与后极部眼球壁回声相连，运动和后运动实验均为阳性。完全型玻璃体后界膜脱离是自眼球一侧向另一侧的波浪状运动。在后极部中央可观察到玻璃体后界膜回声局限增强，可表现为双条带状回声或环形回声，为 Weiss 环的回声，也是诊断玻璃体后脱离的特征之一。

（2）不完全型玻璃体后脱离　由于玻璃体后界膜与视盘、黄斑等结构之间的连接紧密，所以一部分病例检查时可以扫查到玻璃体后界膜与视盘、黄斑或其他后极部眼球壁回声相固着。运动实验和后运动实验也同样为阳性，只是运动的后界膜为在玻璃体腔内随眼球运动而摆动而非波浪状运动。

3.CDFI 表现　不论是完全型玻璃体后脱离还是不完全型玻璃体后脱离，CDFI 检查在其上均无异常血流信号发现。这也是玻璃体后脱离与其他膜状回声相鉴别之处。

4.三维超声表现　应用三维重建技术可以对玻璃体后脱离的形态有更加形象得理解，尤其是玻璃体后界膜与后极部眼球壁之间的关系更加清晰，见图 2-6-6。

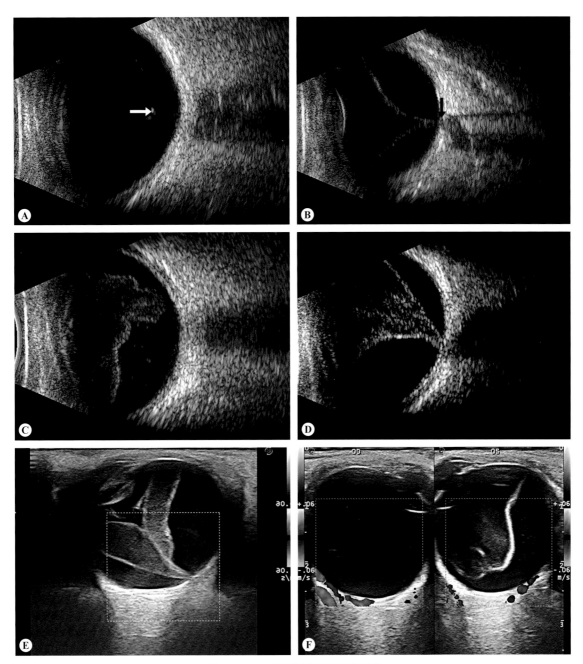

图 2-6-6　玻璃体后脱离超声图像

　　A. 完全型玻璃体后脱离，玻璃体内条带状回声，不与球壁回声相连，可见 weiss 环（白色箭头）；B. 不完全型玻璃体后脱离，玻璃体内条带状回声，与视盘（黑色箭头）回声相连；C. 完全型玻璃体后脱离合并玻璃体积血；D. 不完全型玻璃体后脱离合并玻璃体积血；E. 不完全型玻璃体后脱离合并玻璃体积血 CDFI 表现，其上未见异常血流信号；F. 左眼完全型玻璃体后脱离合并玻璃体积血 CDFI 表现，其上未见异常血流信号

（五）诊断特点和注意事项

单纯的玻璃体后脱离一般超声检查不易发现，检查时需要将仪器的增益值增大以免漏诊。如果同时合并玻璃体积血，由于积血沉积在玻璃体后界膜之上，后界膜的回声增强，较单纯的玻璃体后脱离更容易显示。

对于完全型玻璃体后脱离，连续的条带状回声和其典型的运动特点为其诊断的要点。而不完全型玻璃体后脱离由于与眼球壁之间有固着关系，尤其与视盘有固着关系时，与视网膜脱离之间很难鉴别，此时CDFI对二者的鉴别有帮助。

（六）鉴别诊断

玻璃体内增生膜同样表现为带状回声，但其形态不规则，与眼球壁之间的固着关系也不明确。如果不合并玻璃体积血，玻璃体机化膜的回声强度较玻璃体后界膜强。另外玻璃体后界膜为连续的条带状回声，玻璃体机化膜则不一定连续，这也是二者的相鉴之处，见图2-6-7。

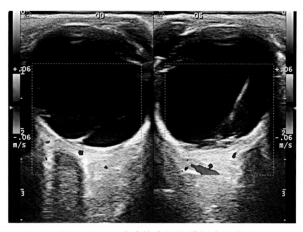

图2-6-7 玻璃体内机化膜超声图像
双眼玻璃体内不规则形条带状回声，与后极部球壁回声相连，CDFI未见异常血流信号

（七）临床意义

玻璃体后脱离常发于60岁以上的老年人，单纯的玻璃体后脱离一般无重要临床意义，向患者解释清楚即可。但是部分患者由于玻璃体后界膜的牵拉可能导致视网膜裂孔，形成玻璃体积血甚至视网膜脱离，这是行超声检查时必须注意的。如果玻璃体后脱离与玻璃体积血同时存在，则玻璃体后界膜与眼球壁之间的固着关系为扫查的重点，在诊断报告中务必明确注明，以利临床医生选择治疗方案和手术方式等。

五、增生性玻璃体视网膜病变

（一）病因

增生性玻璃体视网膜病变是孔源性视网膜脱离的常见并发症和其复位手术失败的主要原因，其发病机制是视网膜表面和玻璃体后广泛纤维增生膜收缩、牵拉而引起视网膜脱离。实验和临床研究表明，视网膜表面的细胞增生和收缩是病变的基本病理过程。

（二）临床表现

增生性玻璃体视网膜病变的增生程度及牵拉视网膜脱离的范围不同，患者的临床表现也不同：

1. 玻璃体内出现棕色颗粒和灰色细胞团，这是视网膜色素上皮细胞释放和增生的表现。

2. 视网膜色素上皮开始增生后，玻璃体混浊增加，可见蛋白性条纹，提示血眼屏障损害血浆渗出。

3. 视网膜僵硬和皱褶出现，为增生膜形成和收缩牵拉的表现。增生膜在视网膜前、后表面及玻璃体后表面形成，引起视网膜不规则皱褶，血管扭曲或伸直。

4. 牵拉性视网膜脱离，当后部视网膜形成完全皱褶，后玻璃体平面收缩时，就形成典型的漏斗状视网膜脱离。

1983年视网膜协会依据血眼屏障损害、视网膜表面膜和视网膜脱离的位置与程度，将增生性玻璃体视网膜病变分为四级：A为轻度，玻璃体内出现色素颗粒样混浊或灰色细胞团，视网膜表面金铂样反光，此期非增生性玻璃体视网膜病变特有；B 为中度，视网膜皱褶，裂孔卷边，血管扭曲抬高，提示增生膜存在；C 为重度，脱离的视网膜出现全层皱褶； D 为极重度，指固定皱褶累及 4 个象限，以视盘为中心呈放射状折叠或巨大皱褶累及整个视网膜，脱离呈漏斗状。

（三）超声表现

1.A 型超声表现　根据声波穿过部位的不同，A 型超声表现各不相同，如果仅通过玻璃体内的增生膜，可表现为低回声的丛状波。如果通过了牵拉脱离的视网膜，则可表现为与巩膜回声强度一致的中强回声。

2.B 型超声表现　B 型超声表现为玻璃体内形态不规则的条带状回声，表面欠光滑有弱点状、

带状回声附着。可以飘浮在玻璃体内也可与眼球壁回声相固着，固着点位置不一。其运动实验有无与其和眼球壁的固着关系相关，如果不与眼球壁回声相固着，运动实验十分明显，后运动也明显。如果玻璃体内的增生膜与眼球壁之间有多个点固着，其运动实验可能为阴性。有一个或两个固着点的增生膜其运动实验的强度介于二者之间。

如果玻璃体内的增生膜与眼球壁回声之间连接紧密，注意是否同时合并视网膜脱离（增生膜牵拉所致）。形态特点见视网膜脱离篇。

3.CDFI 表现　玻璃体增生膜上一般无血流信号发现，如果有新生血管膜产生，可能在新生血管膜上发现点状血流信号，但血流信号不与视网膜中央动脉、静脉的血流信号相延续，且血流频谱不典型，见图 2-6-8。

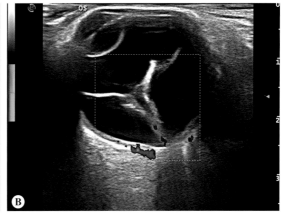
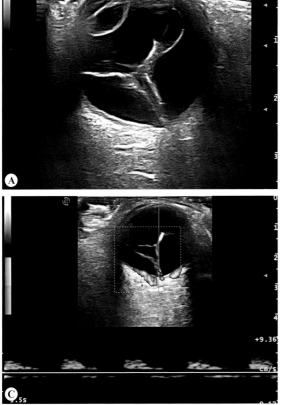

图 2-6-8　增生性玻璃体视网膜病变超声图像

A. 玻璃体内团带状回声，分别与视盘和周边球壁回声相连，类似漏斗状，为增生性玻璃体视网膜病变出现牵拉视网膜脱离；B.CDFI 其上可见与视网膜中央动脉、静脉相延续的血流信号；C. 频谱为与视网膜中央动脉、静脉完全相同的动脉、静脉伴行的血流频谱

4.UBM表现　如果玻璃体的增生膜位于眼前段，UBM检查对诊断有帮助。在UBM能够观察的范围内，如睫状体下的周边玻璃体内可以观察到膜状回声，与睫状体回声紧密相连，膜状回声向后极部或晶状体后相延续，部分病例由于玻璃体内机化膜与睫状体连接紧密甚至可以导致睫状体脱离。

（四）诊断特点和注意事项

检查时注意玻璃体内膜状、条带状回声，与球壁视网膜回声的附着关系。由于带状回声与眼球壁之间有多个固着点，故运动实验和后运动实验一般均为阴性。由于膜的收缩可以形成牵拉性视网膜脱离。

值得注意的是，部分病例可以同时合并新生血管膜。由于增生膜和新生血管膜相互结合，可以形成形态特殊的、与球壁回声之间广泛结合的厚膜状回声。同时，由于新生血管膜的出现，可能出现异常血流信号。由于新生血管膜与视网膜中央动脉之间无确定关系，所以其血流特征与视网膜中央动脉不同，为不规则的血流频谱，为二者的主要鉴别之处。

（五）鉴别诊断

是否合并牵拉性视网膜脱离为诊断的关键点，单纯玻璃体增生膜也可与眼球壁回声相连，但是牵拉性视网膜脱离的形态特点和血流特点是单纯玻璃体增生膜所不具备的。

六、玻璃体星状变性

（一）病因

玻璃体星状变性为良性玻璃体变性，中老年人好发。80%为单眼发病，无显著性别差异。组织学检查，玻璃体内变性小球直径0.01～0.1mm，可能由脂肪酸、磷酸钙盐组成，但不含蛋白成分。

有人推测它可能为玻璃体纤维变性所致，小球为脂质液晶体，是介于液体与结晶体之间状态的磷脂液晶体。

（二）临床表现

玻璃体混浊虽然明显，但患者通常无视力障碍表现，多为体检或因其他疾病行眼底检查时偶然发现。眼底检查可见玻璃体内无数乳白色圆球形或圆盘状混浊，玻璃体无明显液化，患者眼球运动时混浊物在原位抖动。

（三）超声表现

1.A型超声表现　玻璃体腔内丛状中至高回声波，不与基波相垂直。玻璃体内丛状波随眼球的运动而运动。回声强度为巩膜回声强度的60%～90%。

2.B型超声表现　典型病例玻璃体内可扫查到点状强回声，病变前界不规则，后界呈圆弧形与眼球壁回声之间有显著的界限。在病变与正常眼球壁回声之间通常可扫查到正常玻璃体回声区。点状回声的运动特点为以原位为中心的轻度抖动，后运动实验一般不显著。

特殊情况下也可在前玻璃体内扫查到多个点状强回声，或者在玻璃体的中后部扫查到带状强回声，但其运动方式与典型病例基本相同。此外，玻璃体变性可以合并玻璃体后脱离或玻璃体积血等。

3.CDFI表现　玻璃体内无异常血流信号发现，见图2-6-9。

（四）诊断特点和注意事项

玻璃体星状变性行超声检查时尽管玻璃体内混浊显著，但不影响受检者的视功能，因此对玻璃体病变做出准确诊断是十分必要的。诊断玻璃体星状变性的关键在其特殊的内部回声及其与眼球壁之间的关系，星状小体的运动方式也是诊断的要点之一。

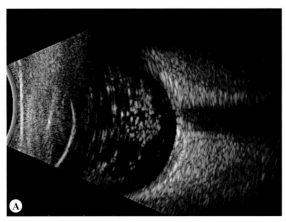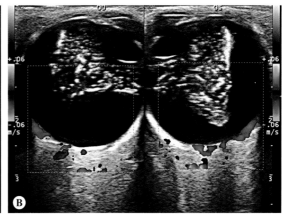

图 2-6-9　玻璃体变性超声图像

A. 玻璃体内均匀点状强回声，不与球壁回声相连；B. 玻璃体内均匀点状强回声，CDFI 未见异常血流信号

（五）鉴别诊断

玻璃体积血与玻璃体星状变性同样表现为玻璃体内点状回声，但是积血的点均匀细弱，变性的点粗大、回声强。玻璃体积血运动实验和后运动实验均阳性，玻璃体星状变性为原位的抖动。这都是二者的相鉴之处。

（六）临床意义

玻璃体星状变性一般不影响视力，所以通常在检查中无意发现，以白内障患者术前检查最为常见。在进行诊断时，如果将变性误诊为玻璃体积血，很有可能导致手术方式的改变，给患者造成不必要的损失。

七、永存玻璃体动脉

（一）病因

胚胎发育 8 个月左右，原始玻璃体内玻璃体动脉可完全退化消失，如果其未按时退化或退化不完全则形成玻璃体动脉残留，即永存玻璃体动脉。残留的玻璃体动脉除血管系统本身组织外，还包括包围血管的胶质纤维及随动脉长入玻璃体胎基内的中胚叶组织。

（二）临床表现

由于在发育阶段受到影响程度的不同，永存

玻璃体动脉可以表现为完全残留和不完全残留两种类型。

1. 玻璃体动脉完全残留　起自视盘并向晶状体后的玻璃体前界膜延伸的条索状组织，其中血流可完全闭塞，也可有血流。

2. 玻璃体动脉不完全残留有三种表现：

（1）附于晶状体后部的残留表现为晶状体后极部鼻侧下方附近玻璃体内灰白致密直径 1.5 ～ 2mm 大小的条索，与晶状体后囊相接触。

（2）视盘前残留表现为视盘边缘发出的纤维胶质组织伸入玻璃体内。

（3）玻璃体中残留表现为可附着于视盘或漂浮在玻璃体中。

（三）超声表现

1. A 型超声表现　完全玻璃体动脉残留玻璃体内可以扫查到单一的回波，回声强度一般不超过巩膜回声的 50%。如果为不完全玻璃体动脉残留，A 型超声声波未遇到残留的玻璃体动脉，则可无异常发现。

2. B 型超声表现

（1）玻璃体动脉完全残留　玻璃体内可探及带状弱回声，一端与晶状体后相连，另一端与视盘回声相连，与解剖的 Cloquet 管位置完全相同。带状回声表面光滑，一般不合并增生样改变。

由于带状回声分别与晶状体和视盘相连，即两端都被固着，因此运动实验为阴性。

（2）玻璃体动脉不完全残留 与其临床表现相同同样有三型即晶状体后部的残留、视盘前残留和玻璃体中残留。分别在晶状体后、视盘前和玻璃体内探及条带状弱回声。晶状体后残留的病例带状回声与晶状体的后囊相连；视盘前残留的病例带状回声与视盘紧密相连；玻璃体中残留表现为玻璃体内带状回声，飘浮在玻璃体中，一般在Cloquet管附近。

3.CDFI表现 玻璃体动脉完全残留病例，玻璃体内带状回声上可探及与视网膜中央动脉、静脉相延续的血流信号，频谱特征与视网膜中央动脉、静脉完全相同；也可表现为单纯动脉血流信号，频谱为单纯动脉频谱；甚至无血流信号。玻璃体动脉不完全残留的病例依据病变情况而定，如果病变与视盘相连，可能观察到血流信号，而与晶状体相连或飘浮在玻璃体内的病例无血流信号，见图2-6-10。

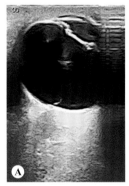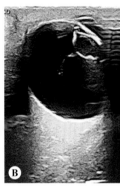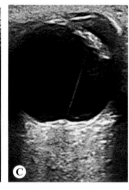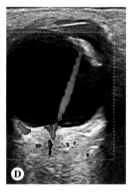

图 2-6-10 永存玻璃体动脉超声图像

A.部分玻璃体动脉残留二维图像，玻璃体内带状回声与视盘回声相连；B.部分玻璃体动脉残留二维图像，细条带状回声与晶状体后相连；C.完全玻璃体动脉残留二维图像，玻璃体内条带状回声，一端与视盘回声相连，一端与晶状体回声相连；D.完全玻璃体动脉残留CDFI图像，其上可见血流信号

（四）诊断特点和注意事项

玻璃体动脉残留一般同时合并白内障，且因白内障而申请超声检查。检查时，如果受检者为婴幼儿，一定注意让患儿保持安静配合检查，必要时可以行麻醉后再行超声检查。检查时一定注意视盘前、晶状体后的异常回声。建议用线阵探头检查，这样可以将眼前段清晰地显示，以免漏诊。此外，如果儿童白内障合并玻璃体混浊，一定注意引起玻璃体混浊的原因以及玻璃体混浊的位置与Cloquet管之间的关系，以免将不完全玻璃体动脉残留漏诊。

（五）鉴别诊断

永存原始玻璃体增生症 二者有一定的关

系。单纯的玻璃体动脉残留一般在Colquet管的位置附近，永存原始玻璃体增生症也是在Colquet管的基础之上的增生样改变。检查时需根据具体表现仔细分辨。

（六）临床意义

如果一个先天白内障的病例经过超声检查发现有玻璃体动脉残留，那么对于其预后及手术方式选择都有影响，手术前应当向患者家属交代清。

八、永存原始玻璃体增生症

（一）定义

永存原始玻璃体增生症（PHPV），又称为永存胚胎血管（PFV），是由小眼球、白内障、向心性牵拉的睫状突、晶状体后纤维增生组织和残存的玻璃体动脉等典型表现组成的一个眼部疾病症候群。

（二）病因

玻璃体动脉系统和玻璃体的发育在 PHPV 的发病中起着关键作用。玻璃体动脉系统由玻璃体动脉、玻璃体固有血管（VHP）以及前部、侧部和后部三部分晶状体血管膜（TVL）组成。孕 6 周时，原始玻璃体已经完全形成，其原纤维与晶状体、视网膜及未来的视盘紧密连接。孕 11～12 周 VHP 和 TVL 开始退化，伴随原始玻璃体向眼球中央部萎缩。孕 5 个月，原始玻璃体向中央退缩形成 Cloquet 管。孕 7 个月，玻璃体动脉血流停滞。孕 8 个月玻璃体动脉基本退化消失。如原始玻璃体或玻璃体动脉未按时退化或退化不完全则形成 PHPV。

（三）临床表现

在眼前段可表现为永存瞳孔膜、虹膜玻璃体血管或晶状体后膜。在玻璃体内可表现为以下特点。

1. 永存玻璃体动脉，见第六章标题九（P81 页）。

2. 原始玻璃体退化不完全伴纤维斑块增生，发生晶状体后白色纤维血管膜和牵引突起的睫状突为临床特征，部分病例表现为后部型，在视盘处可见原始玻璃体增生。

3. 视网膜不附着，56%PHPV 患者可观察到视网膜脱离。

其他临床表现可见视盘发育异常、小眼畸形、玻璃体积血等。

（四）超声表现

1. A 型超声表现　完全 PHPV 玻璃体内可以扫查到单一的回波，回声强度一般不超过巩膜回声的 50%～60%，如果为部分 PHPV，A 型超声声波未遇到残留的原始玻璃体组织，则可无异常发现。如果合并玻璃体积血，玻璃体内见低丛状波。

2. B 型超声表现　原始玻璃体退化不完全伴纤维斑块增生玻璃体内可探及带状弱回声，前端包绕晶状体后，如果仪器分辨力高甚至可以窥清前端与晶状体、睫状体之间的关系。带状回声沿 Cloquet 管向后极部延伸至视盘回声前与视盘回声紧密相连。带状回声表面欠光滑，运动实验为阴性。伴有玻璃体积血病例在玻璃体内可以探及均匀弱点状回声，不与球壁回声相固着，运动实验和后运动实验均为阳性。合并视网膜脱离的病例表现为玻璃体内弧形条带状回声与原始玻璃体组织的回声相连且连接紧密，运动实验多为阴性。合并其他眼部异常，超声中表现相应的异常回声。

3. CDFI 表现　根据血流退化情况，永存原始玻璃体组织中可表现为与视网膜中央动脉、静脉相延续的血流信号，频谱特征与视网膜中央动脉、静脉完全相同。也可表现为单纯动脉血流信号，频谱为单纯动脉频谱，甚至无血流信号，见图 2-6-11。

合并玻璃体积血时，玻璃体积血内无异常血流信号发现。合并视网膜脱离，脱离视网膜上可探及血流信号，频谱为动脉、静脉伴行的频谱。

4. UBM 表现　对于合并有周边玻璃体改变的病例，UBM 检查可以更加清晰地显示眼前段的增生样改变，如睫状突前和下方可以观察到条带状回声与之相连，并向玻璃体中部延续。

5. 三维超声表现　应用三维重建技术，可以在一次扫查的过程中获得全部玻璃体信息，对增生的玻璃体与眼球各相关组织之间如与晶状体、睫状体、视盘等的关系显示的更加清晰，而且通过 Z 轴扫查可以获得眼球的冠状切面，对病变以及病变与相连组织之间关系的观察更加详尽。

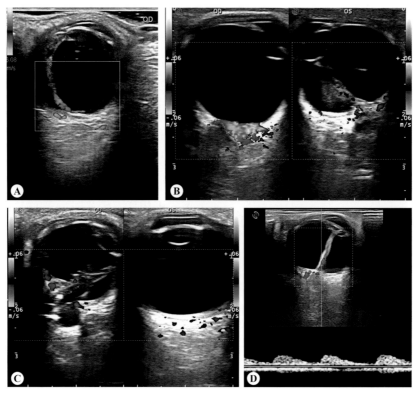

图 2-6-11　PHPV 超声图像

A．原始玻璃体退化不完全伴纤维斑块增生，条带状回声一端与视盘回声相连，另一端向周边球壁延伸，与周边球壁回声相连，CDFI 其上可见血流信号；B．左眼 PHPV 合并视网膜脱离，条带回声一端与视盘回声相连一端与晶状体回声相连，并可见扇面样带状回声与视盘回声相连，CDFI 其上可见血流信号；C．右眼PHPV 合并视盘发育异常，除 PHPV 超声表现外，还可见视盘回声后凹；D．原始玻璃体退化不完全伴纤维斑块增生，条带状回声一端与视盘回声相连，另一端与晶状体回声相连，CDFI 其上可见血流信号，频谱为动—静脉相伴随血流频谱

（五）诊断特点和注意事项

PHPV 的诊断特点和注意事项同玻璃体星状变性，同时要留意玻璃体积血和视网膜脱离等的扫查。

（六）鉴别诊断

主要与其他同样表现为白瞳的疾病相鉴别，如视网膜母细胞瘤、Coats病、早产儿视网膜病变、白内障、眼内炎等。

（七）临床意义

如果一个先天白内障的病例经过超声检查发现有 PHPV，那么对于手术方式选择及其预后都有影响。同时该病应与其他表现为"白瞳"的疾病相鉴别，如视网膜母细胞瘤，这将对临床诊断及治疗有重要意义。

九、玻璃体疝

（一）病因

玻璃体疝指玻璃体从玻璃体腔通过瞳孔脱出到前房，或直接脱出到巩膜伤口之外。玻璃体疝几乎均发生在手术后或外伤后，如白内障摘除手术、晶状体悬韧带断裂、晶状体半脱位或脱位、虹膜根部离断等。

虹膜晶状体膈的完整性丧失、前房与后房压力平衡的改变是玻璃体脱入前房的主要原因。晶状体摘除手术后或晶状体后囊破裂后玻璃体前界面失去支持，原先的凹形玻璃体前界变成凸形继而膨出虹膜平面进入前房。

（二）临床表现

通常呈囊状或珠状疝出，边界清晰，也可见边界弥散而不清晰。当玻璃体前界膜破裂时，疝出的玻璃体如棉絮状分布于前房内自由飘动。

（三）超声表现

UBM 表现 玻璃体疝可以位于瞳孔区中央也可以位于瞳孔区的一侧，表现为不规则形类囊样团絮状回声，与晶状体和前房之间界限清晰。受玻璃体疝的影响虹膜可以形变，被玻璃体疝推顶而隆起的虹膜可以遮挡巩膜突，也可导致晶状体位置异常，见图 2-6-12。

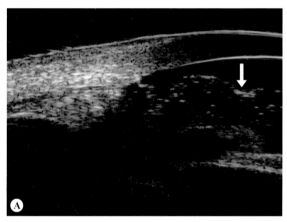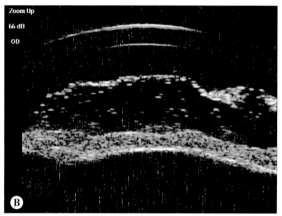

图 2-6-12 玻璃体疝超声图像

A．虹膜根部可探及团絮状回声（白色箭头），为玻璃体疝，虹膜根部回声缺如，为虹膜根部离断，悬韧带回声缺如；B. 前房内可见不规则形类囊样团絮状回声

（四）诊断特点和注意事项

玻璃体疝的形态有其自己的特点一般比较容易诊断，诊断时要注意并发症如青光眼、晶状体不全脱位等。

（五）鉴别诊断

虹膜囊肿 虹膜囊肿不论何种类型都与虹膜有着十分密切的关系，如位于虹膜表面、虹膜后、虹膜层间等，形态同样为不规则形囊样无回声区。与玻璃体疝不同的是，虹膜囊肿的囊壁一般较玻璃体疝的壁要厚。此外，玻璃体疝主要与晶状体之间发生关系而与虹膜组织之间关系不密切，见图 2-6-13。

（六）临床意义

玻璃体疝通常伴随晶状体悬韧带的离断、晶

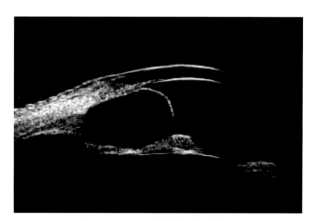

图 2-6-13 虹膜囊肿超声图像

在房角处椭圆形无回声区，为虹膜囊肿

状体位置异常，同时玻璃体疝可能导致虹膜形态改变引发相应的临床改变，所以玻璃体疝的诊断有一定的临床意义。

（杨文利 沈 琳）

第七章

视网膜疾病

视网膜来自胚胎的原始视杯，属于脑的一部分，与中枢神经系统关系密切。视网膜是视感受器的重要组织，外界光线透射于视网膜上产生化学反应，激发神经冲动，通过视网膜的神经元传至大脑视中枢产生视觉。

视网膜的组成包括神经外胚叶和构成血管的中胚叶成分。神经组织部分主要包括三重神经元结构即视细胞（包括锥细胞和杆细胞）、双极细胞和神经节细胞。视网膜组织结构复杂而精密，新陈代谢旺盛。由视网膜中央动脉和睫状动脉分别组成视网膜和脉络膜的血液供应。视网膜中央血管系统为终末血管，当其主干或分支动脉发生阻塞时，所供应的视网膜内层组织立即缺氧以致变性坏死。

一、视网膜脱离

视网膜脱离是视网膜色素上皮层与神经上皮层之间的分离。因为视杯的神经外胚叶外层发育成视网膜的色素上皮层，视杯的神经外胚叶内层高度分化增厚形成视网膜神经上皮层，二者之间存在一个潜在的间隙。正常情况下，两层不分离是由于黏多糖类物质存在于感光细胞与色素上皮之间，而且感光细胞外节插入色素上皮细胞微绒毛之中。此外视网膜的内界膜与玻璃体之间关系密切，玻璃体中的胶原纤维与Müller细胞的基底膜粘连在一起，而且它们之间的连接较色素上皮与感光细胞之间的连接更紧密，因此玻璃体与

视网膜之间的关系改变对视网膜脱离发生有重要作用。

按照视网膜脱离产生的原因，一般将其分为原发性视网膜脱离和继发性视网膜脱离两大类。原发性视网膜脱离指眼部无其他疾病，单纯由于视网膜裂孔所致；继发性视网膜脱离则是由于眼部其他疾病所引起，如视网膜渗出性炎症、外伤、肿瘤等。Schepens提出视网膜脱离按照有无视网膜裂孔分为裂孔源性视网膜脱离（RRD）和非裂孔源性视网膜脱离两类，目前已被广大临床医生所接受。

（一）原发性视网膜脱离

原发性视网膜脱离多见于近视眼尤其是高度近视眼的患者，其中男性多于女性，且多为单眼发病，双眼病例占10%～15%。原发性视网膜脱离的发生与玻璃体及视网膜变性有关。其中关系最密切的是格子样变性，变性区内有闭塞的视网膜血管形成的白色网格及色素上皮增生，病变区内易产生萎缩性小裂孔，其边缘常与玻璃体粘连，当玻璃体后脱离时容易在此牵拉形成马蹄形裂孔。玻璃体的牵拉主要是玻璃体后脱离、玻璃体浓缩及视网膜局部粘连所致。视网膜裂孔并不一定产生视网膜脱离，还需要液化的玻璃体由裂孔积聚于视网膜之下，玻璃体牵引导致视网膜脱离。

1. 临床表现　初发时有"飞蚊症"或眼前漂浮物，某一方向有闪光感，眼前阴影遮挡且与脱

离的视网膜区域相对应。视网膜脱离累及黄斑区时可表现为显著的视力减退，眼内压多偏低。眼底检查可见脱离的视网膜变为蓝灰色，不透明，视网膜隆起呈波浪状，其上有暗红色的视网膜血管。玻璃体有后脱离及液化，含有烟尘样棕色颗粒。充分散瞳后，应用间接检眼镜、三面镜等检查多可发现视网膜裂孔。部分病例裂孔形成时视网膜血管破裂引起玻璃体积血。

2. 超声表现

（1）A 型超声表现 如果声波与脱离的视网膜回声相垂直，则脱离的视网膜表现为大于80% 回声强度的单高波，与球壁回声的高波之间有一定距离，其间依据视网膜下液性质的不同表现不同。如以液体为主的视网膜下液，则二者之间表现为无回声的液平段；如以血性液为主的视网膜下液，则二者之间表现为低回声的丛状波，见图 2-7-1。

（2）B 型超声表现 如果是部分视网膜脱离，B 型超声检查时脱离的视网膜表现为带状强回声且与视盘回声相连，脱离的视网膜与视盘之间呈15°～30°角，称之为视盘斜入现象。见图 2-7-2A。完全的视网膜脱离，则表现为玻璃体内类似英文字母 V 形的条带状回声，其尖端与视盘回

声相连，两端分别与周边部球壁回声相连，见图2-7-2B。脱离的视网膜回声表面光滑，与球壁回声的弧度基本一致。运动试验一般为阳性，且运动方向一般与眼球壁回声相垂直，为以脱离的视网膜为中心的垂直轻微摆动。如果视网膜下液为液化的玻璃体，则二者之间的回声表现为液性无回声区；如果视网膜下液黏稠或视网膜下液为血性，则视网膜与球壁回声之间可表现为均匀的弱点状回声，这些视网膜下的点状回声运动试验及后运动试验均表现为阳性。

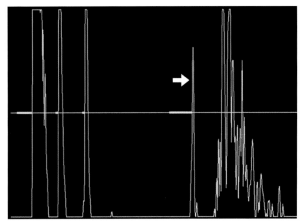

图 2-7-1 视网膜脱离 A 型超声表现

玻璃体内异常回声，回声强度在巩膜强度的 80% 左右为脱离的视网膜

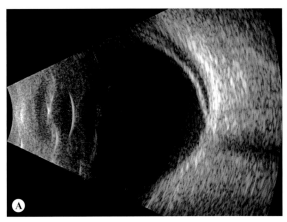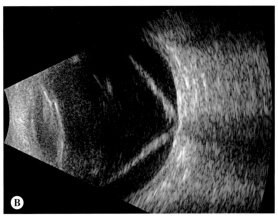

图 2-7-2 视网膜脱离二维超声图像

A. 部分视网膜脱离；B. 完全视网膜脱离

（3）CDFI表现　二维超声表现与B型超声检查完全相同，应用线阵探头可以探查到脱离的视网膜全貌，既脱离的视网膜一端与视盘回声相连，另一端与周边球壁回声相连。CDFI表现为脱离的视网膜上有点状、条带状血流信号，且与视网膜中央动脉（CRA）的血流信号相延续，见

图2-7-3A。脉冲多普勒频谱分析脱离的视网膜上的血流信号，其表现与视网膜中央动、静脉血流频谱完全相同，即在频谱的X轴上为规律搏动的动脉型（CRA）血流频谱，而位于X轴之下的为伴随动脉搏动的静脉型（CRV）血流频谱，见图2-7-3B。

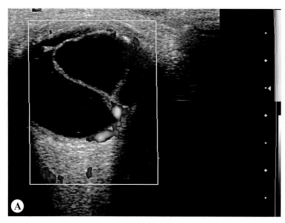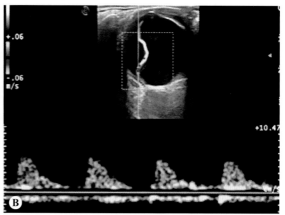

图 2-7-3　视网膜脱离 CDFI 图像
A.脱离的视网膜上可见血流信号；B.血流频谱为与视网膜中央动脉、静脉完全相同的频谱

（4）UBM表现　受仪器自身条件的限制，UBM检查仅能检查周边部视网膜的情况。如果视网膜脱离累及眼球的周边部，则UBM检查可以在周边扫查到与周边球壁回声相连的条带状中强回声，脱离的视网膜与周边球壁回声之间也伴有15°～30°的斜入现象。UBM的特点在于它可以准确地分辨视网膜、睫状体、巩膜和眼外肌，见图2-7-4。

（5）三维超声表现　应用三维超声检查可以更加直观地显示视网膜脱离的形态改变、脱离的视网膜与球壁回声之间的位置关系，以及视网膜脱离的范围等，见图2-7-5。

（二）继发性视网膜脱离

继发性视网膜脱离多由于炎症渗出积聚于视网膜下，眼外伤或玻璃体视网膜增生性病变对视网膜牵拉所致。可以分为渗出性视网膜脱离和牵拉性视网膜脱离（TRD）。

1.病因　渗出性视网膜脱离的常见病因（1）肿瘤：如脉络膜黑色素瘤、视网膜母细胞瘤、白血病、转移癌等；（2）视网膜血管病变：如Coats病、视网膜血管瘤等；（3）炎症：如交感性眼炎、小柳-原田病、葡萄膜渗漏综合征、大泡性视网膜病变等；（4）高血压视网膜病变；

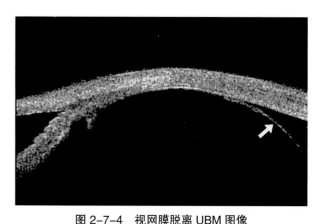

图 2-7-4　视网膜脱离 UBM 图像
周边玻璃体内可探及带状回声与球壁回声相连为脱离的视网膜（白箭头）

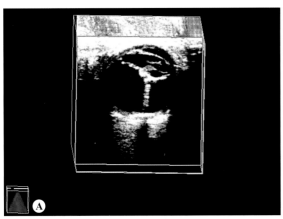
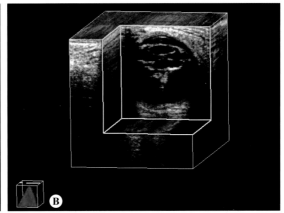

图 2-7-5　三维重建图像

如恶性高血压、肾性高血压及妊娠高血压等。

　　牵拉性视网膜脱离的常见病因，如糖尿病视网膜病变、视网膜静脉周围炎、新生儿视网膜病变、眼球穿孔伤等。

　　2. 超声表现　渗出性视网膜脱离根据原发病的不同而有不同的超声表现。

　　（1）肿瘤、视网膜血管病变所致继发性视网膜脱离，脱离的视网膜与视盘及周边球壁回声相连，根据原发肿瘤的不同而不同。视网膜肿瘤，脱离的视网膜一般与病变同侧，如视网膜母细胞瘤、视网膜血管瘤等；脉络膜肿瘤的情况比较特殊，脉络膜黑色素瘤继发脱离的视网膜一般为在

肿瘤的同侧和对侧均可见；脉络膜血管瘤、脉络膜转移癌继发的视网膜脱离一般与肿瘤同侧，被覆在肿瘤的表面，但脉络膜转移癌出现继发视网膜脱离较早；脉络膜骨瘤一般不伴有继发性视网膜脱离，见图 2-7-6。

　　（2）炎症等疾病导致的继发性视网膜脱离由于炎症，如交感性眼炎、小柳－原田病、葡萄膜渗漏综合征等导致的视网膜脱离，其形态学改变上与原发性视网膜脱离一般没有差别。只是多有一些与原发疾病相关的病变，除可探查到视网膜脱离外，尚伴有玻璃体内异常回声，如玻璃体内机化膜、玻璃体脓肿、脉络膜脱离等，见图 2-7-7。

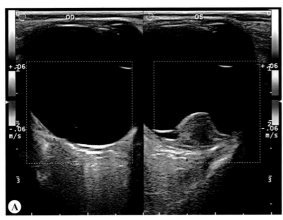
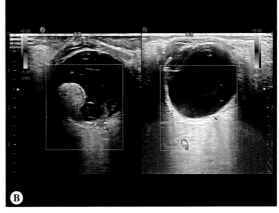

图 2-7-6　肿瘤继发视网膜脱离的 CDFI 图像

　　A. 左眼肿瘤表面可见条带状回声被覆，为脱离的视网膜；B. 右眼玻璃体内可见条带状回声与后极部球壁相连，CDFI 其上可见血流信号，为肿瘤继发视网膜脱离

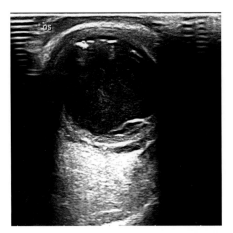

图2-7-7 眼内炎症继发脉络膜水肿、视网膜脱离

（3）牵拉性视网膜脱离的超声诊断特点 引起视网膜脱离的原因可以是玻璃体后脱离、玻璃体积血、机化膜、新生血管膜等。继发性视网膜脱离形态多样，诊断有一定困难，需要多种检查

手段综合运用。B型超声检查在玻璃体内的膜状回声与脱离的视网膜之间可以探查到紧密连接点或面，形态如"帐篷"形，"渔网"状，"帽"状等，见图2-7-8A。机化膜的运动为阳性，但后运动可有可无，而脱离的视网膜一般运动幅度极小。应用CDFI检查在脱离的视网膜上可以探查到与视网膜中央动、静脉相延续的血流信号，其血流频谱亦与视网膜中央动、静脉完全相同，见图2-7-8B。这对牵拉性视网膜脱离的诊断及鉴别诊断有一定的帮助，但对于糖尿病视网膜病变的患者或伴有视网膜新生血管膜的病例需要仔细鉴别，由于在新生血管膜上同样可以扫查到血流信号，与视网膜脱离的不同之处在于，新生血管膜上的血流信号与视网膜中央动、静脉的血流信号不延续，血流频谱亦与视网膜中央动、静脉不相同。

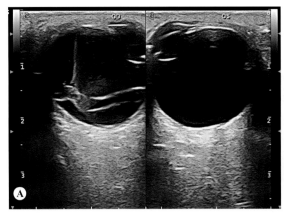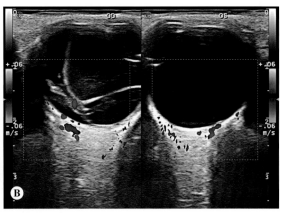

图2-7-8 牵拉性视网膜脱离

A.二维图像右眼玻璃体内不规则形带状回声，前为玻璃体后界膜，后为牵拉脱离的视网膜；B.CDFI其上可见血流信号

（三）视网膜裂孔

视网膜裂孔是视网膜神经上皮层的全层缺损。一些裂孔主要由内层视网膜萎缩形成，称为萎缩孔，多为小圆孔，一般不引起视网膜脱离；另一些视网膜裂孔主要由玻璃体液化、后脱离及在附着部位对视网膜牵拉形成，呈马蹄形或形成视网膜瓣，完全撕脱则形成盖膜。大于90°圆周

的裂孔称为巨大裂孔。发生在锯齿缘的裂孔称之为锯齿缘离断，锯齿缘离断的发生一般与眼外伤有关。

超声表现 B型超声表现早期视网膜裂孔仅表现为视网膜局部隆起，隆起的视网膜回声欠光滑，部分可探及局限断裂。位于眼球周边部的病例可以应用巩膜压迫器在裂孔处作眼球的外加

压，可以将裂孔扫查得更清晰。如果视网膜裂孔足够大，进行超声检查时，脱离的视网膜回声上可探及条带的连续性被打断，回声局限缺如，裂孔呈"鱼嘴"形，"勾"状等，见图2-7-9。

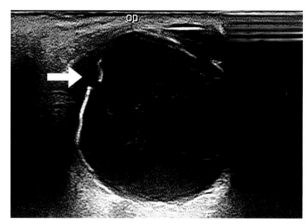

图2-7-9　视网膜裂孔超声图像
玻璃体内带状回声上部分缺如，为视网膜裂孔

（四）特殊类型视网膜脱离

1.黄斑裂孔性视网膜脱离

（1）病因　黄斑裂孔的形成与黄斑囊样变性、玻璃体牵拉及外伤有关。

黄斑囊样变性是黄斑裂孔形成的早期表现。由于黄斑区视网膜和脉络膜血液循环障碍，导致视网膜色素上皮屏障被破坏，来自脉络膜的大分子蛋白渗液进入视网膜。同时，色素上皮泵功能的下降使视网膜内液体排出受阻，加重视网膜内液体积聚，引发黄斑囊样变性，黄斑区组织变薄，导致视网膜裂孔形成。

从解剖学讲，黄斑区玻璃体与视网膜具有紧密联系。由视网膜内界膜和玻璃体后界膜共同组成的界膜上，玻璃体的胶原纤维伸入到内界膜，亦可通过胶原纤维与玻璃体、视网纤维起牵拉作用。随着年龄的增加，玻璃体液化、纤维化并萎缩、塌陷引起玻璃体后脱离，不完全玻璃体后脱离对黄斑区的牵拉，可以导致黄斑囊样变性，引发黄斑区裂孔。

（2）超声表现

① B型超声表现　如果黄斑水肿程度轻，则一般的超声检查无异常发现，如果黄斑裂孔处视网膜水肿程度重，可见黄斑区半球形隆起，但黄斑区视网膜下是水肿还是囊样变性无法分辨，见图2-7-10。应用20MHz的探头对黄斑裂孔的诊断较10MHz的探头有一定的帮助，但其分辨能力较光学相干断层成像（OCT）检查仍有很大的差距。此外，如果黄斑裂孔合并玻璃体牵拉时，应用超声检查时可以观察到玻璃体后界膜对黄斑区视网膜的牵拉情况。

②CDFI表现　病变处一般无异常血流信号。

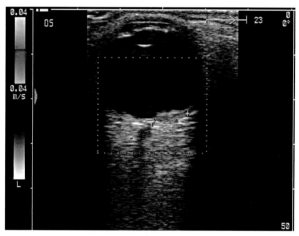

图2-7-10　黄斑裂孔性视网膜脱离
黄斑部球壁回声局部隆起，表面回声欠光滑

2.锯齿缘断离视网膜脱离

（1）病因

尽管视网膜周边部接收双重血液供应，但是由于锯齿缘的解剖、生理特点为远离视网膜中央血管，加之周边部脉络膜毛细血管网络稀疏，血运较差，周边部视网膜缺少神经纤维层的支持，容易发生视网膜囊样变性。此外，玻璃体基底部与锯齿缘视网膜及晶状体悬韧带连接紧密，由于睫状肌的收缩及眼球的运动即可发生视网膜锯齿缘撕裂。

（2）超声表现

①B型超声表现 由于锯齿缘是视网膜在眼球周边部的附着点，它的脱离使视网膜与眼球壁之间缺少附着关系，即脱离的视网膜只有一端与视盘的回声相连，另一端完全游离在玻璃体内。因此锯齿缘离断时，脱离视网膜的运动和后运动程度均较其他类型的视网膜脱离显著，见图2-7-11。

②CDFI表现 脱离的视网膜上可以观察到与视网膜中央动、静脉相延续的血流信号，而且频谱特点与视网膜中央动、静脉完全相同。

③UBM检查表现 如果患者配合，应用UBM检查可以发现锯齿缘离断区，表现为周边玻璃体内带状回声，不与周边球壁回声相连。

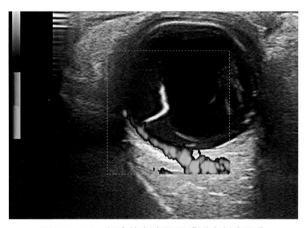

图2-7-11 锯齿缘断离视网膜脱离超声图像
由于锯齿缘断离，视网膜缺少固着点，故脱离的视网膜极度内凸

3. 巨大裂孔性视网膜脱离

视网膜巨大裂孔指裂孔弧形边缘所对应的角度大于或等于90°甚至360°。其声像图特点与原发性视网膜脱离完全相同，应用超声检查一般可以发现视网膜回声局限缺如，见图2-7-12。

4. 无晶状体眼或人工晶状体术后视网膜脱离

超声检查特点与原发性视网膜脱离相同，只是在眼前段晶状体回声缺如或有人工晶状体的回声，见图2-7-13。

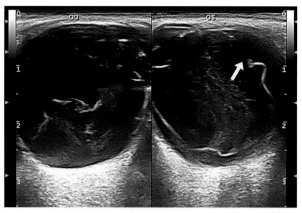

图2-7-12 巨大裂孔性视网膜脱离超声图像
左眼可见脱离的视网膜上的裂孔（白箭头），由于裂孔大，视网膜失去固着点，故裂孔一端视网膜游离于玻璃体内

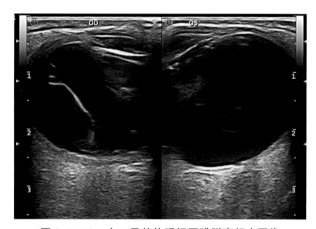

图2-7-13 人工晶状体眼视网膜脱离超声图像
右眼虹膜后可见人工晶状体回声，玻璃体内可探及带状回声与视盘回声相连

5. 脉络膜脱离型视网膜脱离

裂孔源性视网膜脱离伴有睫状体—脉络膜脱离是一种特殊类型的复杂性视网膜脱离，称为脉络膜脱离型视网膜脱离。本病起病急，发展迅速，有严重的葡萄膜炎和低眼内压，如治疗不及时，可以迅速导致玻璃体和视网膜周围增生，预后差。

脉络膜循环障碍引起低眼内压是本病发生的基本因素。液化的玻璃体自视网膜裂孔到视网膜下，刺激脉络膜血管扩张，血管通透性增高，血管壁内外的压力变化使血管内的液体顺压力差自管腔内到管腔外，液体渗出到脉络膜和睫状体上腔发生脉络膜脱离。此外，由于睫状体水肿，房水的生成减少，导致眼内压下降，低眼内压又可以加重脉络膜血管扩张，使液体渗出加重，形成恶性循环。

（1）临床特点　视网膜脱离范围大，但因合并有脉络膜脱离，视网膜脱离一般为全周脱离；伴发葡萄膜炎、眼内压降低、睫状体和脉络膜脱离、增生性玻璃体视网膜病变。

（2）超声表现

①B型超声表现　在中央玻璃体内可探及类"V"形带状回声与视盘回声相连，动度轻，后运动一般为阴性。玻璃体内可探及弱点状或条带状回声，部分与"V"形带状回声相连。在周边的玻璃体内"V"形回声之下可探及对称的两个弧形带状回声，凸向玻璃体中央，其下一般为无回声区，见图2-7-14A。

②CDFI表现　在玻璃体中央的"V"形带状回声上可探及与视网膜中央动、静脉相延续的血流信号，频谱特点与视网膜中央动、静脉血流频谱相同。自周边部的带状回声上可见血流信号，不与视网膜中央动、静脉相延续，频谱特点一般为单纯动脉型血流频谱，见图2-7-14B。

③UBM表现　360°全周均可探及睫状体与巩膜之间的无回声区，睫状体回声显著增厚，部分病例可见睫状体呈多条平行带状回声。

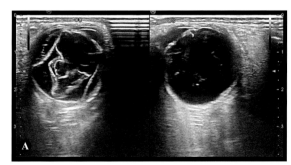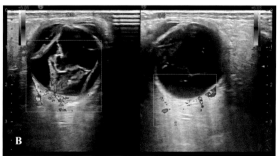

图2-7-14　脉络膜脱离型视网膜脱离超声图像

A．二维超声图像　右眼中央玻璃体内可探及不与后极部球壁回声相连的条带状回声，为玻璃体后脱离，后极部可探及类"V"形带状回声与视盘回声相连，为视网膜脱离。周边部可探及对称的弧形带状回声，为脉络膜脱离；B.CDFI图像　脱离的视网膜及脉络膜上可探及血流信号

6.先天脉络膜缺损并发视网膜脱离

先天性脉络膜缺损并发视网膜脱离是一种特殊类型的视网膜脱离。与胚胎闭合不全，缺损区内的视网膜发育异常且缺乏脉络膜营养有关，因此视网膜极其薄弱、萎缩，形成多发裂孔。

超声表现

①B型超声表现　脉络膜缺损表现为缺损区的球壁回声局限后凸，边缘光滑、清晰。如果同时合并视网膜脱离，在玻璃体内可探及类"V"形带状回声，与缺损区周边回声相连，见图2-7-15。

②CDFI表现　玻璃体内的"V"形带状回声上可探及与视网膜中央动、静脉相延续的血流信号，脉络膜缺损区一般无异常血流信号。

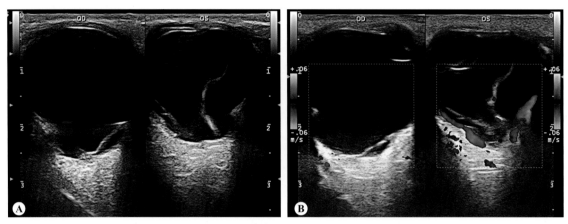

图 2-7-15　脉络膜缺损合并视网膜脱离超声图像

A.二维超声图像显示双眼后极部球壁回声局限后凸，右眼部分视网膜脱离，左眼完全视网膜脱离；
B.CDFI 左眼类"V"形带状回声上可见血流信号

（五）视网膜脱离的诊断特点及检查注意事项

1.诊断特点

（1）A 型超声表现可为 80% 以上饱和的单高波。

（2）B 型超声表现为与视盘回声相连的条带状回声，伴有视盘斜入现象，运动试验阳性，后运动试验阴性。

（3）CDFI 超声检查表现为脱离的视网膜上可探及与视网膜中央动、静脉相延续的血流信号，频谱特点为动、静脉伴行的血流频谱。

2.注意事项

关于视网膜脱离范围的确定应用超声诊断可以对视网膜脱离的范围做出初步的确定。具体做法如下：首先做眼球 12 点与 6 点的轴位断面，确定有无脱离的视网膜回声，然后顺时针转动探头 180 断确定视网膜脱离的范围。如果在探头旋转的过程中出现视网膜脱离的图像特征，表明在相应的时钟方向有视网膜脱离。由于眼球的特殊形态，应用轴位法旋转检查 180° 相当于 360° 全周的眼球均得到显示，将出现视网膜脱离特征的图像顺序相连即为视网膜脱离的范围。

3.比较检查法

（1）检眼镜检查　对于屈光间质清晰的病例，应用眼底镜检查，可以准确地诊断视网膜脱离，确定视网膜裂孔的位置。但是对于那些没有裂孔的视网膜脱离、渗出性视网膜脱离或者屈光间质不清晰无法窥清眼底的情况下，需要进行超声检查确定视网膜脱离的情况。

（2）眼底血管造影检查　对于继发性或者渗出性视网膜脱离，眼底血管造影检查可以对病变的性质、发生继发性视网膜脱离的原因等进行诊断。

（3）光学相干断层成像　光学相干断层成像检查（OCT）对于黄斑区视网膜裂孔的诊断有独到之处，可以对真性黄斑裂孔和假性黄斑裂孔进行准确的鉴别诊断。为黄斑裂孔诊断的金标准。

4.鉴别诊断

与视网膜脱离形态类似的常见疾病有玻璃体内机化膜、玻璃体后脱离、脉络膜脱离等。主要以病变的形态、回声强度、病变与眼球的固着关系、运动情况、后运动情况以及病变内部的血流情况进行鉴别，见表 2-7-1。

表 2-7-1　眼内膜状回声鉴别诊断表

病种	形状	回声强度	固着点	运动	后运动	血流
视网膜脱离	带状，规则，光滑凹面向前"V"形	80%以上	与视盘相连	轻	(−)	与CRA-CRV相延续频谱特征亦相同
脉络膜脱离	带状，规则，光滑，多个，凸面向玻璃体	80%以上	赤道部和后极部	轻	(−)	血流信号丰富，频谱为低速动脉血流频谱
玻璃体后脱离	连续带状，光滑弧形	40%～60%	不定	显著	(++)	无血流信号
玻璃体积血	不规则，均匀点状	50%	无	显著	(+++)	无血流信号

5.临床意义

对于视网膜脱离的病例，如果患者的屈光间质清晰，可以确定视网膜脱离的性质时一般不需超声检查。如果患者的屈光间质欠清晰或不能确定继发性视网膜脱离的性质等特殊情况时，超声检查可为其诊断提供帮助。视网膜的形态特征和血流特点的相互结合是准确诊断视网膜脱离的基本保证，建议有条件的情况下应使用彩色多普勒超声诊断仪进行检查。

二、视网膜劈裂

视网膜劈裂是由视杯内层发育的视网膜神经上皮层自身的层间分裂。可以分为先天性视网膜劈裂与获得性视网膜劈裂两型。前者病变位于视网膜神经纤维层，也称遗传性视网膜劈裂，为性连锁隐性遗传；后者在视网膜周边部囊样变的基础上发生，病变位于视觉细胞与双极细胞汇合的外丛状层，有双眼发病的倾向，老年人多见。

（一）临床表现

1.获得性视网膜劈裂在病变早期多位于眼底颞侧周边，一般无临床症状，多为眼底检查时发现。随病变的发展，玻璃体内可见球形隆起为劈裂的内层，其部位和形态不随眼球运动而改变。劈裂的内层近乎透明，光泽如浸水的丝绸，其上有视网膜血管，动脉和静脉均受累。视网膜劈裂的外层未与色素上皮层分离之前很难识别。部分

病例伴有玻璃体液化和后脱离，玻璃体视网膜牵引是视网膜劈裂进行的原因，当玻璃体后脱离于劈裂内层分离后，劈裂亦由进行变为静止。

2.先天性视网膜劈裂典型的起始部位在眼球的赤道部，呈球形，后界为凸面，常被内层球形隆起所被覆。视网膜血管一般在内层，但随劈裂腔扩大，劈裂的两层均可见血管，而且表现为自一层走向另一层，如双循环改变。如果劈裂的两层均有裂孔可能发生视网膜脱离。先天性劈裂同样可伴有玻璃体改变，如空泡形成、玻璃体浓缩、玻璃体后脱离、玻璃体积血等。

（二）超声表现

（1）A型超声表现　玻璃体内高的波峰与基波基本垂直，但波峰高耸跨度小。

（2）B型超声表现　根据发病机制对相应部位进行检查。玻璃体内可探及条带状回声，与球壁回声相连。带状回声可以为直带状回声亦可为弧形带状回声，纤细，表面光滑，回声可以较正常视网膜的回声弱，见图2-7-16A。运动实验阴性。部分病例可以同时伴有视网膜脱离。

（3）CDFI表现　如果单纯为视网膜劈裂一般无异常血流信号发现。如果同时合并视网膜脱离，在脱离的视网膜上可以探及与视网膜中央动、静脉相延续的血流信号，血流频谱与视网膜中央动、静脉的血流频谱完全相同，见图2-7-16B。

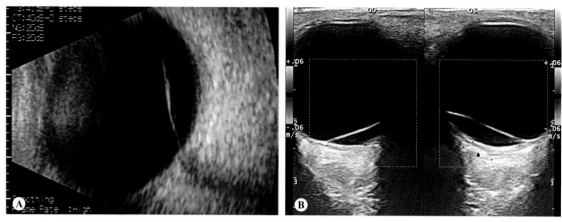

图 2-7-16　视网膜劈裂超声图像

A. 玻璃体内弧形带状中强回声与视盘回声相连，表面光滑，带状回声张力感强，为视网膜劈裂；　B.CDFI 图像　玻璃体内带状回声上无血流信号

（三）鉴别诊断

单纯的视网膜劈裂与视网膜脱离之间极难鉴别，检查时应注意玻璃体内条带状回声的附着点、活动度等情况。一定要与临床检查相结合，如果条件允许 CDFI 可以提供相关的诊断信息。

（四）临床意义

视网膜劈裂患者的病程缓慢，甚至一些病例可以自行消退，因此如果视网膜劈裂患者不同时合并有视网膜脱离，在进行治疗时应慎重对待。超声检查应注意区分视网膜劈裂或是视网膜脱离，为选择治疗方式提供帮助。

三、视网膜静脉周围炎

视网膜静脉周围炎 1882 年由 Eales 首次描述，由于常发生在青年，以反复玻璃体积血为特征，故又称青年复发性玻璃体积血。

（一）病因

最初认为本病与结核有关，有人认为是视网膜血管周围有肉芽肿性病变，大多数患者有结核感染病史，但无活动性结核发现。故对本病患者应详尽了解有无结核病史或结核病接触史，行结核菌素实验，必要时进行 X 线检查。部分病例病因不明。

（二）临床表现

早期，病变在眼球周边部一般不影响视力。大多数患者在出血进入玻璃体腔后就诊。如出血量不多，一般对视力影响不显著，如大量出血进入玻璃体，患者可突然发现视力严重下降。

眼底检查，受累血管附近的视网膜水肿且有大小不等的火焰状或点状、片状出血，静脉旁有白色片状渗出。出血自病变的血管漏出可局限于视网膜，也可穿破内界膜进入玻璃体内。少量出血 1～2 周后逐渐吸收或沉于玻璃体下方，视力恢复较好。如果反复发作多量出血，致视力严重下降，可产生玻璃体视网膜增生，有机化纤维索条产生，这些索条的收缩可牵引视网膜形成裂孔和视网膜脱离。

（三）超声表现

1.A 型超声表现　根据病情有所不同，如果单纯玻璃体积血 A 型超声检查表现为玻璃体内的低丛状波，回声强度一般不超过巩膜回声强度的 60%。如果合并视网膜脱离，则可见与巩膜回声强度相同的＞80% 的单高波。

2.B 型超声表现　如果单纯为玻璃体积血，

表现为玻璃体内均匀点状、条带状回声，可以与病变处的球壁回声相连，亦可不与球壁回声相连。运动实验和后运动实验均阳性。如果同时合并视网膜脱离，则在玻璃体内可探及条带状回声，与视盘回声紧密相连，动度阳性，后运动一般阴性。受病变自身的影响，球壁回声可以轻度增厚，严重的病例可见脉络膜脱离。

3.CDFI表现　玻璃体积血内无异常血流信号发现，如果合并视网膜脱离，脱离的视网膜上可见与视网膜中央动、静脉相延续的血流信号，频谱特点亦与之相同，见图2-7-17。定量的血流参数测量表明，视网膜中央动脉的血流参数较正常显著下降，以收缩期的峰值流速下降显著，阻力指数可以轻度升高。睫状后短动脉的血流变化不显著，如果同时合并玻璃体积血、脉络膜水肿、视网膜脱离等并发症时，睫状后短动脉的血流参数下降显著。

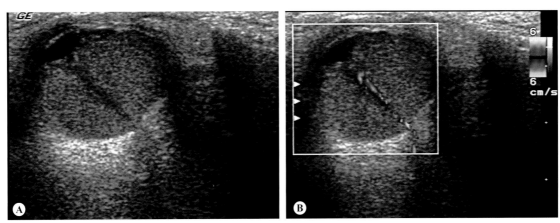

图2-7-17　视网膜静脉周围炎超声图像

A.玻璃体内充满均匀点状回声，不与球壁回声相固着；B.合并玻璃体积血，视网膜脱离玻璃体内可探及与视网膜中央动脉相延续的血流信号，表明玻璃体内有视网膜成分存在即继发视网膜脱离

（四）临床意义

视网膜静脉周围炎由于反复的玻璃体积血可以最终导致患者失明。应用超声检查不仅可以观察玻璃体内的形态改变，同时可以定量测量血管的血流参数，为探讨疾病的发病机制和治疗方案提供依据。

四、糖尿病视网膜病变

糖尿病是一种复杂的代谢性疾病，可以引起全身许多组织、器官的广泛损害。糖尿病视网膜病变是一种主要的致盲眼病，一般而言，1/4左右的糖尿病患者并发视网膜病变，约5%有增生性糖尿病视网膜病变。糖尿病视网膜病变（DR）的发生和发展，不仅取决于代谢障碍的程度，与糖尿病的发病年龄、病程长短、遗传因素和糖尿病的控制情况有关。

（一）临床表现

糖尿病视网膜病变初期，一般无自觉症状，随着病程发展可表现为不同程度的视力障碍。如果病变累及黄斑，视野可出现中心暗影，中心视力下降和视物变形等症状。视网膜小血管破裂出血进入玻璃体内，可见眼前黑影，视力急剧下降。合并新生血管或视网膜血管闭塞、增生性视网膜病变等，均可导致视网膜脱离，视力可能丧失。

1984年全国眼底病学术会议制订"糖尿病视网膜病变临床分期标准"如表2-7-2。

表 2-7-2　糖尿病视网膜病变临床分期标准

期别		眼底表现
单纯型	Ⅰ	有微动脉瘤或并有小出血点
	Ⅱ	有黄白色"硬性渗出"或并有出血点
	Ⅲ	有白色"软性渗出"或并有出血点
增生型	Ⅳ	眼底有新生血管或并有玻璃体积血
	Ⅴ	眼底有新生血管和纤维增生
	Ⅵ	眼底有新生血管和纤维增生,并发视网膜脱离

没有新生血管形成的糖尿病视网膜病变称为单纯型病变,也称为背景期视网膜病变。包括我国分类方法的Ⅰ～Ⅲ期,这一阶段的病变局限在视网膜内。视网膜微动脉瘤和/或小出血点为最早出现并比较确切的视网膜病变的体征;黄白色硬性渗出说明血管通透性增大,血液成分溢出血管外;白色软性渗出表示微循环重度紊乱,血管破坏严重,有局灶性或广泛的视网膜无灌注,预示新生血管发生的可能。Ⅳ～Ⅵ期为增生型病变,从新生血管产生开始。新生血管突破视网膜的表层内界膜,位于视网膜与玻璃体之间的间隙,随着纤维增生增多,新生血管穿过玻璃体界膜进入玻璃体内,增生的组织或玻璃体的收缩均可引起视网膜脱离或玻璃体积血而影响视力。

(二)超声表现

1.A 型超声表现　玻璃体内回声多样,分别与相应的临床改变相关。如为玻璃体积血表现为玻璃体内的低丛状波;如果有视网膜脱离,则表现为与巩膜回声相同的 80% 中强回声。

2.B 型超声表现　一般Ⅰ～Ⅲ期的患者超声检查无异常发现。Ⅳ期以上的病例可有相应的改变。依病程将出现玻璃体积血即玻璃体内均匀点状回声,不与球壁回声相固着,运动和后运动试验均阳性等;玻璃体后脱离即玻璃体内连续条带状回声,与球壁回声之间的固着关系不确定,可以无固着关系亦可有一至多个固着点;牵拉性视网膜脱离即玻璃体后脱离与球壁回声相连处,如果球壁回声有局部隆起,与牵拉的玻璃体后界膜之间形成类似英文字母 X 形的回声,见图 2-7-18。

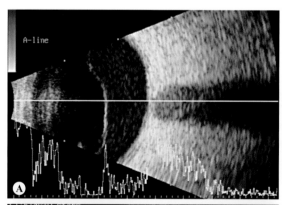

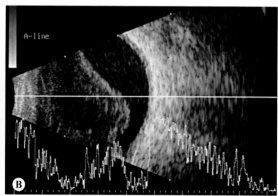

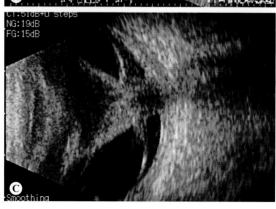

图 2-7-18　糖尿病视网膜病变二维图像
A.玻璃体内均匀点状回声,为位于玻璃体界膜下的玻璃体积血;B.玻璃体内点状及条带状回声,为玻璃体内机化膜形成;C.玻璃体内类 X 形带状回声,为玻璃体后脱离合并视网膜脱离

3.CDFI表现　如果没有合并视网膜脱离，玻璃体内一般无异常血流信号发现。合并牵拉性视网膜脱离时其上可见异常血流信号，与视网膜中央动脉、静脉相延续，频谱特征与视网膜中央动脉、静脉完全一致，见图2-7-19。如果玻璃体机化膜上有新生血管存在，可能在检查过程中发现异常血流信号，需与脱离视网膜上的血流信号相鉴别。

通过对眼局部的血流参数进行测定，结果表明视网膜中央动脉和睫状后短动脉的血流参数均下降，以收缩期峰值和舒张末期的血流参数下降显著。下降程度与病变分期有关，即Ⅵ期较Ⅴ期、Ⅴ期较Ⅳ期舒张末期的血流参数下降更显著，甚至为0，阻力指数升高，表明视网膜远端血管灌注不良。视网膜中央静脉的血流参数也会发生相应的改变。

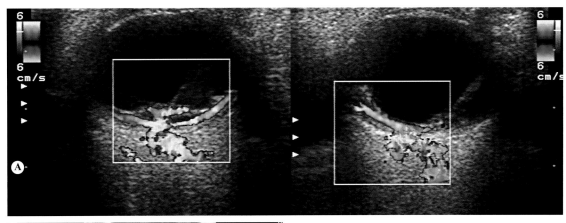

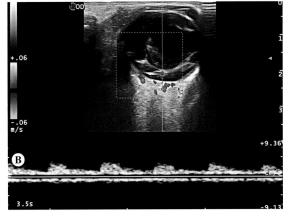

图2-7-19　糖尿病视网膜病变CDFI图像
A. 玻璃体内的条带状回声上可探及丰富的血流信号与视网膜中央动脉，静脉的血流信号相延续；B. 血流信号的频谱特点为动脉与静脉伴行的血流频谱，与视网膜中央动、静脉血流频谱完全相同。

（三）诊断特点和注意事项

糖尿病视网膜病变的超声诊断相对比较复杂，尤其对新生血管膜和牵拉视网膜脱离的诊断更困难。应用CDFI检查技术，对二者的鉴别有一定的帮助。

脱离的视网膜上的血流信号与视网膜中央动脉是相延续的，而且血流频谱为与视网膜中央动脉、静脉的血流频谱完全相同的动脉、静脉伴行的血流频谱。新生血管膜上的血流信号与视网膜中央动脉之间无确定的延续关系，频谱无特征甚至无血流频谱发现。

此外，糖尿病视网膜病变的超声诊断有一定的特点，即一般均双眼发病且玻璃体内病变以眼球的后极部为主，与普通的玻璃体积血、机化膜不同，积累一定的经验后诊断就比较容易。

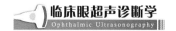

五、急性视网膜坏死综合征

急性视网膜坏死综合征的病因尚不明确，可能与病毒感染有关。免疫学方法检测证实本病与单孢病毒感染有关。此外，本病急性期循环免疫复合物增高，恢复期抗体滴度升高，提示免疫机制参与了致病过程。

（一）临床表现

患者视力模糊、眼部不适，可畏光、眼前黑影飘动等。眼前段表现为非肉芽肿性前葡萄膜炎。玻璃体早期可见炎细胞浸润、渗出、玻璃体混浊加重。病程3～4周后玻璃体膜形成，可见玻璃体后脱离。

眼底检查典型病例可见视网膜白色或黄白色浸润或肿胀。眼底血管改变为视网膜动脉壁有黄白色浸润，管径粗细不均，动脉变窄、血管周围出现白鞘。病程1个多月后眼前段炎症消退，视网膜血管闭塞呈白线。玻璃体混浊加重、膜形成，机化膜收缩牵拉视网膜，患者发生视网膜脱离。

（二）超声表现

1.A型超声表现　根据病程的不同表现不同，玻璃体混浊期可见玻璃体内回声强度为巩膜回声强度30%～50%的中低丛状波。合并视网膜脱离时，可见与巩膜回声强度完全相同的中强回声。

2.B型超声表现　早期玻璃体内可探及弱点状、弱条带状回声，不与眼球壁回声相连，运动试验和后运动试验均为阳性。随着病程的发展可见玻璃体内连续条带状回声，表面光滑，可以有某一个点或多个点与眼球壁回声相连，运动试验和后运动试验均阳性，为玻璃体后脱离。病程的晚期玻璃体内可探及条带状回声，细弱且与视盘回声相连，运动试验阳性，后运动试验一般阴性，为脱离的视网膜，见图2-7-20A。

3.CDFI表现　在玻璃体内渗出膜和玻璃体后脱离的膜状回声上一般无异常血流信号。脱离的视网膜上血流信号不确定，如果视网膜血管没有闭锁，其上可见与视网膜中央动脉相延续的血流信号，频谱特征与视网膜中央动脉、静脉的频谱完全相同。如果视网膜血管完全闭锁，则在脱离的视网膜上无异常血流信号发现，见图2-7-20B。通过对眼局部的血流进行分析发现眼动脉、视网膜中央动脉和睫状后短动脉的血流速度均较正常显著下降，下降幅度在30%～60%。以收缩期峰值血流速度、舒张末期血流速度下降为主，阻力指数轻度升高。

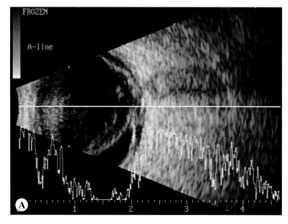
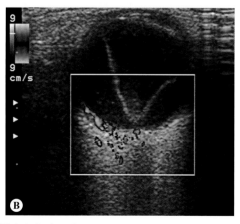

图2-7-20　急性视网膜坏死综合征超声图像

A.玻璃体内点状、条带状回声，与球壁回声相连；B.玻璃体内类"V"形条带状回声与视盘回声相连，但其上无与视网膜中央动脉相延续的血流信号

（三）诊断特点和注意事项

急性视网膜坏死综合征的诊断无显著特点，只是随病程的发展逐渐出现玻璃体混浊、玻璃体后脱离、视网膜脱离等超声表现，诊断需要结合临床表现和眼底检查。值得注意的是急性视网膜坏死综合征的部分病例，由于脱离的视网膜上血管闭塞，因此缺乏其他视网膜脱离所具备的血流特征，诊断时需要密切结合形态改变和临床诊断以免漏诊。

六、视网膜母细胞瘤

视网膜母细胞瘤（RB）为婴幼儿常见的眼内恶性肿瘤，严重危害患儿的生命和视力。

视网膜母细胞瘤的发病率在 1：23160，但近年有逐渐增高的趋势。60%～82% 为单眼发病，双眼发病在 18%～40%。无显著性别差异。平均发病年龄单眼病例为 24 个月（7 岁以上少见），双眼病例在 10 个月左右（3 岁以上少见），有家族史者的发病年龄较单独发生的病例发病年龄早。

视网膜母细胞瘤可分为遗传型和非遗传型两类。约 40% 的病例为遗传型，其发病为合子前决定，即由患者的父母或基因携带者父母遗传所致，为常染色体显性遗传。约 60% 的病例为非遗传型，为视网膜母细胞突变所致，不遗传。少数病例（约 5%）有体细胞染色体畸变。

（一）临床表现

根据其发展过程，临床可分为四期：眼内生长期、眼内压增高期、眼外扩展期和全身转移期。由于肿瘤生长部位、生长速度和分化程度不同，临床表现各不相同。分述如下：

1. 眼内生长期　早期症状和体征是视力障碍和眼底改变。早期病变可发生于眼底任何部位，但以后极偏下居多。如果肿瘤发生在视网膜内核层向玻璃体内生长称为内生型；如果肿瘤发生在视网膜外核层向脉络膜生长称为外生型，常引起视网膜脱离。眼底检查肿瘤呈白色或黄白色结节状隆起，表面有新生血管或出血，病变大小不一，约 1/2～1/4 个视盘大小。视力改变与肿瘤发生部位有关，如果肿瘤位于眼底周边部，常不影响中心视力，如果肿瘤位于后极部，虽然体积较小，但仍可较早地引起视力障碍，产生斜视或眼球震颤。肿瘤充满整个眼球或视网膜广泛脱离则视力丧失。由于视力丧失，瞳孔开大，经瞳孔可见黄白色反光，称为"黑蒙性猫眼"。临床以"猫眼"为视网膜母细胞瘤的早期症状。

2. 眼内压增高期　眼内肿瘤生长增大，可引起眼内压升高，出现头痛、眼痛、结膜充血、角膜水肿等眼内压升高的表现。由于儿童眼球壁弹性较大，在高眼内压的作用下眼球膨大，角膜变大，形成"牛眼"或巩膜葡萄肿。

3. 眼外扩展期　肿瘤向眼外扩展的途径如下：穿破角膜或巩膜后形成突出于睑裂的肿块，表面可见出血和坏死；穿破巩膜或巩膜上导管蔓延至眼眶内形成肿块，使眼球突出；沿视神经或视网膜中央动脉向眼眶内或颅内蔓延，此为最常见的扩展途径。

4. 全身转移期　晚期肿瘤可经视神经向颅内转移；经淋巴管向局部淋巴结、软组织转移；经血循环向骨骼、肝、脾、肾及其他器官转移，最终死亡。

（二）超声表现

1. A 型超声表现　玻璃体内病变，病变回声强度不同，可以为低丛状波，亦可为 100% 强回声波，亦可为液平段。

2. 二维超声表现　既往根据肿瘤的形态将其分为肿块型、不规则型和弥漫浸润型。但这种分型与临床及病理均无联系，且比较烦琐，下面将仅根据病变的超声表现进行描述，见图 2-7-21。

（1）形状　肿瘤形状多样，可以为半球形、

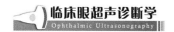
V形、不规则形等；可以表现为眼球壁的广泛增厚；可以充满整个玻璃体腔；可以为单一病灶；也可以为多发病灶。

（2）大小　病变的大小超过1mm即可被仪器所发现，但此时多不具备超声诊断特征，需要结合眼底检查等确定诊断。如果已经有典型的临床改变如黑矇、白瞳等来就诊一般均可有典型超声表现。对病变的大小进行测量时，首先确定病变的最大基底所在的位置，然后旋转探头90°测量此点的病变大小，准确记录以利随诊观察。

（3）位置　肿瘤可以位于眼球的任何部位，但以后极部病变居多，位于周边的病变可以累及睫状体。由于黄斑的特殊生理功能，检查时务必注意肿瘤与黄斑区之间位置关系，观察是否存在黄斑回避现象。

（4）边界　肿瘤边界清晰，与周围组织之间可以准确地鉴别。形态不确定，有的光滑连续，有的表面有凹陷。

（5）内回声　病变的内回声不均匀，70%～80%的病变内可探及不规则形斑块状强回声，即"钙斑"。钙斑之后可见声影。多数病例为强回声与中强回声相间，部分病例在病变内可探及不规则形无回声区。

（6）继发改变　由于是视网膜上的肿瘤，因此受肿瘤生长的影响极易出现视网膜脱离。表现为玻璃体内条带状回声，与视盘回声相连，可以与视网膜的肿瘤相延续亦可位于病变的对侧。此外，如果肿瘤蔓延至眶内，可在眶内发现与球内病变相延续且内回声强度一致的病变。如果肿瘤生长过程中破坏了视网膜上的血管，可以并发玻璃体积血。

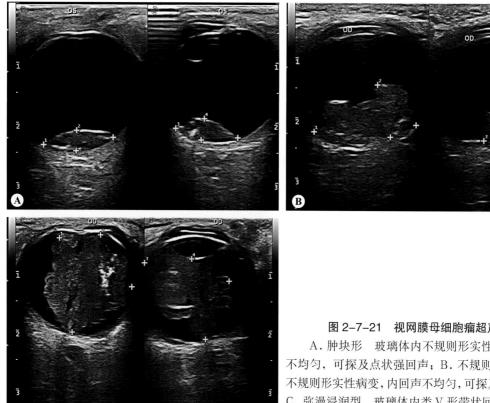

图2-7-21　视网膜母细胞瘤超声图像

A. 肿块形　玻璃体内不规则形实性病变，内回声不均匀，可探及点状强回声；B. 不规则形　玻璃体内不规则形实性病变，内回声不均匀，可探及点状强回声；C. 弥漫浸润型　玻璃体内类V形带状回声，与视盘回声相连，广泛增厚，内回声均匀

3. CDFI 表现病变内可以发现与视网膜中央动脉、静脉相延续的血流信号，呈树枝状广泛地分布，频谱特点为与视网膜中央动脉、静脉伴行的血流频谱。在钙斑处可以发现较多的血流"信号"（伪像）。如果肿瘤直接蔓延到眼眶内则在眼眶内可发现与病变相延续的血流信号，见图 2-7-22。

4. UBM 表现　如果病变累及周边的玻璃体内或睫状体时，应用超声生物显微镜可以观察位于眼球周边部的病变。病变的特点与 B 型超声相同，但一定要与二维超声相结合共同诊断。

5. 三维超声表现　应用表面三维重建技术可

以同时得到病变的 X、Y、Z 轴的切面，通过任意旋转、移动可以发现隐藏在病变内的强回声——"钙斑"，见图 2-7-23，可以大大地节约检查时间。应用容积三维重建技术，可以准确地测量病变的大小，为治疗效果的观察提供帮助。

（三）诊断特点和注意事项

视网膜母细胞瘤为婴幼儿多发的疾病，应用超声检查技术对其诊断有极高的价值。检查时应注意以下几点。

1. 保持患儿安静以配合检查，必要时可以先进行镇静，再进行超声检查。

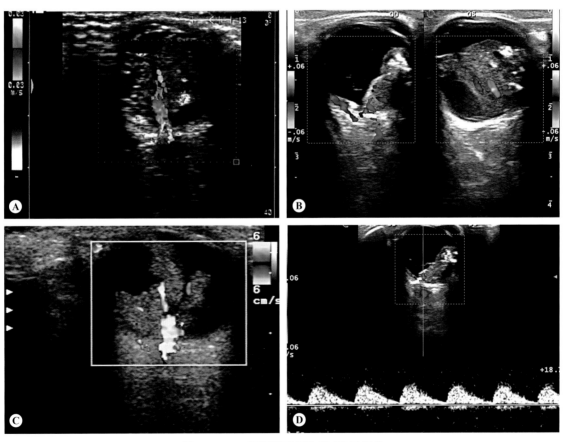

图 2-7-22　视网膜母细胞瘤 CDFI 图像
A～C. 分别显示各型视网膜母细胞瘤内均有与视网膜中央动脉、静脉相延续的血流信号；D. 频谱图　肿瘤内的血流信号频谱特点与视网膜中央动脉、静脉血流频谱完全相同

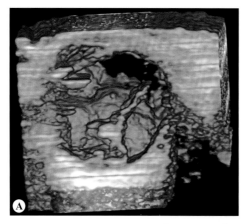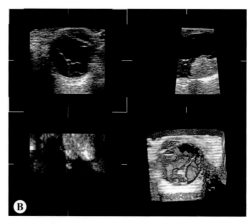

图 2-7-23　视网膜母细胞瘤三维重建图像

A. 视网膜母细胞瘤三维重建图　玻璃体内实性病变，与周围组织间的关系十分清晰；B. 三维重建的不同切面　可以通过点的移动显示肿瘤内的异常强回声（钙斑）

2. 检查时一定要双眼均进行检查，因为有部分病例为双眼发病，以免造成漏诊。

3. 发现"钙斑"是诊断的重点，可以说"钙斑"是诊断视网膜母细胞瘤的基本条件。

4. 对于检查中未发现"钙斑"的病例，一定要进行 CDFI 检查，通过血流对病变进行鉴别，以免误诊。

5. 部分病例由于同时合并有肿瘤坏死样改变或玻璃体积血，所以患者眼球运动时可以发现病变内有一部分病变是运动的，需要结合临床和 CDFI 检查仔细鉴别。

6. 由于多数病例需要进行保存视功能治疗，因此检查时应注意病变与黄斑区及视盘之间的关系，为治疗方案的确定提供依据。

7. 特殊疑难的病例可以密切结合临床改变并进行随诊，以免漏诊。

（四）鉴别诊断

本病主要需与其他同样表现为"白瞳"的疾病，如 Coats 病、永存原始玻璃体增生症、早产儿视网膜病变、先天性白内障、眼内炎等相鉴别，详见表 2-7-3。

表 2-7-3　白瞳症鉴别诊断表

病种	患侧	形状	内回声	声衰减	血流
视网膜母细胞瘤	单侧或双侧	球形，单个或多个	强弱不等有低回声区	钙斑可见	与 CRA-CRV 相延续频谱特征亦相同
Coats 病	单侧或双侧	多条带状其下均匀点状回声	均匀有流动性	无	带状回声上有与 CRA-CRV 相延续血流信号
早产儿视网膜病变	双侧	晶状体后花冠状	弱回声	不显著	与 CRA-CRV 相延续，网膜病变频谱特征亦相同
永存原始玻璃体增生症	单侧或双侧	圆锥形由前向后	中强	不显著	与 CRA-CRV 相延续频谱特征亦相同
先天性白内障	单侧或双侧	玻璃体内无回声			无异常血流信号
眼内炎	外伤侧	不规则	均匀，中强或弱回声		无异常血流信号

（五）临床意义

视网膜母细胞瘤为婴幼儿眼内的恶性肿瘤，直接威胁患儿的生命，因此准确地诊断并及时地治疗是非常重要的。超声诊断技术的出现，为视网膜母细胞瘤的诊断和鉴别诊断都提供了一种检查手段，经过近50年的应用，积累了较丰富的经验，有很高的诊断价值。

超声诊断的出现，突破了屈光间质清晰与否的禁区，通过对视网膜母细胞瘤形态特征和血流改变的研究，可以准确地诊断视网膜母细胞瘤。

此外，对于视网膜母细胞瘤，可以采用放射治疗、化学治疗、冷冻治疗和激光治疗等保存视功能疗法，应用超声检查可以及时了解治疗后病变的大小和形态变化，血流变化等，为观察治疗效果提供依据。

七、早产儿视网膜病变

早产儿视网膜病变（ROP）以往被称为晶状体后纤维增生。1942年首先由Terry描述，1951年Campbell发现早产儿视网膜病变与患儿大量吸氧有关。

（一）病因

本病好发于出生时低体重的早产儿，尤其合并呼吸障碍综合征者，患儿常有大量吸氧的病史。调查表明孕周越短、出生体重越轻的早产儿发病率越高。早产儿出生时视网膜血管尚未到达锯齿缘，该区为无血管区，正在向前发育的血管前端组织尚未分化为毛细血管，因此对氧特别敏感，当吸入高浓度氧气时，脉络膜血液中氧张力增加，提供给视网膜高浓度氧，致视网膜血管收缩和闭塞。当吸氧停止时，氧张力下降，脉络膜血管不能提供足够的氧到视网膜而形成缺血，刺激新生血管形成。

（二）临床表现

临床表现分为急性活动期、退行期和瘢痕期三期。

病变最早发生在视网膜周边部，以颞侧最常见，重症病例可累及鼻侧。特征性改变为周边部血管异常扩张，不易区分动脉和静脉。随病情的发展进入增生期，静脉扩张、迂曲、形成动静脉短路，有新生血管形成并向玻璃体内生长。如果病情继续发展，新生血管伴随纤维组织增生向后扩展直至视盘，向前进入玻璃体，产生渗出性或牵拉性视网膜脱离。

大多数婴儿（85%）随年龄的增大病变自然停止进入退行期，周边视网膜由混浊逐渐透明，不留后遗症。其余的病例病情发展进入瘢痕期。

瘢痕期根据病变的部位和程度分为五期，主要表现为周边玻璃体膜形成、视网膜皱褶、牵拉以至视网膜脱离，最终由于结缔组织增生和机化膜形成致视网膜全脱离。表现为"白瞳"，视力仅存光感或手动。

（三）超声表现

对于瘢痕期Ⅰ、Ⅱ、Ⅲ期仅有血管改变的病例，超声诊断一般无阳性发现，此期的诊断需要密切结合临床眼底检查。Ⅳ、Ⅴ期的病例，由于合并玻璃体积血、视网膜脱离等，且晶状体后有纤维增生膜，屈光间质欠清晰，应用超声检查可有典型表现。

1.A型超声表现　玻璃体内饱和的高波，回声强度与巩膜回声强度相同为饱和的高波，但一般不与基波垂直，上升支和下降支上均有多个切迹。

2.B型超声表现　Ⅳ期病变表现为玻璃体内弱条带状回声，起自一侧周边球壁回声且颞侧较鼻侧多见，向后极部球壁回声相延续与视盘回声相连。玻璃体内可见弱点状回声，不与球壁及玻璃体内条带状回声相固着，见图2-7-24。

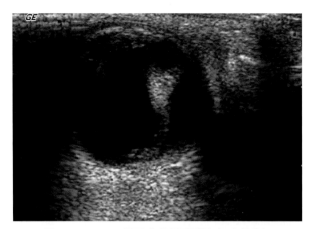

图2-7-24　Ⅳ期早产儿视网膜病变形态特征

玻璃体内可见带状回声分别与视盘及周边球壁回声相连，其下的玻璃体内可探及弱点状回声。

Ⅴ期病例表现为玻璃体内晶状体后团状回声与晶状体回声紧密相连并包绕其周围，可向一侧周边球壁回声延伸（颞侧较鼻侧多），合并视网膜脱离时病变类似荷花状，前段膨大的"花体"与晶状体紧密相连并包绕之，向后逐渐变细为"茎部"呈弱条带状回声与视盘相连，见图2-7-25。

手术后的病例超声检查，玻璃体内可见类似英文字母"V"形的带状回声，其尖端与视盘回声相连，两端分别与周边球壁回声相连，为开放的视网膜脱离。与手术前相比最大的不同在于晶

状体后和视网膜表面的增生消失，仅保留脱离的视网膜，但视网膜未完全复位。

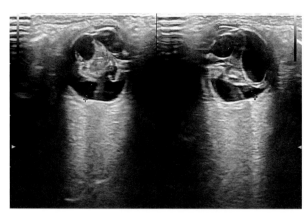

图2-7-25　Ⅴ期早产儿视网膜病变形态特征

双眼病变，玻璃体内可见"V"形带状回声与视盘回声相连，前端像花冠状包绕晶状体，向后逐渐变细与视盘回声相连。

3.CDFI表现　如果为单纯晶状体后病变，其内未见异常血流信号；如果合并视网膜脱离在病变的"茎部"可见与视网膜中央动脉-静脉相延续的血流信号，脉冲多普勒频谱分析为动脉-静脉伴行的血流频谱，与视网膜中央动脉-静脉完全相同，见图2-7-26。

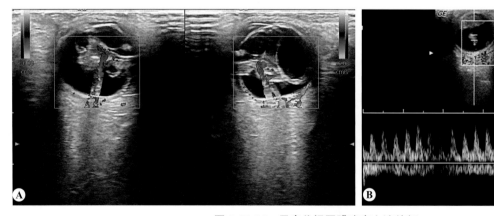

图2-7-26　早产儿视网膜病变血流特征

A.示视网膜脱离CDFI图像，在带状回声上可探及与视网膜中央动脉相延续的血流信号；B.示视网膜脱离频谱图像，可见脱离视网膜上的血流信号为动-静脉伴行的血流频谱，且与视网膜中央动-静脉血流频谱相同

（四）诊断特点和注意事项

如果患者不能配合可行麻醉后再进行检查。检查过程中首先将增益调整至最大，应用横切与纵切相结合法对玻璃体进行全面探查，尤其注意视盘前和眼球的周边部，以防忽略细小的玻璃体内病变，然后降低增益至正常范围，观察病变形态改变。二维形态的检查时，首先做12点的横切扫查，然后顺时针旋转360°，对眼球进行全周扫查，观察玻璃体病变与晶状体、周边部视网膜、视盘、黄斑区及眼球壁之间的固着关系；CDFI检查时，在二维形态检查的基础上，对玻璃体叠加血流检测，以观察玻璃体内病变的血流情况。如有异常血流信号，则注意观察血流信号与视网膜中央动脉之间的关系，并对血流频谱特征进行分析。如与视网膜中央动静脉相同的血流频谱，表明病变由视网膜中央动脉提供血流。如果在玻璃体内发现与视网膜中央动静脉相同的血流信号，则表明玻璃体内有视网膜成分存在。这也是ROP与永存玻璃体动脉、永存原始玻璃体增生症等表现为"白瞳"疾病鉴别诊断的依据。

（五）鉴别诊断

1. 永存玻璃体动脉　为玻璃体动脉全部或部分未按时退化残留于眼内，分为完全性残留和不完全性残留两型。完全性残留：自视盘至晶状体后可探及带状回声，表面光滑，与视盘和晶状体连接紧密。CDFI其上可见点状血流信号，频谱为动脉-静脉伴行的血流频谱。不完全性残留：玻璃体内条带状回声，根据病变的位置可以分别与晶状体、视盘相连，亦可悬浮在玻璃体中央，CDFI其上均可探及血流信号。

2. 永存原始玻璃体增生症（PHPV）典型超声扫查表现为玻璃体内条带状回声，一端与视盘回声相连，另一端与晶状体后回声相连，晶状体后可见不规则点状、条带状回声与前述条带状回声相连。CDFI检查其上可见与视网膜中央动脉-

视网膜中央静脉相延续的血流信号，频谱为动脉-静脉伴行的血流频谱，与视网膜中央动脉、静脉的血流频谱完全相同。部分病例玻璃体内可见点状回声，不与球壁回声固着，动度活跃，后运动阳性，CDFI检查未见异常血流信号。

（六）临床意义

CDFI诊断仪的换能器为线阵扫查，换能器为变频扫查，其成像清晰，分辨力高，充分体现眼球的结构特点。避免了眼科专用超声诊断仪对眼前段和周边球壁显示的不足。应用CDFI诊断仪能够清晰地显示ROP病例眼前段改变，尤其晶状体后的形态改变以及病变与周边玻璃体之间的关系，对晶状体后的纤维增生膜以及视网膜与球壁之间的关系可以准确分辨。此外，对合并视网膜脱离的病例，在二维结构上叠加血流信号，提供病变的血供信息，对视网膜上的血流信号进行频谱分析并与视网膜中央动脉进行对比分析，可以得出准确的结果。

应用CDFI检查对早期ROP的病例不能得到满意的诊断。部分病例其形态改变与永存原始玻璃体增生症极其类似，如果不根据病史和临床检查单纯依靠超声检查将很难将二者准确鉴别。由于脱离的视网膜上和原始玻璃体动脉上均存在与视网膜中央动脉相延续的血流信号，频谱特点也同样表现为动脉与静脉伴行的血流频谱，故绝不能单纯根据图像特点进行诊断，以免误诊。

八、Coats病

Coats病又称外层渗出性视网膜病变或外层出血性视网膜病变。1908年首先由Coats报告而得名。

（一）病因

Coats病的病因不明，可能与炎症有关。有作者认为儿童和少年Coats病为先天视网膜小血管异常所致，如毛细血管扩张和小动脉、小静脉损害；血管壁有玻璃样变；内皮细胞下有黏多糖物质沉积致管壁增厚、管腔狭窄、血流缓慢、血管闭塞等。由于血管壁屏障受损导致动脉瘤和微血管瘤形成，血管内浆液渗出和出血，形成大块状渗出从而引起Coats病。

（二）临床表现

儿童、青少年多见，发病年龄平均5.9岁，绝大多数单眼发病，男性多于女性。早期无自觉症状，由于多为单眼发病，故患者不易察觉。直到视力下降或瞳孔出现黄白色反射、眼球外斜才引起注意。眼底检查的典型改变为视网膜渗出和血管异常。病变开始可出现于眼底任何位置，以颞侧尤其围绕视盘、黄斑附近最为常见。渗出为白色或黄白色，位于视网膜深层的视网膜血管后，附近可见点状发亮的胆固醇结晶小体及点状和片状出血。

随病情发展，渗出占据整个眼底同时引起球形视网膜脱离。脱离的视网膜隆起至晶状体后出现白色瞳孔。最后视网膜下和视网膜内渗出、机化被瘢痕组织替代。玻璃体由于积血、机化产生增生性玻璃体视网膜病变。晚期病例合并虹膜睫状体炎、并发性白内障、继发性青光眼，最终致眼球萎缩。

（三）超声表现

1.A型超声表现　玻璃体内可探及与巩膜回声强度相同的中强回声，与基波完全垂直。其下为回声强度不同的波浪状回声，强弱相间。

2.B型超声表现　玻璃体内可以探及与视盘回声相连的条带状回声，为中强回声，表面光滑。其下为均匀点状回声，见图2-7-27A。带状回声下的点状回声有自运动现象，即不需眼球运动，点状回声有自上而下的运动。部分病例在后极部玻璃体内可见多个点状强回声相互融合形成斑块状强回声。

3.CDFI表现　玻璃体内的条带状回声上可探及与视网膜中央动脉、静脉相延续的血流信号，频谱为动脉、静脉伴行的血流频谱，见图2-7-27B、C。其下的点状回声由于有自运动现象因此有异常血流信号产生（伪像）见图2-7-27D，但无血流频谱发现。

（四）鉴别诊断

本病主要与其他表现为白瞳的疾病相鉴别，如视网膜母细胞瘤、永存原始玻璃体增生症、早产儿视网膜病变、眼内炎、先天性白内障等，详见表2-7-3。

（五）临床意义

Coats病为婴幼儿易发疾病，由于儿童为特殊的发病群体，需要更加细心地检查。超声检查可以结合Coats病特殊的超声表现和血流特点将其与其他表现为"白瞳"的疾病准确鉴别。

九、斑痣性错构瘤

斑痣性错构瘤又称母斑病，为一组先天性显性遗传疾病，由于是散布在全身各器官的肿瘤和囊肿，可导致广泛的临床症状。1923年Van der Hoever总结了四种表现，即视网膜-脑血管瘤，大脑-颜面血管瘤病，结节性硬化和神经纤维瘤病。所有这些疾病都是由于先天存在的散发系统尤其中枢神经系统、视网膜和皮肤的错构瘤组成，所以称为斑痣性错构瘤或母斑病，其含义为母亲留下的斑点或胎记。所谓错构瘤是指受累器官或组织本身存在的细胞构成的肿瘤，不同于正常不存在本部位组织的细胞构成的迷离瘤。这里将介绍视网膜-脑血管瘤。

视网膜血管瘤病为少见疾病，多在20岁以后发病，约20%的病例有家族显性遗传史。视网膜血管瘤病可以单独存在，亦可合并颅内血管瘤。

（一）临床表现

1.周边型视网膜血管瘤即通常所述的Von Hippel病。最初肿物不明显，为小红点或小灰点，

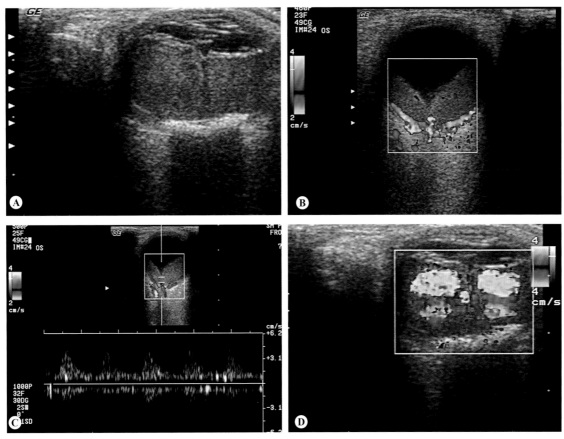

图 2-7-27 Coats 病超声图像

A. 左图玻璃体内类"V"形带状回声与视盘回声相连，其下可探及均匀点状回声；右图 CDFI 可见点状回声内有丰富的血流信号（伪像），表明其有极强的运动性；B."V"形带状回声上可见血流信号，且与视网膜中央动脉相延续；C. 频谱表现为与视网膜中央动脉、静脉相同的血流频谱；D. 病变内异常血流（伪像）

类似视网膜微血管瘤。随着毛细血管增生和瘤体的增大，形成动静脉短路，造成输入小动脉及输出小静脉的迂曲扩张。在瘤体生长过程中，纤维血管组织突破内界膜进入玻璃体，形成玻璃体牵引因素，加之血管瘤的渗液形成视网膜脱离。

2. 近视盘型毛细血管性血管瘤 瘤体位于视盘表面或附近向球内隆起，遮蔽视盘，瘤体界限清晰，色鲜红，无蒂，表面可见新生血管及纤维增生，可引起视网膜脱离。

（二）超声表现

1.A 型超声表现 玻璃体内异常回波，两个强回波之间可见中强的丛状波。与球壁回声之间可见液平段。

2.B 型超声表现 玻璃体内椭圆形、圆形病变，内回声均匀为中强回声，边界清晰、光滑。多数病例同时合并视网膜脱离，为脱离的视网膜上的局限病变。

3.CDFI 表现 病变内可探及红－蓝相间的血流信号，自视网膜一直向病变内延伸，频谱特征与视网膜中央动脉、静脉完全相同，见图2-7-28。

（三）临床意义

本病一般不危及生命，所以可以采用激光等方法进行治疗，使瘤体萎缩，供养血管变细。应用超声检查可以定量地测量病变的大小，为治疗提供依据。

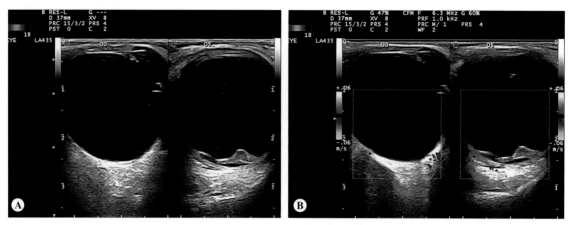

图 2-7-28　视网膜血管瘤 CDFI 图像
A. 左眼玻璃体内可见带状回声，与视盘回声相连，局限膨大 ；B.CDFI 其上可见血流信号

十、年龄相关性黄斑变性

年龄相关性黄斑变性（AMD）是一种随年龄增加而发病上升，导致中心视力下降的疾病，又称之为老年黄斑变性。

（一）病因

年龄相关性黄斑变性发病机制尚不清楚，但大多数学者认为与视网膜色素上皮的代谢功能衰退有关。色素上皮的功能十分复杂，不仅含有多种溶酶体不断消化所吞噬的感光细胞外节物质，输送各种养分至感光细胞，将细胞代谢物运输至脉络膜。而且还能通过更新色素颗粒、保障光学功能、产生黏多糖至细胞间隙为视网膜液体外泄提供泵的作用。人到中年以后，色素上皮胞质中消化不全的残余体脂褐质颗粒逐渐增多，消化残屑不断沉积在玻璃膜上形成弥漫性的基底线状沉积，导致玻璃膜增厚或局限堆积在玻璃膜上，形成玻璃膜疣等症候。由于色素上皮损害程度加重发生一系列病理变化，累及相应的感光细胞及脉络膜毛细血管，继发临近组织的损害和萎缩，出现年龄相关性黄斑变性。

（二）临床表现

年龄相关性黄斑变性临床可分为萎缩型和渗出型两型。

1. 萎缩型：多为双侧发病，但可一先一后或一轻一重。主要感觉为中心视力敏锐度不断下降，除非合并色素上皮脱离，一般很少有视物变形或小视症状，最终留下永久性中心暗点。

2. 渗出型：与萎缩型不同的是，渗出型不仅有色素上皮细胞退变，还有脉络膜新生血管进入色素上皮下，引起渗出、出血和瘢痕形成的病理过程。其病变过程可分为三期即渗出前期、渗出期和结瘢期。渗出前期，眼底检查主要为玻璃膜疣和色素上皮改变明显。渗出期，以色素上皮下新生血管的大量渗出和出血为特征。由于新生血管的渗漏导致视网膜色素上皮脱离。部分病例新生血管破裂出血，形成血性色素上皮脱离，色素上皮呈灰蓝色或灰黑色且向前隆起，易误诊为脉络膜黑色素瘤。出血严重的病例，可突破色素上皮进入玻璃体内造成玻璃体积血而不能窥见眼底。患者的视力由于突然出现的黄斑部浆液性渗出或出血而显著下降。结瘢期，色素上皮及神经上皮下的渗液或出血逐渐被吞噬细胞搬运吸收、成纤维细胞修复形成瘢痕化。

（三）超声表现

1. 萎缩型（干性 AMD）

（1）B 型超声表现　部分病例检测显示黄斑区呈局限扁平梭形实性病变，边缘清晰，内回声为均匀中强回声。部分患者可见形态规则的强回声，并伴有声影。病变高度一般不超过 1.5mm，玻璃体内通常无继发性改变，见图 2-7-29A。

（2）CDFI 表现 多数干性 AMD 患者 CDFI 检查通常无阳性发现，即黄斑区无上述特点，病变一般经检眼镜检查、荧光素眼底血管造影、相干光断层扫查等发现。白内障、玻璃体积

血等屈光间质不清的患者，如果超声检查可见黄斑区异常回声，如黄斑区眼球壁回声局部隆起，CDFI 在病变的基底部发现集中的血流信号等，见图 2-7-29B。经手术证实为干性 AMD 患者。由此提示在行 CDFI 检查时如黄斑区有上述异常回声，应考虑存在黄斑变性的可能。

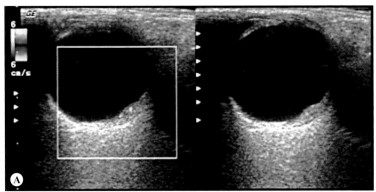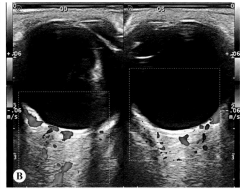

图 2-7-29 干性 AMD 患者的超声图像
A. 干性 AMDB 型超声检查图像，显示一侧球壁回声局部隆起，表面光滑，内回声呈均匀中强回声；B. CDFI 显示病变基底部有较丰富的血流信号

2. 渗出型（湿性 AMD）

（1）B 型超声表现 黄斑区不规则形实性病变，内回声欠均匀，以中低回声为主，间有小的无回声区。病变边缘不光滑，可为波浪状、锯齿状等，部分患者的边缘回声区可探及局限缺如。玻璃体内可探及点状或条带状回声与黄斑区病变相连，运动实验和后运动实验均为阳性。少数患者近球壁处可探及不规则形强回声，并伴有声影。此类患者多伴有玻璃体积血、玻璃体后脱离，且病变的隆起度较高，见图 2-7-30。通过对患者随访观察，可见到病变的动态变化过程。黄斑区病变隆起度逐渐增高→内回声减低→病变边缘的形态由规则变为不规则→呈局限性变薄、破裂及边缘回声局限缺如或活瓣样改变→玻璃体内由无回声变为均匀点状回声→黄斑区病变隆起度降低→内回声增强→经治疗后玻璃体回声逐渐减少，

黄斑区回声逐渐平复，见图 2-7-31。

（2）CDFI 表现 病变基底部和表面均可探及丰富的血流信号，但病变内部未见异常血流信号。基底部的血流信号一般与睫状后动脉相延续；表面的血流信号一般与视网膜中央动、静脉相延续，显示为动、静脉伴行的脉冲血流频谱。

（四）诊断特点和注意事项

首先做 3 点～9 点的水平轴位切面，再轻度旋转探头观察黄斑区的情况，发现病变后，测量病变的大小；然后叠加血流信号，观察病变内的血流情况，尤其注意区分血流信号的来源，条件允许的情况下需进行脉冲多普勒频谱分析，以辅助诊断。并发白内障的患者，于白内障手术后检查眼底确诊；并发玻璃体积血等屈光间质欠清晰的患者，于眼底手术后检查眼底并长期随访确诊。

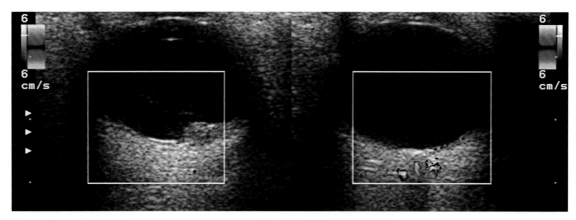

图 2-7-30　湿性 AMD 患者的 CDFI 图像

左图显示一侧球壁回声局部隆起，表面光滑，内回声呈均匀中低回声，黄斑病变基底部可见点状血流信号，玻璃体内可探及均匀弱点状回声与前述病变相连，但病变内部未见异常血流信号，右图为对侧眼，无异常超声表现。

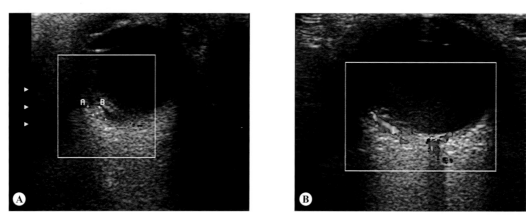

图 2-7-31　湿性 AMD 患者 CDFI 图像

A. 显示病变早期局部隆起度较高，内回声为中强回声，玻璃体内可探及少量点状回声，未见异常血流信号；B. 随病程发展可见病变的隆起度下降，内回声减弱，形态不规则，病变基底部可见较丰富的血流信号，玻璃体内可探及较多的点状回声

（五）鉴别诊断

临床上湿性 AMD 患者与脉络膜黑色素瘤很难鉴别，CDFI 有助于两者的鉴别诊断。湿性 AMD 与脉络膜黑色素瘤的 CDFI 鉴别要点：1. 前者仅在病变的基底部有较丰富的血流信号，病变内部无异常血流信号；后者病变内部可探及丰富的血流信号。2. 形态学表现也有区别，脉络膜黑色素瘤形态特殊，为蕈状或半球形，边缘规则；湿性 AMD 的病变形态不规则，边缘不整齐。3. 前者继发玻璃体积血较多，后者继发视网膜脱离较

多。依据上述 CDFI 的血流和形态特点，可做出脉络膜黑色素瘤与湿性 AMD 的鉴别诊断。

（六）临床意义

AMD 的治疗方法包括光动力疗法、经瞳孔温热疗法、激光光凝、抗 VEGF 治疗等。对屈光间质混浊的干性 AMD 患者，如在白内障手术前经超声检查确诊，对于手术方式的选择、术后视力的评估有较大的参考价值。对于湿性 AMD 患者应用玻璃体——视网膜联合手术或抗 VEGF 治疗等，可以缓解症状、改善视功能。治疗效果较

好者，超声检查可见玻璃体积血逐渐吸收，玻璃体内点状、条带状回声逐渐减少甚至消失，黄斑区局限性隆起度下降，内回声减低，病变基底部的血流信号逐渐减少，直至病变基本平复，异常增多的血流信号消失。

对于干性 AMD 患者，由于其视网膜色素上皮的局部色素增生、萎缩、脱离等，可致视网膜厚度改变，通常表现为视网膜厚度变薄，对此类患者不能单纯依靠 CDFI 检测结果予以判断，部分干性 AMD 患者的超声图像可以完全正常，需结合临床表现及其他检查方法予以诊断。如合并有玻璃膜疣的 AMD 患者，超声检查结果有一定参考价值。位于视网膜下或 Bruch 膜水平的玻璃膜疣，B 型超声检测表现为局限的点状强回声。由于玻璃膜疣的存在，可以导致局部的视网膜色素上皮脱离、增生及细胞排列紊乱；同时其下的 Bruch 膜可以表现为不规则增厚并发胶原组织钙化，这正是干性 AMD 超声图像病变表现为扁平低回声的原因。但如果尚未合并玻璃膜疣或玻璃膜疣并未引起视网膜增厚时，应用超声诊断干性 AMD 有一定的局限性。

对于湿性 AMD 患者，由于其视网膜下或脉络膜新生血管的形成，可以引发局部渗出、出血等一系列改变。尤其合并玻璃体积血时，由于屈光间质不清，无法应用相干光断层扫查、荧光素

眼底血管造影等方法检测，因此临床诊断有一定困难。但应用超声检查湿性 AMD 患者较干性 AMD 的图像特征明显。

十一、视网膜囊肿

视网膜囊肿较少见，可分为先天性和继发性两类。先天性者多见有先天畸形，如小眼球、眼内组织缺损和视网膜发育不全者。位于视网膜周边部的先天性原发性囊肿，可能为胚胎残留组织衍生，与原始视泡发育异常有关。成年人的视网膜囊肿常为退变性视网膜劈裂形成。还有一些后天形成的囊肿是由于视网膜纤维增生条带牵引造成；一些长期视网膜脱离的病例也可以出现类似现象为假性视网膜囊肿。临床上完全孤立并且边界清晰的视网膜囊肿较少见，不少囊肿伴有一定程度的视网膜脱离。

（一）超声表现

1. B 型超声表现　玻璃体内囊样无回声区，可以为圆形或椭圆形，一般与脱离的视网膜相延续，囊壁较正常的视网膜略薄，见图 2-7-32A。

2. CDFI 表现　如果合并视网膜脱离可在脱离的视网膜上发现与视网膜中央动脉、静脉相延续的血流信号，且频谱特点与视网膜中央动脉、静脉频谱相同。但囊肿上一般无异常血流信号，见图 2-7-32B。

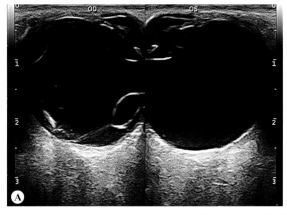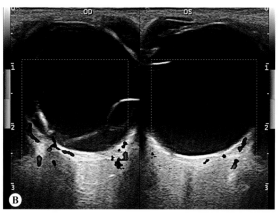

图 2-7-32　视网膜囊肿超声图像
A. 二维图像　右眼玻璃体内可见条带状回声与视盘回声相连，前端可见囊样无回声区与之相连；B.CDFI 图像　其上未见异常血流信号

（二）鉴别诊断

1. 玻璃体内猪囊尾蚴　表现为玻璃体内椭圆形病变，可以位于玻璃体的任何位置，但是在其内可以发现点状强回声，为囊尾蚴的头节，这是视网膜囊肿所不具备的超声特点，见图2-7-33。

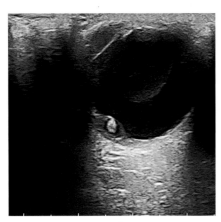

图2-7-33　玻璃体内猪囊尾蚴超声图像
玻璃体内近赤道部可探及囊样回声，内有团状强回声为囊尾蚴的头节。

2. 晶状体脱位　脱位的晶状体一般为椭圆形，单独存在于玻璃体腔内，可与眼球壁回声相连，亦可浮在玻璃体内。正常晶状体位置的晶状体回声缺如，见图2-7-34。

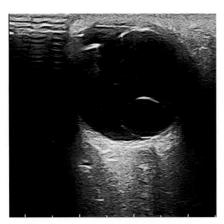

图2-7-34　晶状体脱位超声图像
玻璃体内、后极部球壁前可见环形回声，为脱位的晶状体

十二、巨细胞动脉炎

巨细胞动脉炎又称颞动脉炎，为一种原因不明可自限的全身病，广泛影响全身动脉系统，常累及颞动脉和颅内动脉。病例特征为动脉壁有炎性细胞，特别是巨细胞，当发生巨细胞浸润时，会导致坏死和血栓形成。

（一）临床表现

通常表现为视力突然下降，眼底检查常见为缺血性视神经病变症状，视盘苍白、水肿、边界模糊，围绕视盘有浅层火焰状出血。视网膜可见棉絮斑。复视和眼肌麻痹为颞动脉炎的早期体征。

（二）超声表现

1. 眼动脉的血流参数一般无异常改变。

2. 视网膜中央动脉　视网膜中央动脉收缩期峰值流速、舒张末期流速和时间平均最大血流速度均较正常显著下降，文献报道可以分别为正常血流参数值的55%、72%和60%。

3. 睫状后短动脉　收缩期的峰值流速下降，可以下降30%左右。

十三、视网膜动脉阻塞

视网膜中央动脉供应视网膜内层，睫状后动脉发出的分支形成脉络膜毛细血管，供应视网膜外层，它们发出的分支形成睫状视网膜动脉。视网膜中央动脉为终末动脉，它的阻塞引起视网膜急性缺血，视力急剧下降，为眼科急性致盲的眼病之一。睫状血管系统彼此互相交通，故阻塞性疾病不常见。

（一）病因

本病多发于有高血压、糖尿病、心脏病、颈动脉粥样硬化的老年人。患者常同时有偏头痛、血黏度异常、血液病、口服避孕药、眼外伤、风湿性心脏病及心内赘生物等病史。导致视网膜血管阻塞的直接原因为血管栓塞、血管痉挛、血管壁的改变和血栓形成、外部压迫血管等。可单一因素致病亦可多因素共同致病。

（二）临床表现

特征性表现视力突然丧失、后极部视网膜乳白色混浊和黄斑区有樱桃红点。根据阻塞部位可分为中央总干阻塞、分支阻塞、前毛细血管小动脉阻塞和睫状视网膜血管阻塞，以总干阻塞最常见。

视网膜中央动脉阻塞（CRAO）阻塞部位在筛板附近或筛板以上部位。根据阻塞程度可以分为完全性和不完全性阻塞。完全性者症状显著，发病迅速，视力可突然丧失直至无光感。部分患者有先兆症状，如突然出现单眼一过性黑蒙，数秒或数分钟后恢复。上述情况反复发作，可致视力突然丧失。不完全性的病例视网膜动脉阻塞不严重，动脉轻度狭窄，视网膜轻度水肿混浊，预后较完全性者好。

（三）超声表现

通过对眼局部血管的血流参数进行测定，发现眼动脉的各项血流参数与正常对照组间无明显改变，但是视网膜中央动脉、视网膜中央静脉和睫状后短动脉的血流参数均有不同程度的改变。

1.视网膜中央动脉　在发病24小时以内可以应用CDFI对其各项血流参数进行测量，视网膜中央动脉收缩期的血流参数显著下降，舒张末期的血流参数显著下降甚至为0，阻力指数升高。表明由于视网膜中央动脉的阻塞，导致远端血管的供血障碍血管阻力增加，视网膜中央动脉的局限供血区血供下降。同时由于视网膜组织的缺氧可以导致组织水肿，水肿更加剧了眼局部的血供阻力，加重了局部的血供异常。如此恶性循环将导致视网膜中央动脉的血流参数下降，供血异常。如果抢救及时，视网膜中央动脉的血供可逐渐恢复。但如果因抢救不及时导致病程超过7～10天，此时虽然患者的视功能极度下降甚至失明，但其血流参数可以恢复至正常或正常略低的水平。这种视功能与局部血流的不平衡状态值得注意以免误诊，见图2-7-35。

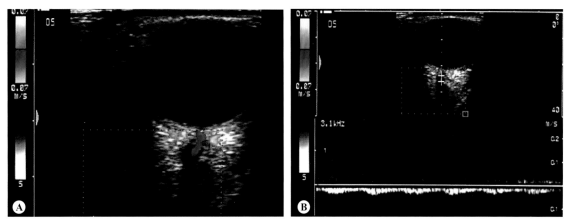

图 2-7-35　视网膜动脉阻塞超声图像
A.视神经内只有蓝色的血流信号无红色血流信号相伴行；B.血流频谱图像上无视网膜中央动脉的血流频谱

2. 视网膜中央静脉　虽然视网膜中央动脉的血流参数显著下降，但是视网膜中央静脉的血流参数可以无任何改变甚至轻度上升。

3. 睫状后短动脉　睫状后短动脉的血流参数变化与视网膜中央动脉相比要小得多，主要表现在收缩期和舒张期的血流参数轻度下降，且随病程的迁延亦可恢复至正常。

（四）临床意义

一般情况下，视网膜中央动脉阻塞的病例主要累及视网膜中央动脉和睫状后短动脉，眼动脉可不受影响。如果检查时发现眼动脉同时受累，可以加查颈动脉的血流情况，以排除颈动脉病变所致的可能。

十四、视网膜静脉阻塞

视网膜静脉阻塞为常见眼底疾病。根据血管阻塞发生的部位不同分为总干阻塞、半侧阻塞和分支阻塞。Hayreh 将本病分为缺血型和非缺血型两类。视网膜静脉阻塞的病因比较复杂，为多因素所致。常见病因为高血压、动脉硬化、血液高黏度和血流动力学异常等。

（一）临床表现

视网膜中央静脉阻塞（CRVO）分为两型。

轻型又称非缺血型，自觉症状轻微或无症状，眼底检查视盘正常或边界轻度模糊、水肿。黄斑区正常或有轻度水肿、出血。动脉管径正常，静脉迂曲扩张，沿着视网膜 4 支静脉有少量或中等量火焰状和点状出血，没有或偶见棉绒状斑，视网膜轻度水肿。重型又称缺血型，大多数患者有视物模糊、视力明显减退，严重者视力可降至手动，合并动脉阻塞者可下降至光感。眼底检查视盘高度水肿充血，边界模糊并可被出血掩盖。黄斑区可有明显水肿隆起和出血。动脉管径正常或变细，静脉高度扩张、迂曲如腊肠状，由于缺氧，静脉血柱呈暗红色，严重者可见颗粒状血流。视网膜严重水肿，以后极部明显，沿静脉分布的大片状点状出血遍布整个眼底。

（二）超声表现

根据阻塞类型的不同彩色多普勒超声表现不同。

1. 视网膜中央动脉　非缺血型和缺血型视网膜静脉阻塞患者，其视网膜中央动脉的收缩期峰值血流速度、舒张末期血流速度等血流参数均较正常下降，下降 20% ～ 40%。以缺血型视网膜中央动脉的血流参数下降显著。阻力指数可轻度升高，余血流参数变化不显著，见图 2-7-36。

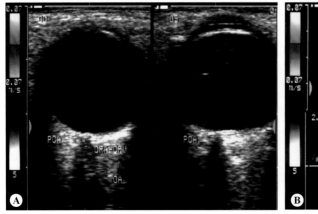 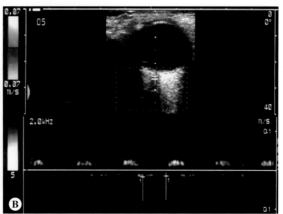

图 2-7-36　视网膜静脉阻塞超声图像

A. 视神经回声内只有红色的血流信号而没有蓝色血流信号相伴；B. 频谱图显示视网膜中央动脉和视网膜中央静脉的血流速度均下降

2．视网膜中央静脉 非缺血型静脉阻塞的病例，视网膜中央静脉血流速度不下降，反而异常升高；缺血型静脉阻塞的病例视网膜中央静脉的血流速度可以较正常轻度下降。

3．睫状后短动脉和眼动脉的血流参数一般不受影响，与正常对照组之间无显著差异。

4．如果患者合并其他眼内疾病，如玻璃体积血、新生血管性青光眼等，其血流参数有相应改变。

（三）临床意义

通过对视网膜静脉阻塞的血流参数的定量测量，经分析表明该病是由视网膜中央动脉和视网膜中央静脉血管共同作用的结果。即由于视网膜中央动脉血流参数下降，视网膜中央静脉血流的瘀滞和血流速度的下降，导致视网膜中央静脉内血栓形成。

应用彩色多普勒超声诊断技术，对视网膜静脉阻塞患者的血流参数进行随诊，观察其舒张末期血流参数的改变。由于舒张末期的血流参数主要反映远端组织的血液灌注状态，如果舒张末期血管血流参数较正常显著下降，提示其远端组织血供不足，不能维持视网膜正常生理功能所需要的氧及相关营养物质。

研究结果表明，发病时视网膜中央静脉的血流速度与虹膜新生血管发病之间存在关系；如果视网膜中央静脉最小血流速度小于3cm/s，发生虹膜新生血管的可能性极大，其敏感性达85%，特异性为75%。如果在病程的前3个月，视网膜中央静脉的最小血流参数大于3cm/s，视功能可保持。反之，如果视网膜中央静脉的最小血流参数小于3cm/s，则预示其视功能可能下降。

Keyser、Williamson等相关的研究结果表明，视网膜中央静脉阻塞的患者其视网膜中央动脉收缩期血流速度下降、阻力指数升高，表明视网膜中央静脉阻塞，但是视网膜中央动脉同样受累。视网膜中央静脉阻塞的患者与正常人群相比较，

其视网膜中央动脉、睫状后短动脉和眼动脉的阻力指数均升高，表明眼局部的血管的血流阻力普遍先于临床症状的发生，故可预见疾病的发展，说明动脉因素在静脉阻塞中有极大的相关性。

十五、视网膜色素变性

视网膜色素变性（RP）是一组进行性营养不良退行性变，此退变虽然发生于生后某一阶段，但均为遗传因素决定。由于视网膜的锥细胞、杆细胞缓慢地遭到破坏，色素上皮也继发萎缩，首先出现的症状为夜盲，以后视野逐渐缩小，眼底改变逐渐出现，黄斑区受累导致视力减退，甚至失明。

（一）超声表现

1．视网膜中央动脉 收缩期峰值流速、舒张末期流速、时间平均最大血流速度等均较正常下降，且下降程度与病程发展有关。至疾病晚期，在视神经内甚至无法发现血流信号，只能根据解剖取到相应的血流频谱。舒张末期的血流参数可以为0，阻力指数可以为1，表明视网膜血管的远端和近端均有血供异常。

2．睫状后短动脉 与视网膜中央动脉相比，变化基本一致，只是各项血流参数的下降程度较视网膜中央动脉轻。

（二）临床意义

通过彩色多普勒超声诊断技术定量地测量眼局部的血流，可以准确地了解病变的局部眼血流状态，为研究疾病的发病机制和确定新的治疗方法提供帮助。

十六、玻璃体视网膜及相关手术后的超声表现

（一）巩膜环扎术的超声表现

巩膜环扎术是治疗孔源性视网膜脱离最常用的手术方式。继发性青光眼是巩膜环扎术后常见的并发症之一，文献报道可达16.3%，该并发症

的发生机制及巩膜环扎术对眼前段组织结构的影响尚不清楚。UBM 检查已成为在活体组织上深入研究眼前段组织结构的无创伤性手段。UBM 检查可用于观察巩膜环扎术后眼前段组织结构变化，以及继发青光眼发生机制的探讨。

超声表现

（1）B 型超声表现　由于巩膜环扎手术时，在眼球的全周放置环扎带，并将环扎带束紧以缩小玻璃体腔的容积。因此，超声检查可见眼球壁局限内凸，一般在某一切面的双侧对称，球壁后为不规则形中强回声，见图 2-7-37。

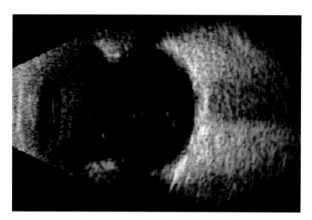

图 2-7-37　巩膜环扎术后图像

（2）UBM 表现　部分病例可见睫状突与巩膜之间裂隙状无回声区，均为 360° 全周睫状体脱离，亦可累及睫状体冠部与环部，但一般可于手术后 2 周内恢复，见图 2-7-38。

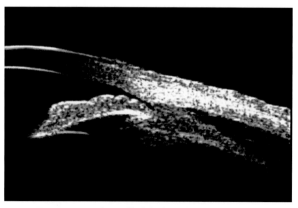

图 2-7-38　视网膜脱离术后睫状体脱离图像

巩膜环扎手术后出现睫状体脱离与睫状体水肿，可能与术中放视网膜下积液有关，放液可致眼内压骤然降低，巩膜环扎可影响涡静脉回流，均可致脉络膜脱离及睫状体脱离。UBM 检查是发现手术后睫状体脱离最有价值的方法，而间接检眼镜、B 型超声波检查均不易发现。

巩膜环扎手术后前房角变窄，而中央前房不一定变浅。这与临床所见相同。Simmons 经组织病理学观察发现，所有巩膜环扎术后引起的急性闭角型青光眼，均存在程度不同的脉络膜脱离。并认为脉络膜脱离可使前房变浅，与房角关闭有关。巩膜环扎手术后可致睫状体静脉回流受阻，致使睫状体水肿，睫状突向前扭转，周边虹膜压向小梁网，睫状体脱离促使睫状突向前扭转，加重房角关闭。提示睫状体脱离和水肿与继发闭角型青光眼的发生有关。

（二）眼内注气术的超声表现

眼内注气术是视网膜脱离复位手术经常应用的方法。眼内注气是利用气体作为栓子，在眼内顶压视网膜裂孔，便于视网膜的色素上皮与神经上皮之间贴附。根据注入眼内的气体不同，气体在眼内存留的时间也不尽相同。一般而言 2～4ml 空气在眼内可以维持 7～8 天，惰性气体维持时间较长，可在 40 天以上。

由于气体对声波的阻挡作用，在眼内气体存在的情况下，声波不能穿过，故注入气体以后的眼内结构无法分辨。但是气体的比重较水轻，所以检查时如果采用坐位，玻璃体内残留的气体将在玻璃体内上方，声束可以检查到无气体的玻璃体区域，见图 2-7-39。

（三）眼内硅油填充术的超声表现

玻璃体手术联合眼内硅油填充是治疗复杂性玻璃体视网膜病变的有效方法之一，能够挽救重症患者的视功能。硅油长期填充可致眼前段发生病理改变，如角膜内皮功能失代偿、角膜带状变性、青光眼、白内障等。超声检查可以作为一种有用的检查手段，了解活体状态下硅油填充眼的影像学特征，以及硅油填充后眼前段的变化。但是由于硅油自身"绝缘"的特性，超声检查难以获得满意的图像。

回声之间可见弧形带状强回声。如果眼内硅油未能完全充满玻璃体腔，可以出现双球壁的图像，见图2-7-41。

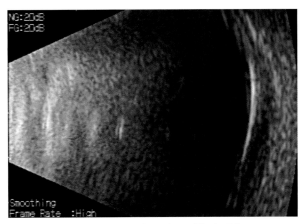

图2-7-41 眼内硅油B型超声图像

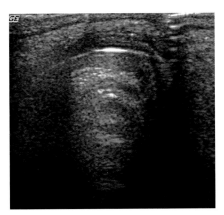

图2-7-39 眼内注气术后

超声表现

（1）A型超声表现 由于硅油的适宜声速在980m/s左右，而正常的玻璃体适宜声速为1532m/s，二者相差约30%。因此，如果选择正常玻璃体的声速测量硅油眼的眼球轴长，眼轴可以被放大约1/3，即眼球假性扩张，见图2-7-40。

（3）CDFI表现 由于硅油的"绝缘性"，在硅油内无异常血流信号发现，而且玻璃体内填充硅油后，其眼球后的血流信号显示欠满意。

（4）UBM表现 眼内硅油的界面及无晶状体眼的虹膜周切孔可以准确地观察到，也可以扫查到异位硅油，如前房硅油、硅油乳化、硅油组织浸染以及前部PVR的存在，它们均有特殊的UBM图像表现。

①周边玻璃体内硅油 周边玻璃体内可见弧形带状中强回声，不与周边球壁回声相连，与正常玻璃体之间界限清晰，见图2-7-42。

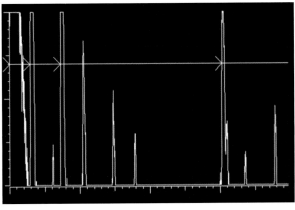

图2-7-40 眼内硅油A型超声图像

（2）B型超声表现 原理与A型超声相同，也表现为眼球的假性扩张。同时由于硅油与眼球壁之间有声阻抗差存在，故在硅油与正常眼球壁

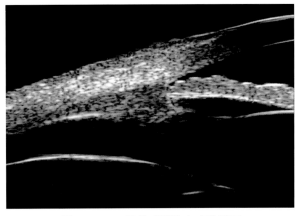

图2-7-42 周边玻璃体内硅油界面

②前房硅油 前房充满硅油泡时，角膜后壁的硅油可以形成角膜的多重回声的影像，小的硅油滴位于前房则表现为前房内强回声颗粒状影像，位于角膜后壁则形成角膜后强回声的"沉着物"即角膜重影，见图2-7-43。

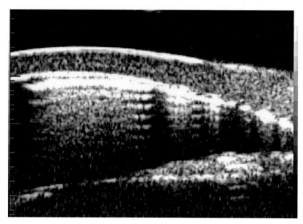

图2-7-43 前房硅油多重回声影

③硅油乳化 UBM检查可以较早的发现硅油乳化，尤其是晶状体混浊时。Grigera临床观察发现，在裂隙灯显微镜检查未见到硅油乳化时，UBM就可以发现后房乳化的硅油小滴。UBM图像表现为眼前段结构上点状或乳化硅油滴聚集成团状或类似蜂窝状回声影像，乳化硅油滴位于角膜内皮则呈不均匀的强回声影像，或呈针状（needle-shaped）影倒悬于角膜内皮。见图2-7-44。

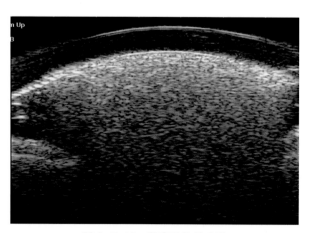

图2-7-44 前房乳化的硅油

④硅油组织浸染 病理研究也证实乳化的硅油可以渗透到眼组织内。前房角、虹膜、睫状体、晶状体、晶状体悬韧带等眼前段组织均可以发生硅油浸染，表现为眼前段组织内出现强回声，甚至正常的前房角形态消失，表现均匀一致的硅油与乳化硅油的强回声。

⑤前部PVR UBM检查可以发现前部PVR的存在及其严重程度，为临床上评价预后及处理提供依据。硅油填充眼的UBM检查亦可满意地探查到前部PVR的存在，其UBM特征表现为：睫状体平坦部或周边部视网膜表面存在网状的膜增生；"帐篷"状或"漏斗"状增生。见图2-7-45。

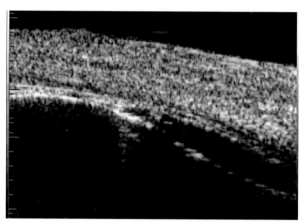

图2-7-45 硅油充填眼周边部视网膜表面网状的膜增生

（四）全氟化碳液体填充术的超声表现

全氟化碳是一种比重大于水的玻璃体替代物，作为玻璃体视网膜手术的暂时替代物越来越广泛地应用于复杂玻璃体视网膜手术。由于全氟化碳为眼内手术的一过性应用物，不宜长时间在眼内存留，以免对视网膜产生毒性作用。一般手术后均及时将其置换出眼内，特殊情况下，全氟化碳可以部分存留在眼内，有其特殊的超声表现。残留在眼内的全氟化碳超声表现为点状强回声，与眼球壁回声紧密相连，后有伪影，其伪影特征与一般的异物不同，见图2-7-46。

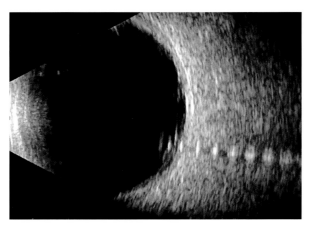

图 2-7-46　全氟化碳液体残留声像图

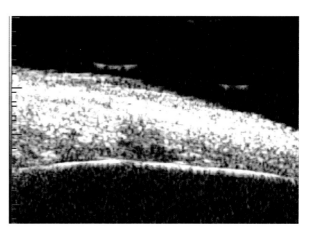

图 2-7-47　巩膜切口为低回声区

（五）玻璃体切除手术的超声表现

经典的玻璃体切除术指的是睫状体平坦部三切口闭合式切除术，是治疗复杂性玻璃体视网膜疾病的重要手段之一。玻璃体切除手术后，如果巩膜切口处理不当或愈合不良，导致纤维组织和新生血管组织自切口长入眼内，可引起严重的手术并发症。结束手术撤出眼内器械的瞬间，由于灌注压力的冲击，周边残留的玻璃体皮质和机化条索或松解后的视网膜嵌塞在切口，残留的玻璃体皮质提供纤维生长的支架、纤维增生，含有血管的巩膜组织也可随之长入眼内，形成纤维血管膜，可引起视网膜牵拉导致视网膜裂孔和视网膜脱离。切口附近的增生膜形成前部增生性玻璃体视网膜病变，可成为玻璃体手术失败的主要原因。自切口长入眼内的纤维血管膜可引起反复的玻璃体积血。增生膜牵拉睫状体，可致低眼内压。

（1）超声表现　玻璃体切除手术后的 UBM 检查对了解巩膜切口的愈合状况，监测与巩膜切口愈合不良有关的术后并发症情况有重要意义。玻璃体切除术后的 UBM 检查，结果表现多种多样，主要有以下改变。

①巩膜切口 UBM 检查表现为规则、带状低回声区，说明巩膜切口愈合良好，见图 2-7-47。

②部分巩膜切口亦可呈现为宽的低回声区，形似切口内侧裂开，亦可表现为中强膜状回声，呈桥样覆盖巩膜切口内表面。发生玻璃体嵌塞，表现为束样、条索状或粗大的带状中强回声膜嵌塞于巩膜切口，见图 2-7-48。

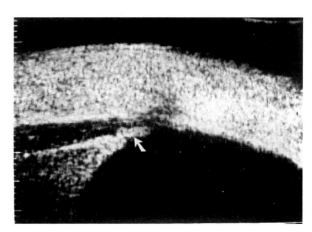

图 2-7-48　巩膜切口眼内组织嵌塞

③巩膜切口处可形成新生血管组织增生（NFSW），表现为形态不规则的中强回声，与周边部眼球壁回声紧密相连，图 2-7-49。

④前部增生性玻璃体视网膜病变（aPVR）睫状体平部后内可见带状中强回声，自后向前与周边球壁回声相连，见图 2-7-50。

⑤广泛前部玻璃体纤维血管增生（AHFP）

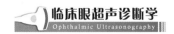

常见于增生性糖尿病视网膜病变（PDR）玻璃体切除术后。UBM 图像中表现为周边视网膜至睫状体、虹膜后面广泛的膜状中强回声。膜的增生与牵拉，亦可见牵拉性睫状体脱离、视网膜脱离，是 PDR 玻璃体切除术后再次玻璃体积血的常见原因。Hotta 应用 UBM 检查 PDR 玻璃体积血病例玻璃体切除术后的巩膜切口，将巩膜切口图像分为"帐篷"形、椭圆形、梯形和无改变 4 种，"帐篷"形图像提示巩膜切口有玻璃体嵌塞，低回声宽基底的梯形图像提示巩膜切口有纤维血管增生。

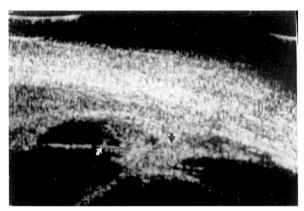

图 2-7-49　巩膜切口处星状组织增生

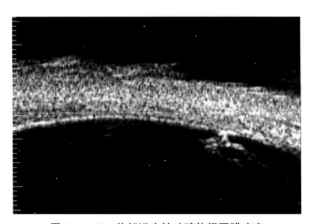

图 2-7-50　前部增生性玻璃体视网膜病变

（2）临床意义　巩膜切口是玻璃体切除术后发生并发症的潜在原因，UBM 检查是活体状态下检查睫状体平坦部的巩膜切口及其愈合与否，以及预测与巩膜切口有关的手术后并发症情况的

理想方法。同时 UBM 可以鉴别巩膜切口玻璃体嵌塞、aPVR、前玻璃体纤维血管增生等疾病，了解有无牵拉性睫状体脱离、睫状上皮脱离以及周边视网膜脱离，为再次玻璃体手术巩膜切口的选择提供参考依据，也为再次手术操作如周边视网膜切开、全视网膜光凝等提供依据，为手术预后评价提供参考指标。

（六）眼球摘除手术的超声表现

对于眼内恶性肿瘤，如果肿瘤的大小已经超过局部摘除的范围，可以考虑眼球摘除手术。眼球摘除手术后，眼眶内的眼球回声缺如仅有眶脂肪组织、肌肉、神经等残留。同时由于失去眼球的附着，肌肉与神经组织与眶脂肪组织之间分辨也有一定的困难。

B 型超声表现　直接探查仅见眼眶内均匀的中低回声区，无异常高或低回声。正常的眼球结构无法探及，而且正常眼眶内的视神经、肌肉等组织的回声亦无法探及。检查时应注意嘱患者将义眼取出，以免造成误诊，见图 2-7-51。

部分病例在眼内植入以羟基磷灰石材质为主的义眼台，由于其与正常的眼眶组织之间有显著的声阻抗差，声像图特点与异物相近。CDFI 检查一般无异常血流信号发现。

（七）肿瘤局部切除的超声表现

随着玻璃体视网膜手术的进步，对于大小在一定范围内的眼内肿瘤可以考虑局部切除，一般以葡萄膜肿瘤为主。位于葡萄膜的肿瘤，如果局部切除术后，眼球壁可见局限凹陷，见图 2-7-52，正常的葡萄膜连续性被破坏。在进行确诊时应密切结合相关手术史，以免与葡萄膜缺损等相混淆。

（八）肿瘤放射治疗的超声表现

肿瘤放疗前、后超声表现，见图 2-7-53。

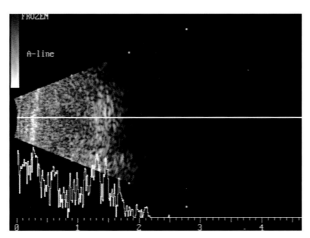

图 2-7-51　眼球摘除手术后

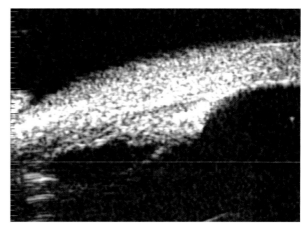

图 2-7-52　肿瘤局部切除术后 UBM 图像

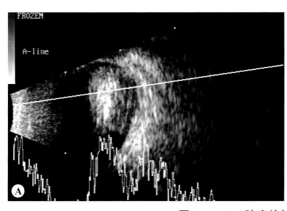
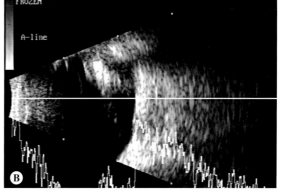

图 2-7-53　肿瘤放射治疗前后的超声图像

A.治疗前；B.治疗后

（魏文斌　李逸丰）

第八章

葡萄膜疾病

葡萄膜自前向后包括虹膜、睫状体和脉络膜三个部分，为眼球壁的中间结构。因为虹膜、睫状体、脉络膜的剖面图呈球形，颜色为棕色像一株葡萄，所以称为葡萄膜。因为葡萄膜含有丰富的血管，为眼内组织进行血液供应，又称为血管膜。葡萄膜疾病比较复杂，主要包括先天发育异常、眼内炎症、血管性疾病和肿瘤。此外，某些全身疾病或肿瘤可以通过血液循环影响或转移到葡萄膜。

一、葡萄膜的组织解剖特点

（一）组织结构

葡萄膜的组织形成于神经外胚叶和神经嵴来源的中胚叶或中外胚叶细胞，见表2-8-1。

表2-8-1　葡萄膜组织的形成

	虹膜	睫状体	脉络膜／视网膜
中胚叶或中外胚叶来源的组织（神经嵴细胞）	基质内血管和结缔组织、黑色素细胞	基质层内血管、结缔组织、睫状肌、黑色素细胞	脉络膜上腔血管、黑色素细胞、Bruch膜外层
神经外胚叶来源的组织	双层色素上皮、瞳孔开大肌、括约肌	色素上皮和无色素上皮	视网膜色素上皮、视网膜

（二）血液供应

葡萄膜的血供主要来自睫状动脉系统，包括睫状后长动脉、睫状后短动脉和睫状前动脉。

1. 虹膜的血液供应主要来自虹膜动脉大环，由睫状后长动脉与睫状前动脉的吻合支组成，静脉血自睫状体回流到涡静脉。

2. 睫状体的血供主要来自睫状后长动脉和睫状前动脉，静脉回流入涡静脉，部分回流至睫状前静脉。

3. 脉络膜的血供比较复杂，赤道部以后的血液供应主要来自睫状后短动脉，赤道部之前的血液供应主要来自睫状后长动脉和睫状前动脉的回返支。静脉主要回流入4～6条涡静脉，少量经睫状体回流入睫状前静脉。

（三）屏障结构

血-眼屏障指体循环与眼内组织或眼内腔隙之间的生理屏障，包括血-房水屏障和血-视网膜屏障。

1. 血-房水屏障

血-房水屏障位于虹膜、睫状体，主要组成包括连续型虹膜血管和睫状体无色素上皮细胞之间的闭锁小带形成的紧密连接。

2. 血-视网膜屏障

血-视网膜屏障位于视网膜内和视网膜色素上皮细胞之间，主要组成结构包括连续型视网膜血管和紧密连接的色素上皮细胞。血－视网膜屏障的主要功能是维持血液和眼内液之间、眼内液和眼内组织之间正常的物质交换，阻止血液中大分子物质或血液进入眼内腔隙或眼内组织。

一旦血－眼屏障受到破坏，则导致血管异常渗漏。一些血液中大分子物质如蛋白质、抗体或细胞成分进入眼内组织间，引起前房内蛋白性物质增多和眼内炎性改变。因此，血－眼屏障的完整性对维持眼球内环境的稳定非常重要。任何眼内炎症、缺血性病变、眼内肿瘤等，均可造成血－眼屏障的破坏。

二、脉络膜脱离

由于脉络膜血管内皮细胞结合疏松，仅靠少量结缔组织和单层内皮细胞的窦腔连接，在外界因素的作用下，血管外压力突然下降导致血浆大量渗出，积聚于脉络膜上腔发生脉络膜脱离。脉络膜脱离多见于外伤性眼病或眼内手术后，也可见于巩膜炎、葡萄膜炎等炎症疾病和眼局部循环障碍性疾病。

（一）临床特点

一般患者的视力下降不显著，眼底检查在眼球周边部可发现灰褐色或棕黑色环形隆起，边缘清晰，表面的视网膜正常无脱离。脉络膜脱离受涡静脉的影响可以被分割为大小、形态各不相同的多个局限性球形隆起。严重的脉络膜脱离可以越过涡静脉向眼球后极部发展甚至到达视神经的周围。脉络膜脱离通常在1～2周内可以自行消退，且消退后不留痕迹。但如果脉络膜脱离时间长，痊愈后眼底检查可见"斑驳"状或"颗粒"状色素改变。

（二）超声表现

1.A型超声表现　脱离的脉络膜的A型超声表现为与巩膜回声高度相同的中强波峰，但由于视网膜和脱离的脉络膜紧密相连，此波峰上有一个小切迹为视网膜和脉络膜之间的界限。脱离的脉络膜下为液平段。

2.B型超声表现　轴位切面上可以探及至少2个条带状回声，一般在眼球的周边部与眼球赤道附近的球壁回声相连。带状回声的凸面相对，其下为无回声区，见图2-8-1A。类冠状切面上可以探及多个弧形带状回声，有多个点与眼球壁回声相连，形态类似"花瓣"状，即花瓣征阳性，见图2-8-1B。横切面上脱离的脉络膜呈双带状回声，但可能不与球壁回声相连。

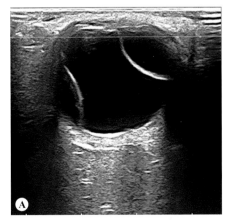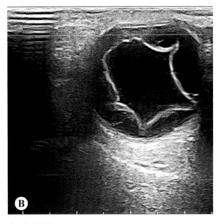

图2-8-1　脉络膜脱离超声图像
A.轴位切面上玻璃体内可见2个弧形带状回声，与周边部及赤道部附近球壁回声相连；B.类冠状切面上可见多个弧形带状回声，有多个点与球壁回声相连，形似"花瓣"状

3.CDFI 表现　脱离的脉络膜上有较丰富的血流信号，但血流信号与视网膜中央动脉的血流信号不相延续，见图 2-8-2A。血流频谱呈低速动脉型血流频谱，与睫状后短动脉的血流频谱特征相同，见图 2-8-2B。但应注意的是在脱离的脉络膜表面有视网膜被覆，由于视网膜上有视网膜中央动脉通过，所以取样时很可能将视网膜中央动脉一同取样，则频谱表现为动脉、静脉伴行的血流频谱。

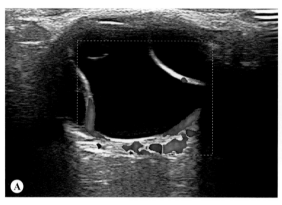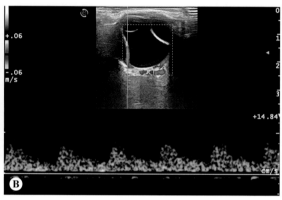

图 2-8-2　脉络膜脱离 CDFI 图像
A.CDFI 带状回声上可见血流信号；B. 血流频谱为低速动脉型血流频谱

4.UBM 表现　由于睫状体和脉络膜与巩膜之间存在一潜在的间隙，即睫状体上腔和脉络膜上腔，且两腔相通。当脉络膜上腔有液体存在导致脉络膜脱离时，睫状体一般同时脱离。UBM 检查可以发现睫状体与巩膜之间的无回声区，一般在 360° 全周均可探及。

5. 三维超声重建　应用三维重建技术，可以在一次取样的同时完成横切、纵切和冠状三个切面的检查，得到相关的图像，极大地节省了检查时间，且图像更加直观，见图 2-8-3。

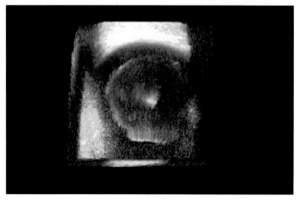

图 2-8-3　脉络膜脱离三维重建图像

（三）鉴别诊断

本病主要与其他表现为眼内膜状回声的疾病相鉴别，如视网膜脱离、玻璃体机化膜、玻璃体后脱离等，详情请参见表 2-7-2。

（四）临床意义

脉络膜脱离一般继发于眼外伤或眼内手术之后，且患者没有显著的视力障碍，在诊断上存在一定困难。超声检查通过结合其特殊的形态改变和血流特点一般可以得到准确诊断，对疾病的诊断和治疗有极大的帮助。

三、脉络膜出血

脉络膜出血有重要的临床意义，无论出血多少，由于其对前面视网膜的损害均可导致永久性视力障碍。局限性脉络膜出血表现为大小不等的暗红色、结节状或圆形团块，表面有视网膜血管经过。如果出血累及黄斑区则表现为中心视力减退。

脉络膜出血的原因很多，脉络膜新生血管破

裂为主要原因。主要见于年龄相关性黄斑变性和高度近视黄斑病变。此外急性脉络膜炎、视盘水肿等，以及全身疾病如高血压病、动脉硬化、血液病、糖尿病等均可发生脉络膜出血。

爆发性脉络膜出血为严重的脉络膜出血，为眼内手术罕见的并发症。由于眼球壁的完整性遭到破坏，眼内压突然下降，脉络膜血管急剧扩张引起血管破裂造成爆发性脉络膜出血。由于出血量大，可将脉络膜和视网膜推向眼球中轴，脉络膜上腔积聚大量血液，形成出血性脱离。

（一）超声表现

1.A型超声表现　脱离的脉络膜为中强回声，但在峰顶可见切迹，为视网膜和脉络膜的界限。

脉络膜与球壁回声之间可见丛状低回声，内间有中高波，为脉络膜下积血的回声。

2.B型超声表现　单纯的脉络膜出血可以局限在眼球的某一象限，表现为玻璃体内条带状回声，两端分别与球壁回声相连，其下为均匀点状回声，无运动。如果是爆发性脉络膜出血，在轴位切面上，玻璃体内可探及双带状强回声，弧面相对，与球壁回声相连，但一般不与视盘相连，见图2-8-4A。类冠状切面上可见多个弧形带状回声，分别与球壁回声相连，一般固着点为涡静脉穿行处，见图2-8-4B。横切面玻璃体内可见双带状回声，可以不与球壁回声相连。带状回声之下可以探及点状、斑块状中强至低回声，不与眼球壁回声相固着，动度与病程及病情相关。

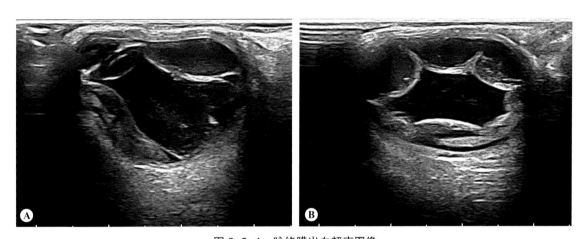

图2-8-4　脉络膜出血超声图像
A.水平切面玻璃体内可见双弧形带状回声，其下为均匀点状回声；B.为类冠状切面

3.CDFI表现　玻璃体内大的带状回声上可见较丰富的血流信号，但不与视网膜中央动脉、静脉相延续，脉冲多普勒频谱表现为以单纯动脉型血流为主的血流特征，与睫状后短动脉的血流特征相同。其下的点状、斑块状回声内无异常血流信号发现。眼动脉的血流参数一般无异常改变，但是视网膜中央动脉和睫状后短动脉的血流速度较正常显著下降，以视网膜中央动脉的血流参数下降显著。但是在治疗成功的病例，其视网膜中央动脉、睫状后短动脉的血流参数可较治疗前有大幅度地提升，甚至可以接近正常水平，同时患者的视功能也有显著改善，见图2-8-5。

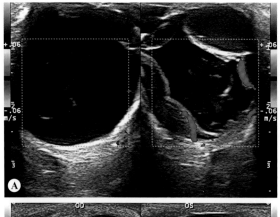
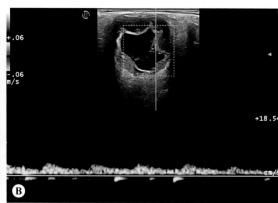
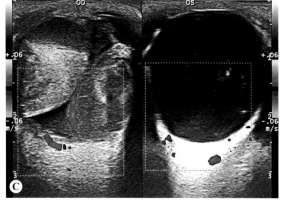

图2-8-5　脉络膜出血超声图像

A. 右图带状回声上可见血流信号；B. 血流频谱为低速动脉型血流频谱；C. 左图脉络膜条带紧密相贴，示"对吻"征，CDFI带状回声上可见血流信号

4. UBM表现　一般360°全周睫状体与巩膜完全分离，其间为均匀点状回声所填充，即在睫状体上腔内有血液存在，见图2-8-6。

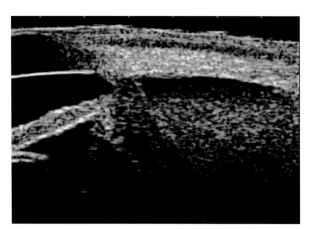

图2-8-6　脉络膜出血UBM图像
睫状体与巩膜之间可见均匀点状回声

（二）诊断特点与注意事项

爆发性脉络膜出血为眼科十分罕见的并发症，随着玻璃体视网膜手术的进展，已经由不治之症变为可以获得良好治疗效果的疾病。超声检查对其诊断有极高的价值，对手术治疗的时机、手术方式的选择等都有指导意义。

1. 诊断特点

（1）有眼球穿通伤或眼球手术史。

（2）具有脉络膜脱离的典型形态改变和血流特征。

（3）脉络膜下为点状或斑块状回声。

2. 注意事项

应当注意的是脉络膜下的点状回声或斑块状回声随病程的改变有相应的变化。在疾病的早期，一般为均匀的点状回声；随病程的发展，在病程的中期一般在均匀点状回声内有斑块状中强回声；在病程的晚期，可以又恢复至均匀点状回声甚至为无回声区。即脉络膜出血由液态到部分凝固再到液化的过程。通过对这一过程的观察，可以指导手术的时机和手术方式，为改善和恢复患者的视功能提供帮助。

（三）鉴别诊断

脉络膜脱离　脉络膜脱离与爆发性脉络膜出血最主要的鉴别点在于脱离的脉络膜下的回声情况。即如果脱离的脉络膜下为无回声区，一般为脉络膜脱离；如果脉络膜下为点状、斑块状弱至中强回声，则为爆发性脉络膜出血的可能比较大。

（四）临床意义

在手术后通过超声检查及时确定脉络膜出血的诊断对于治疗有很大的帮助。通过对脉络膜下回声情况的观察，可以及时了解脉络膜出血的吸收和变化情况，即均匀的点状回声代表非凝固的出血；斑块状的中强回声代表血液为凝集状态；无回声表明为均质液体。通过对脉络膜下液体回声改变的观察，帮助临床医生决定手术时机，为挽救患者的视功能提供帮助。

四、葡萄膜炎

（一）前葡萄膜炎

前葡萄膜炎较为常见，指发生在虹膜、虹膜睫状体或前部睫状体的一组炎症表现。常见病因如下：继发于角膜炎或角膜损伤；与一些全身疾病有关，如类风湿性关节炎、强直性脊柱炎等；无明显诱因或全身病变又称为特发性前葡萄膜炎，为最常见类型。

1. 临床特点

主要为睫状充血或混合充血、眼部疼痛、畏光、前房内渗出等。

2. 超声表现

UBM检查前房内可探及颗粒状、点状回声，可以附着在角膜后表面，房角结构等处。如果前房内的渗出物沉积于房角处，有可能是造成患者眼内压升高的形态学基础。部分严重的病例可表现为虹膜回声轻度增厚，内回声减弱等。虹膜后

可见弱点团状回声，见图2-8-7。如果同时合并眼内压升高，可以表现为角膜回声不规则增厚，以角膜上皮层回声增厚为主。在部分病例中，由于前房压力高于后房的压力，导致虹膜后凹，虹膜与晶状体的接触距离增大，进而增大房水流出的阻力，加剧眼内压的增高。

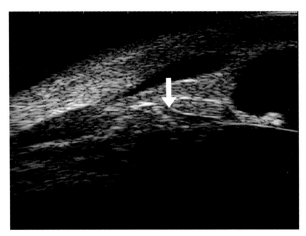

图 2-8-7　虹膜炎 UBM 图像
虹膜后可探及点团状回声，与虹膜回声紧密相连（↓）

3. 鉴别诊断

前房积血　前房的积血在UBM的表现与前葡萄膜炎所致的眼内渗出表现基本一致。故单纯依靠UBM检查很难将二者分开。必须结合临床其他检查方法，如光学检查法等将其准确鉴别，见图2-8-8。

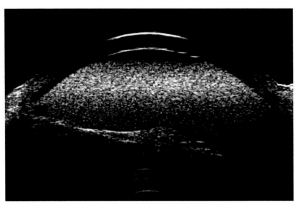

图 2-8-8　前房积血超声图像
前房内可探及均匀点状回声

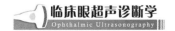

4. 临床意义

应用 UBM 对前葡萄膜炎尤其同时合并角膜水肿、眼内压升高等并发症的病例的诊断有极大的帮助，可以准确了解欠清晰的屈光间质后的眼前段形态特点，结合形态特点对相应的临床表现做出准确地判断。

（二）中间葡萄膜炎

中间葡萄膜炎为累及睫状体平坦部、玻璃体基底部、周边部脉络膜的炎症。其特点为无明显炎症刺激症状，前部玻璃体混浊和睫状体平坦部"雪堤样"渗出。病因不明。

1. 临床特点

主要症状为视物模糊和眼内漂浮物感，具有诊断特点的是眼球下方的睫状体平坦部或视网膜周边部常被灰黄色渗出物覆盖，渗出物积聚或融合形成"雪堤样"改变，部分病例伴有视网膜周边部血管异常或黄斑囊样水肿。

2. 超声表现

UBM 检查周边玻璃体内可探及细弱点状、条带状回声，可以与睫状体、视网膜回声相连，亦可独立于周边玻璃体内，见图 2-8-9A。部分病例在睫状突下可探及不规则形病变紧密包绕在睫状突上，如果不仔细分辨可能漏诊，见图 2-8-9B。睫状体的平坦部也可见局部回声增厚，形成阶梯状改变。部分病例由于炎症对睫状体的刺激可以同时发现睫状体回声增厚，内回声减低；严重的病例在睫状体与巩膜之间可以发现无回声区，为睫状体上腔内存在的液体。如果睫状体水肿显著，可以观察到睫状突位置的改变，即睫状突向虹膜根部方向移动，睫状突与虹膜根部之间的距离缩短，虹膜根部受睫状突的推顶作用而膨隆，进而影响到房角的形态结构，房角可能因此而关闭。这与部分病例继发青光眼的发病机制有关。

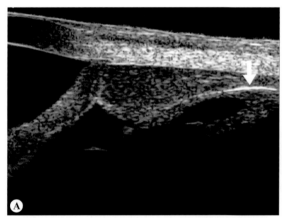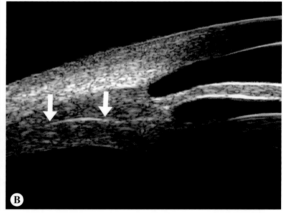

图 2-8-9　中间葡萄膜炎 UBM 图像
A. 睫状体平坦部可见不规则形团条状回声与之紧密相连（↓）；B. 睫状突周围可见弱点状回声绕睫状突

3. 鉴别诊断

（1）周边玻璃体混浊　导致周边玻璃体混浊的原因较多，与中间葡萄膜炎相鉴别之处在于玻璃体内点状、条带状回声与周边球壁之间的关系。周边玻璃体混浊与球壁之间的关系不确定，可以相连亦可不相连，且形态多样，中间葡萄膜

炎一般均与球壁回声相连，且以扁平规则隆起多见，见图 2-8-10。

（2）睫状上皮脱离　睫状上皮呈带状，光滑，一般与睫状突相连，向玻璃体内延续，见图2-8-11。

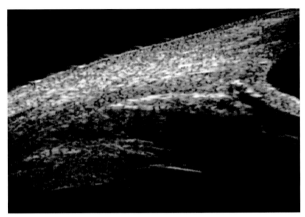

图 2-8-10　周边玻璃体混浊 UBM 图像
周边玻璃体内可探及点状及条带状回声，与球壁回声相连

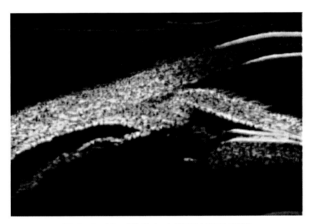

图 2-8-11　睫状上皮脱离 UBM 图像
周边玻璃体内可探及条带状回声与睫状体回声相连

4. 临床意义

中间葡萄膜炎因其炎症部位隐蔽、病变潜伏、症状轻，常规的裂隙灯、三面镜检查困难而不能发现睫状体平坦部的炎症改变，所以容易漏诊。然而 UBM 检查可发现其睫状体肥大，睫状体表面覆盖一层较厚的团状中等强度回声的炎性渗出物，似"雪堤样"，并经平坦部睫状体咬切及玻璃体切除手术证实。UBM 检查为屈光间质混浊的中间葡萄膜炎的早期诊断提供了新的手段，并可为追踪观察治疗效果提供依据。

（三）后葡萄膜炎

后葡萄膜炎即脉络膜炎，因脉络膜与视网膜紧密相连，所以脉络膜炎经常同时伴发视网膜炎，故也称之为脉络膜视网膜炎。后葡萄膜炎的病变多局限在眼后段，以肉芽肿性炎症为主，根据病变的情况分为局限性炎症和播散性炎症。

1. 临床特点

患者一般无前葡萄膜炎患者显著的疼痛、畏光、流泪等眼部刺激症状，以视功能障碍为主要表现。多数患者都有视力减退的主诉，但其程度与病变的位置及玻璃体混浊的程度有关。如果病变累及黄斑部，在疾病的早期即可有典型的视力下降。此外由于玻璃体混浊，患者可有眼前黑影飘浮的感觉。由于视网膜细胞受炎症的刺激，可以引起眼前闪光感、视物变形、小视、大视等症状。

2. 超声表现

（1）A 型超声表现　一般表现为玻璃体内低丛状波，丛状波的分布及回声强度与疾病有关，与玻璃体混浊的超声表现无显著差异。

（2）B 型超声表现　玻璃体内可探及点状、条带状回声，回声强度低至中等，一般不与后极部球壁回声相固着，运动实验和后运动实验均显著阳性。部分病例可以同时合并视盘和黄斑的水肿，表现为视盘和黄斑区球壁回声局部隆起。脉络膜回声可以轻度增厚，内回声较正常减低。如果病情不能及时控制，可以导致视网膜脱离、脉络膜脱离等眼内并发症，直至眼球萎缩，见图 2-8-12。

（3）CDFI 表现　在增厚的脉络膜内血流信号极其丰富，在玻璃体病变内无异常血流信号发现。对相关血管的血流参数的测量分析表明，尽管为脉络膜的炎症，但视网膜中央动脉和睫状后短动脉的血流参数无异常升高，相反，表现为较正常下降，以收缩期峰值的血流参数下降显著。认为与炎症所致的充血、水肿波及视盘等结构有关。受充血、水肿的影响，眼局部的血供相应发生改变，血液供应障碍，视神经和脉络膜、视网膜缺氧加剧组织水肿，如此恶性循环可以产生视神经缺血，进而发生视神经萎缩，患者最终丧失视力。

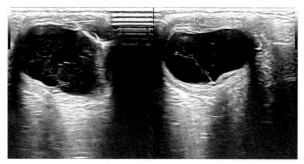

图 2-8-12　后葡萄膜炎超声图像
后极部球壁回声增厚，玻璃体内可探及弱点条状回声

3. 临床意义

应用超声检查可以仔细观察到玻璃体混浊情况，以及被混浊玻璃体遮挡的眼内情况，如是否同时合并视网膜脱离、脉络膜脱离等。此外应用彩色多普勒超声诊断技术，可以对患眼局部的血流情况进行定量测量。综合应用超声检查手段，可以为疾病的诊断、治疗以及预后、转归提供帮助。

（四）结核性葡萄膜炎

结核性葡萄膜炎为结核杆菌经血液传播或对结核菌素过敏引起的一种特异性眼内肉芽肿性炎症。本病青壮年多发，根据病变部位其表现形式各不相同。增生性虹膜睫状体炎表现为虹膜肿胀、变厚，虹膜表面有粟粒状灰黄色结节；粟粒状脉络膜炎在眼底后极部可见单发或多发粟粒状黄白色结节。少数可形成较大的团球状脉络膜病变，称为脉络膜结核瘤；结核菌素过敏性葡萄膜炎为非特异性渗出性炎症。前部表现为虹膜肿胀、前房内渗出等。脉络膜病变为后极部圆形、卵圆形黄白色渗出。

1. 超声表现　这里主要介绍粟粒状脉络膜炎所致的脉络膜结核瘤。

（1）A 型超声表现　病变的始波一般较高，可以达到巩膜回声强度的 80% 以上，病变内回声相对均匀，但内回声一般在 40% ～ 60%，与球壁组织之间界限清晰，声衰减不显著。

（2）B 型超声表现　病变一般在眼球后极部，

可探及半球形或不规则形实性病变，内回声相对均匀，回声强度中等，无明显的脉络膜凹陷征和声衰减。部分病例可以同时合并视网膜脱离。如果诊断准确，治疗及时，脉络膜结核瘤可以消失，瘤体内部的回声可随治疗的变化而变化，内回声逐渐减低，病变逐渐减小直至消失。

（3）CDFI 表现　病变的表面有较丰富的血流信号，病变内一般缺乏血流信号，个别病例在病变的基底部可见点状血流信号，见图 2-8-13。

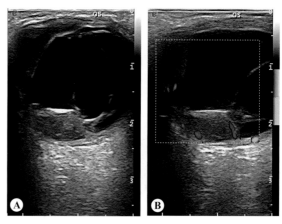

图 2-8-13　脉络膜结核瘤超声图像
A. 视盘鼻侧玻璃体内不规则形病变，边界欠清晰，内回声为欠较均匀中低回声；B.CDFI 病变表面及基底可见血流信号

2. 诊断特点与注意事项　脉络膜结核瘤的诊断与临床诊断密切相关，如患者的眼底检查，相关的检查如 X 线胸片、结核相关的诊断试验等。单纯依靠超声检查有一定的困难。

（1）有结核病史，或结核诊断试验阳性。

（2）眼底检查符合结核瘤的改变。

（3）超声检查在眼球内可探及半球形、不规则形实性病变，声像图特点与典型的脉络膜黑色素瘤、脉络膜血管瘤、脉络膜转移癌等均不相同时，应考虑脉络膜结核瘤的可能。

（4）如不能确定诊断，应对患者进行随诊，密切观察病变内回声的变化，以及采用相应的治疗方法后病变形态和内部回声的改变等，有助于诊断本病。

3.临床意义　脉络膜结核瘤是一种可以治愈的疾病，如果在疾病的早期，采用相应的治疗，患者是可以恢复视功能的。但是由于其发病的临床特点和诊断的独特之处，有部分病例可能被误诊，采用了相反的治疗方法，所以将导致病情的恶化，甚至完全丧失视功能。所以，紧密联系临床，结合其自身的超声诊断特点，对脉络膜结核瘤的诊断和治疗，以及治疗效果的观察是有帮助的。

五、葡萄膜恶性黑色素瘤

葡萄膜恶性黑色素瘤为成年人眼内最常见的恶性肿瘤。在国内其发生率仅次于发生在儿童的视网膜母细胞瘤，居眼内恶性肿瘤第二位。本病好发于40～50岁的成年人，无明显性别差异，无显著遗传倾向。通常为单眼发病，以单病灶为多，极少数可呈弥漫性生长累及整个葡萄膜。葡萄膜黑色素瘤主要发生在眼球后极部，约85%为脉络膜黑色素瘤，睫状体黑色素瘤约占10%，虹膜黑色素瘤约占5%。越接近眼球后极部黑色素瘤的发生率越高。

（一）虹膜黑色素瘤

虹膜黑色素瘤是一类发生在虹膜基质内黑色素细胞的恶性黑色素肿瘤。临床分为局限性和弥漫性黑色素瘤两种，但后者极为罕见。局限性黑色素瘤为病变界限清晰、形状不规则的黑色素性肿物，直径一般大于3mm，厚度超过1mm。瘤体内色素分布不均。

1.病理特点

虹膜黑色素瘤多为梭形A或梭形B黑色素细胞组成，有些瘤体内可杂有少量上皮样黑色素瘤细胞。单纯由上皮样黑色素瘤细胞组成的黑色素瘤很少发生于虹膜。瘤细胞早期仅在虹膜基质内生长，随瘤体的增大瘤细胞突破虹膜前界膜而生长入前房内，或突破虹膜色素上皮层向虹膜后

方生长。瘤细胞间质内含有丰富的血管，易引起自发性出血。上皮样黑色素瘤细胞容易脱落到前房或侵及小梁网内，发生继发性青光眼。但是由于正常虹膜基质内的血管外膜较厚，因此瘤细胞不易侵入血管内，这与虹膜黑色素瘤预后较好有一定关系。少数黑色素瘤可向后方蔓延侵及睫状体，但应注意与后部葡萄膜黑色素瘤侵犯虹膜相鉴别。

2.超声表现

虹膜黑色素瘤可侵及整个虹膜基质，UBM表现为病变处虹膜基质完全增厚，边界清晰，形态不规则，内回声不均匀，声衰减（+）。病变前表面整齐，可伴有限局的凹陷。病变内无血管的腔隙样无回声区，见图2-8-14。部分病例可伴有前房积血或在病变的边缘可探及囊样无回声区。发生在虹膜根部的病变由于病变隆起遮挡巩膜突，可能是继发青光眼的原因之一。

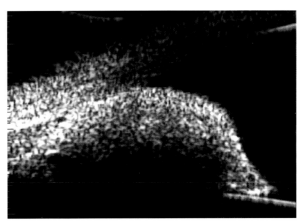

图2-8-14　虹膜黑色素瘤UBM图像

3.鉴别诊断

（1）虹膜色素痣　虹膜黑色素瘤体积较大，但生长缓慢，隆起度高，病变常明显突出虹膜表面，且内回声较均匀。临床检查病变表面可见血管，且色素不均匀，伴有自发前房积血等。虹膜色素痣相对病变较小，隆起度低，内回声不均匀。临床检查病变孤立，色素较多，无血管等亦可鉴

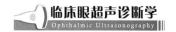

别之。

（2）先天性虹膜异色症　为一种先天性病变，发生于出生后儿童，表现为限局性或弥漫性黑色素沉着。与黑色素瘤的区别在于先天性虹膜异色症病变虹膜表面光滑而非结节状，病变稳定一般无进行性扩大。

4.临床意义

虹膜黑色素瘤为低度恶性肿瘤，预后好，文献报告其死亡率在1%～4%。局限性虹膜黑色素瘤一般不影响视力，必要时可手术局部切除之。UBM检查可以明确扫查病变的大小、范围以及病变与周围组织间的关系，如病变是否侵及房角结构，是否侵及睫状体等，为手术切除肿瘤提供依据。此外手术后可应用UBM检查观察手术效果，切除是否完全，有无并发症，如房角情况、睫状体情况等。

（二）睫状体黑色素瘤

睫状体黑色素瘤指恶性黑色素瘤细胞组成的睫状体区黑色素性肿物，其组织发生于睫状体基质内的黑色素细胞。

1.临床特点

位于睫状体的病变早期由于部位隐蔽且肿瘤体积小，一般无明显临床症状，故诊断比较困难。多数病例是由于虹膜形态发生改变经充分散瞳后，可在睫状体区发现黑色素性肿物，并可突向虹膜根部或前房内。少数睫状体黑色素瘤呈弥漫性生长，表现为整个睫状体区弥漫性不规则增厚。肿瘤相应部位表层巩膜血管扩张和灶状色素沉着，通常是睫状体黑色素瘤的重要体征。

位于睫状体的肿瘤由于体积不断增大，可以引起晶状体悬韧带松弛，导致晶状体脱位或屈光状态的改变。此外，由于瘤体对晶状体赤道的压迫，可引起晶状体形状的轻度变化，导致晶状体性散光和局限性晶状体混浊。因此临床上对于原

因不明的晶状体性散光应注意排除睫状体肿瘤。

睫状体肿瘤早期可以累及睫状体上皮，引起色素上皮与无色素上皮分离或崩解，导致房水分泌功能下降。故临床上常出现患眼较健眼眼内压偏低的现象。但是随着肿瘤体积的增大，推挤虹膜根部向前或直接侵及小梁组织，反而导致眼内压升高，引起继发性青光眼。个别病例由于肿瘤侵及前房角，引起虹膜大环血管破裂或由于瘤体内血管自发破裂引起前房积血。

2.病理特点

睫状体黑色素瘤多呈结节状，色素深浅不一，分布不均匀。若为弥漫性生长，可见全部睫状体均被瘤细胞累及。主要由梭形细胞或上皮样黑色素瘤细胞组成。弥漫性黑色素瘤多属上皮样瘤细胞型，且容易侵犯前房角组织。此外，睫状体黑色素瘤可向后延及脉络膜，引起继发视网膜脱离或穿透巩膜蔓延至眼球外，亦可穿透色素上皮进入玻璃体腔，导致玻璃体积血或瘤细胞种植。

3.超声表现

UBM检查可见睫状体局限实性隆起，边缘清晰，内回声均匀为中低回声，见图2-8-15A。病变的基底部可探及圆形、椭圆形无回声区，为病变内血管的回声。病变自睫状体向玻璃体内生长，玻璃体内的病变边缘可因病变的隆起度过高而无法扫查到，必要时可结合CDFI观察病变的全貌，见图2-8-15B及图2-8-15C。低隆起的病变边缘可清晰地观察到，回声强度一般较病变内回声高，连续欠光滑。少数病例可向前蔓延侵犯房角和虹膜或向后蔓延到脉络膜。侵及房角的病变可完全遮挡巩膜突，为本病继发青光眼的形态改变依据。部分病例在病变的边缘可探及圆形囊样无回声病变，为伴发的虹膜睫状体囊肿。较大的睫状体肿瘤可以继发睫状体上腔渗漏或视网膜脱离。表现为睫状体与巩膜或视网膜与脉络膜之间的无回声区。

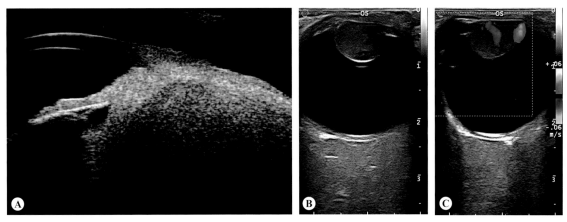

图 2-8-15 睫状体黑色素瘤超声图像

A.UBM 图像：颞侧睫状体可见局部隆起实性病变，边界清晰，内回声为均匀中低回声；B. 二维超声图像：颞侧周边玻璃体可见半球形局部隆起实性病变，边界清晰，内回声欠均匀，其内可见腔样无回声区；C.CDFI 图像：实性病变内可见血流信号

4. 临床意义

应用 UBM 检查可以准确地测量肿瘤基底部的大小，是否侵及巩膜、房角和虹膜等结构，为保守治疗及肿瘤局部切除治疗提供可靠的依据。

（三）脉络膜黑色素瘤

脉络膜黑色素瘤由恶性黑色素性瘤细胞组成，其组织上是发生于脉络膜基质内的黑色素细胞。

1. 临床特点

临床表现与肿瘤位置和大小有密切关系。位于眼球周边部的肿瘤或体积小的肿瘤早期症状不明显；位于后极部或黄斑区的肿瘤多以视力下降、视野缺损和玻璃体内漂浮物为就诊的主要原因。典型病例眼底检查早期为结节状色素性肿物，由于生长在 Bruch 膜下，故生长速度缓慢；如果随瘤体的增大突破 Bruch 膜和视网膜色素上皮层，则病变沿破裂处向视网膜下生长呈典型的蕈状病变，其表面可见斑块状橘皮样色素沉着，可以引起继发浆液性视网膜脱离。

肿瘤的生长方式 大多数脉络膜黑色素瘤为局限性生长，与邻近正常脉络膜组织之间界限清晰。（1）局限性扁平状或结节状生长为肿瘤早期或体积较小的脉络膜黑色素瘤的生长方式，系肿瘤表面的 Bruch 膜结构完整阻止肿瘤向视网膜下生长。（2）蕈状或球形生长为临床上大多数肿瘤的生长方式，这是由于瘤体增大突破 Bruch 膜和视网膜色素上皮，肿瘤穿过 Bruch 膜向视网膜下生长所致。突破 Bruch 膜的肿瘤其生长速度明显加快，临床症状亦显著。（3）弥漫性扁平生长的病例比较少见，可累及脉络膜大部分或前葡萄膜，但不形成明显的脉络膜肿物样隆起。（4）多灶性、弥漫性生长为非常罕见的病例，眼球内可见多个病灶。

2. 病理特点

根据瘤细胞不同形态，将葡萄膜黑色素瘤分为五种类型。（1）梭形细胞型：由不同比例的梭形 A 型或梭形 B 型瘤细胞组成。一般认为瘤体内梭形 A 型细胞比例越高预后越好。（2）混合细胞型：由不同比例的梭形和上皮样黑色素瘤细胞组成。梭形瘤细胞成分比例大的肿瘤预后较好；反之，预后较差。（3）上皮样瘤细胞型：一般将绝大部分由上皮样黑色素瘤细胞组成的黑色素瘤归为此类。此型预后差。（4）坏死型：较少见，瘤体内可见大量坏死的瘤细胞，坏死的原因可能与供血不足以及自身免疫反应有关。（5）气球状细胞型：很少见，肿瘤大部分由"气球状"瘤细胞组成，可能为瘤细

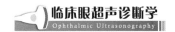
胞转变为变性瘤细胞的一种过渡形态。

继发性病变与临床病理联系。(1) Bruch 膜破裂：随肿瘤体积增大，可引起局部 Bruch 膜破裂，瘤细胞经此裂隙向视网膜下生长，为脉络膜黑色素瘤蕈状生长的主要原因。(2) 色素上皮增生或萎缩：肿瘤表面的色素上皮细胞通常有不同程度萎缩或增生性改变。体积小的肿瘤常伴有玻璃膜疣，一些增生的色素上皮细胞可以转变为黑色素性巨噬细胞，呈小灶状聚集在瘤体表面，这种组织化学变化在眼底表现为瘤体表面橘皮样色素沉着。(3) 视网膜变性和脱离：由于脉络膜毛细血管血供不足，导致视细胞缺血性病变，肿瘤局部的视网膜常发生早期变性或消失。临床检查可见相应的视野盲点。大多数脉络膜黑色素瘤可以引起继发浆液性视网膜脱离，体积较大的肿瘤可以引起广泛的视网膜脱离。(4) 玻璃体积血和混浊：由于视网膜血管或脉络膜新生血管的破裂可引起玻璃体积血。部分病例的瘤细胞或黑色素性巨噬细胞侵入玻璃体内；坏死的肿瘤细胞诱发眼内炎性反应等，均可导致玻璃体混浊。(5) 其他：脉络膜黑色素瘤可引起虹膜红变、晶状体后囊混浊和继发性青光眼等。

脉络膜黑色素瘤的转移和扩散。(1) 玻璃体内扩散：体积较大的肿瘤可侵犯和穿透其表面的视网膜向玻璃体腔内生长。但此种情况不多见，主要见于上皮样瘤细胞型黑色素瘤。(2) 前房内扩散：弥漫性扁平状黑色素瘤或睫状体黑色素瘤容易穿透虹膜根部侵入前房内，也可进一步穿透前房角扩散到结膜下继续生长。(3) 巩膜外扩散：如果瘤体较大、恶性程度高或延误诊治的肿瘤可以直接穿透巩膜进入眶内。睫状血管、神经穿入巩膜的通道，以及涡静脉等，都是脉络膜黑色素瘤向眼外扩散的主要途径。一般而言，瘤体基底越宽大越容易侵犯临近的巩膜。(4) 视神经侵犯：脉络膜黑色素瘤很少侵及视神经。少数位于视盘周围的黑色素瘤容

易侵犯视神经。(5) 全身转移：由于眼内无淋巴组织，所以脉络膜黑色素瘤主要经血行转移。全身转移主要见于肝脏、肺、胃肠道、皮肤、中枢神经系统或骨骼等。全身转移多发生在原发肿瘤确诊后的数月、眼球摘除后数年或更久。

3.超声表现

（1）A 型超声表现　病变的始波表现为与基线相垂直的高波，可以表现为有切迹的双峰，分别为视网膜和脉络膜病变表面的反射所致，如果这两个波峰融合则可表现为宽大畸形的波峰。病变内的回声情况与病变的组织类型有关，内回声强度较低一般为巩膜回声强度的 5% ～ 60%。如果病变突破巩膜结构，一般病变的后界 A 型超声也表现为低波，如果病变累及巩膜结构可以表现为巩膜回声缺如。在部分病例，如果将病变的始波与基底波的波峰相连，连线与基线可以形成 45°～ 60° 的夹角，称为声衰减，见图 2-8-16。

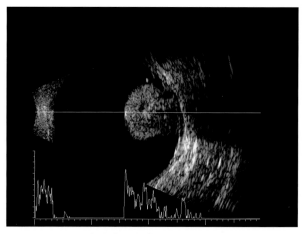

图 2-8-16　脉络膜黑色素瘤超声图像（示声衰减）

（2）B 型超声表现　①半球形病变　为肿瘤细胞未穿透 Bruch 膜时病变的形状。病变位于视网膜下，呈半球形平坦状，可见声衰减。可以继发视网膜脱离，一般视网膜在病变的中央与病变连接紧密，周边可见隙状无回声区。病变的隆起度不高，一般不超过 5mm，见图 2-8-17。

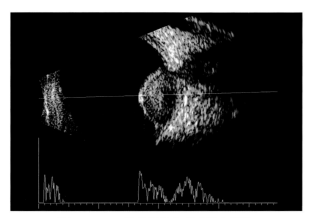

图 2-8-17　脉络膜黑色素瘤超声图像
后极部玻璃体内可见半球形隆起中低回声实性病变，边界清晰，内回声不均匀，声衰减（+）

②蕈状病变　肿瘤突破 Bruch 膜后所具备的典型表现。一般有如下特征。

形状：病变为典型的蘑菇状，即头膨大，中央有缩窄区，基底较宽大，见图 2-8-18A。边界：

病变边界清晰，当肿瘤表面有完整的视网膜时，病变的边缘光滑。在声像图上近场回声强，接近球壁时减弱甚至消失。内回声：病变内回声不均匀，以中低回声为主。由于肿瘤边缘血管呈窦样扩张，故声像图上前缘回声强，向后回声逐渐减少，接近球壁形成无回声区，即所谓"挖空"现象，见图 2-8-18B。脉络膜凹：肿瘤所在部位的脉络膜被瘤细胞浸润，形成局部脉络膜无回声区，呈盘状凹陷带，一般在病变的基底部可探及此征，约 65%的患者可发现脉络膜凹陷征，见图 2-8-18C。声影：因声衰减显著，肿瘤后眼球壁及球后脂肪回声较低或缺乏回声，在低灵敏度状态检查，声影更易发现。继发改变：超声可显示玻璃体混浊及继发视网膜脱离。肿瘤穿破巩膜后，可见相邻眶脂肪内出现低或无回声区，见图 2-8-18D。

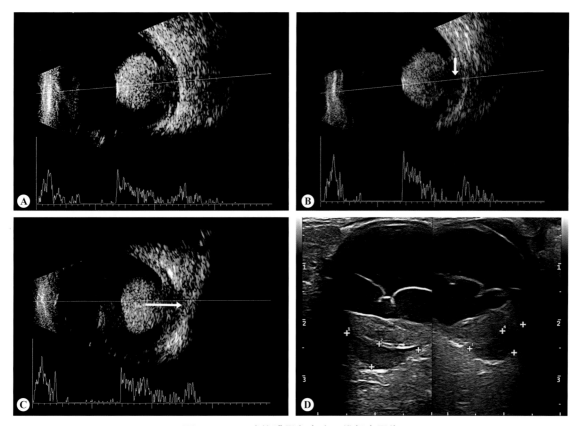

图 2-8-18　脉络膜黑色素瘤二维超声图像
A.玻璃体内可见蕈状实性病变；B.挖空征（↓）；C.脉络膜凹陷征（↓）；D.肿瘤相邻眶内出现低回声区

（3）CDFI 表现

肿瘤的内部和肿瘤的表面均可探及丰富的血流信号。肿瘤表面的血流信号为被覆在肿瘤表面的视网膜上的血管所产生，频谱分析表现为动脉-静脉伴行的血流频谱，与视网膜中央动脉、静脉的血流特征完全相同。病变内可探及丰富的血流信号，可以呈树枝状分布在整个瘤体内，见图 2-8-19A，血流频谱表现为单纯动脉型血流频谱，与睫状后短动脉的血流特征相同，见图 2-8-19B。这均与其病理组织学改变完全相同。

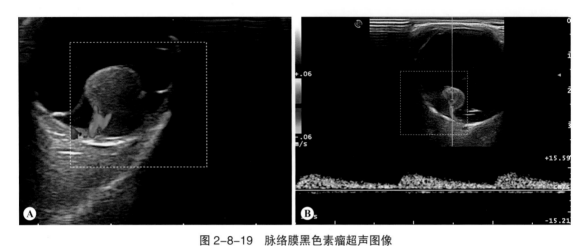

图 2-8-19　脉络膜黑色素瘤超声图像
A.瘤体内可见较丰富血流信号；B.瘤体内血流频谱为低速动脉型血流频谱

（4）超声造影表现

经肘部静脉弹丸式注射声学造影剂六氟化硫（SF_6）微泡后，脉络膜黑色素瘤体绝大多数被造影剂完全填充，仅有极少数病例为部分瘤体被造影剂填充。造影剂在瘤体内快速填充，消退速度也较正常组织快，通过时间-强度曲线分析，表现为典型的快进快出型，见图 2-8-20。

（5）三维重建表现

①表面重建　应用表面三维重建技术可以将肿瘤分别显示在 x、y 和 z 轴切面，得到普通的二维超声无法获得的多切面效果。此外对于病变与周围组织之间的关系，三维也较二维更加清晰而容易分析。

②容积成像　应用容积三维成像可以根据所显示的图像定量测量肿瘤的容积。容积三维成像较二维超声所测量的基底大小和肿瘤高度等更加准确，可以为治疗提供更加可靠的依据。

4. 诊断特点与注意事项

应用超声检查诊断脉络膜黑色素瘤有一定的优势，典型病例具有上述声学特点，但一般 6 条特点中有 4 点相吻合就已经满足超声诊断的要求，不必追求六个条件都满足要求。值得注意的是，如果应用线阵探头检查，一般很难发现肿瘤内回声由强及弱的典型改变，挖空征亦较难发现。此外，检查时应注意仪器增益值的调节，不要将增益值设置过高，以免将声学特点掩盖。

5. 鉴别诊断

（1）脉络膜色素痣　脉络膜痣病变边界清晰，表面光滑且隆起度一般不超过 2mm。超声检查内回声均匀且回声强度强，CDFI 检查病变内无异常血流信号。

（2）脉络膜血管瘤　血管瘤呈橘红色圆形实性病变，表面可有色素沉着。但内回声均匀，为中等强度，无脉络膜凹陷征和声衰减等超声特点，荧光血管造影检查与脉络膜黑色素瘤亦不相同。

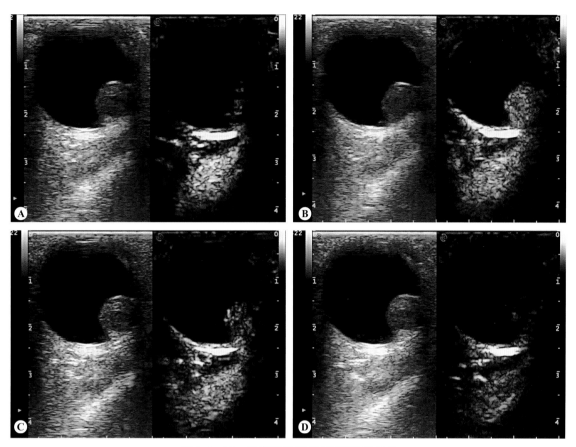

图 2-8-20　脉络膜黑色素瘤超声造影图像

A. 注射造影剂 12s 瘤体内造影剂开始填充；B. 20s 瘤体完全被造影剂填充；C. 36s 瘤体内造影剂开始消退；
D. 1m50s 瘤体内造影剂近完全消退

（3）脉络膜转移癌　为视网膜下结节状扁平隆起，边界欠整齐。内回声缺乏变化较均一，典型的边界特点为其超声诊断的特征之一。

（4）脉络膜出血　视网膜下圆形黑红色隆起，超声检查内回声为均匀弱点状回声或不均匀点团状回声，CDFI 其内未见异常血流信号。

（5）年龄相关黄斑变性　为视网膜色素上皮下的新生血管，超声检查内回声不均匀，CDFI 在病变的基底可见较丰富的血流信号，病变内无异常血流信号。

6. 临床意义

对于脉络膜黑色素瘤手术摘除不是最终的追求目标，能够做到既治疗肿瘤又保存患者的有用视力是最高的追求。应用超声检查可以及时了解病变的性质、内部回声变化、准确测量病变的大小等，为

保存视力治疗提供帮助。此外，对于病变内血流信号的观察也是了解治疗效果很好的指标。

六、脉络膜血管瘤

脉络膜血管瘤为良性、血管性、错构性病变。大多数为海绵状血管瘤，毛细血管型血管瘤极为罕见。临床上将脉络膜血管瘤分为孤立性和弥漫性两类。孤立性脉络膜血管瘤多发生在眼球后极部，边界清晰；弥漫性脉络膜血管瘤无明显界限，一般自锯齿缘延伸至眼球后极部，而且常伴发脑 - 颜面血管瘤病。

（一）临床特点

1. 孤立性脉络膜血管瘤　本病临床症状多于 20 ～ 50 岁出现，患者除眼部症状外还同时合并

颜面血管瘤或颅内血管瘤，为脉络膜血管瘤的最常见类型。眼底检查表现为无色素性、圆形或椭圆形橘红色或灰黄色肿物，表面可有散在的色素颗粒。肿瘤常见于眼球赤道后方的脉络膜，以视盘颞侧更加多见。瘤体周围可以继发浆液性视网膜脱离。

2.弥漫性脉络膜血管瘤 多见于10岁以下的儿童，通常伴有颜面血管瘤或中枢神经系统血管瘤。眼底检查表现为眼球后极部普遍增厚，呈橘红色或暗红色，表面视网膜血管迂曲、扩张。可以继发广泛的视网膜脱离和青光眼，表层巩膜或球结膜血管高度扩张。

（二）病理特点

孤立性脉络膜血管瘤和弥漫性脉络膜血管瘤的病理学特点基本一致，不同之处在于后者病变范围广，可以累及整个脉络膜和睫状体。大多数脉络膜血管瘤为海绵状血管瘤，由数层充血扩张的大血管组成，血管之间有少量纤维分隔。

眼底表现与视网膜色素上皮增生的关系 临床上脉络膜血管瘤眼底检查并不表现为典型的橘红色或暗红色，而表现为黄色、黄白色或有散在的色素沉着，这与瘤体表面色素上皮继发性病理改变有关。发病时间长的病例色素上皮均有不同程度的增生和化生，如瘤体表面黄白色病灶与色素上皮的纤维状化生有关。瘤体表面的黑色素沉着，则由于增生的色素上皮细胞堆积在视网膜下或瘤体表面所致。

脉络膜血管瘤发生部位 如果病变发生在黄斑下方，早期可出现视力下降或单眼远视，为瘤体推顶视网膜前移所致。如果肿瘤发生在黄斑区以外的部位且未引起视网膜脱离，可以在相当长的时间内无明显临床症状。

继发性改变 脉络膜血管瘤内无明显细胞增生现象，提示脉络膜血管瘤无生长倾向或仅有缓慢生长的倾向。肿瘤病变区的变化以及临床症状的发展主要与肿瘤引起的继发性视网膜病变有关，如视网膜囊样变性、视网膜脱离和色素上皮增生等。继发性青光眼主要见于弥漫性血管瘤，多认为青光眼的发生与前房角组织发育异常有关，由于发病早，可导致眼球体积增大。部分病例由于合并视网膜脱离，导致晶状体－虹膜膈位置前移、虹膜根部与房角结构前粘连所致。

（三）超声表现

1.A型超声表现 玻璃体内异常回声，病变的始波为高波，病变的内部回声强度均匀一致，是巩膜回声强度的60%～80%。没有明显的声衰减。

2.B型超声表现

（1）孤立性脉络膜血管瘤的超声表现 眼球后极部实性病变，以半球形为主，病变边界清晰，内回声均匀，回声强度呈中等程度到强回声。病变与周围组织之间界限清晰，没有显著的声衰减，无挖空征和脉络膜凹陷征，见图2-8-21。部分病例可以同时伴有视网膜脱离、玻璃体积血等的超声表现。

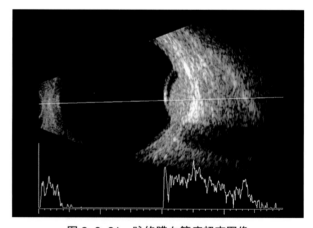

图2-8-21 脉络膜血管瘤超声图像
后极部玻璃体内可见半球形隆起实性病变,边界清晰,内回声为均匀中强回声

（2）弥漫性脉络膜血管瘤的超声表现 眼球壁回声的普遍增厚，在病变的早期，如果不仔细分辨可能会漏诊或者误诊为脉络膜水肿，因此

需要结合临床特点仔细鉴别。随着疾病的发展，可以有局限的眼球壁回声增厚，回声强度较正常脉络膜回声强，与正常脉络膜回声之间界限清晰。总体来说，病变隆起度不高，一般在5mm之内。

3.CDFI表现　在病变的基底部和病变内均可探及十分丰富的血流信号，以基底部分布最为

丰富，可以呈"血管池"样表现，见图2-8-22A。频谱为低速动脉型血流频谱，与睫状后短动脉的血流频谱完全相同，见图2-8-22B。但对病变表面的血流信号需要仔细分辨，可能为被覆在肿瘤表面的视网膜血管，因此频谱可以表现为动脉-静脉伴行的血流频谱。

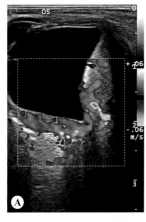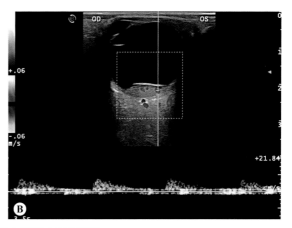

图2-8-22　脉络膜血管瘤CDFI图像

A.左眼瘤体内可见十分丰富的血流信号，呈"血管池"样；B.瘤体内血流频谱为低速动脉型血流频谱

4.超声造影表现　经肘静脉弹丸式注射声学造影剂六氟化硫（SF₆）微泡后，在脉络膜血管瘤瘤体内造影剂一般与正常组织同步增强，但瘤体内的造影剂强度较正常组织高，且消退速度较正常组织慢，通过时间-强度曲线分析，为典型的快进慢出型，见图2-8-23。

5.三维重建

（1）表面重建　应用表面三维重建技术可以将肿瘤分别显示在x、y和z切面，得到普通的二维超声无法获得的多切面效果。对于病变与周围组织之间的关系，三维也较二维更加清晰而容易分析。

（2）容积成像　应用容积三维成像可以根据所显示的图像定量测量肿瘤的容积。容积成像较二维超声所测量的基底大小和肿瘤高度等更加准确，可以为治疗提供更加可靠的依据。

（四）诊断特点和注意事项

在脉络膜的主要占位病变中，脉络膜血管瘤

的内部回声是最强的，也是最均匀的。病变形态规则，结合临床表现一般容易诊断。最大的困难是弥漫性脉络膜血管瘤，由于病变隐蔽，低隆起度，缺乏诊断经验时极易漏诊。因此，对于有着特殊临床表现的，如颜面部血管瘤，眼底检查血管迂曲，青光眼眼内压不易控制等情况，均需除外弥漫性脉络膜血管瘤的存在。

（五）鉴别诊断

主要与其他脉络膜实性占位病变相鉴别，如脉络膜黑色素瘤、脉络膜转移癌、脉络膜骨瘤等。

（六）临床意义

对于脉络膜血管瘤一般均可以应用激光、冷冻、放射治疗等方法治疗，达到改善视力的目的。因此应用超声检查可以定量测量病变的大小，应用CDFI可以定量测量肿瘤内的血流情况，二者相互结合对疾病治疗效果的观察有很大帮助。

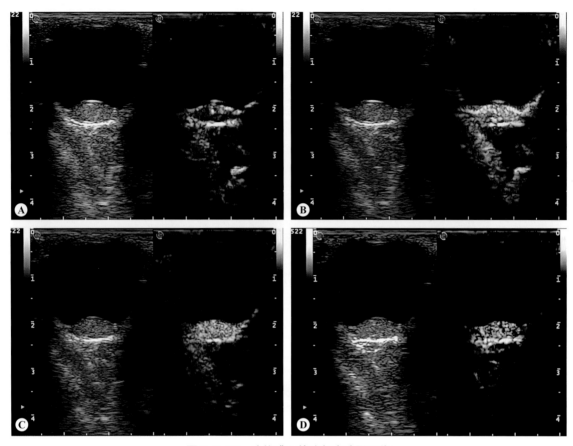

图 2-8-23 脉络膜血管瘤超声造影图像

A.注射造影剂12s瘤体内造影剂开始填充；B.16s瘤体完全被造影剂填充；C.40s瘤体内造影剂未见消退；
D.3m瘤体内仍有较多造影剂

七、葡萄膜转移性肿瘤

葡萄膜转移性肿瘤为身体内其他部位或器官的恶性肿瘤经血液循环扩散转移到葡萄膜的肿瘤性改变。由于葡萄膜血流丰富且血流速度缓慢，而眼球内组织不存在淋巴管，因此体内其他器官的肿瘤一般经过血行转移到眼内且比较容易种植在葡萄膜内。葡萄膜转移性肿物中主要为癌瘤，肉瘤罕见。

（一）临床特点

视力下降和继发青光眼为葡萄膜转移性肿瘤的主要症状，病变可单眼发病亦可双眼发病。转移癌多发在后极部脉络膜，发生在虹膜和睫状体较少见。睫状体转移癌很难早期发现。虹膜转移癌多发于虹膜表面，表现为无色素弥漫性肿物，生长速度快。

（二）病理特点

葡萄膜转移性肿瘤的癌细胞的形态和结构排列上与原发癌相似。乳腺癌转移常为上皮巢或腺样排列；肺或支气管癌常为腺样或不规则细胞条索；肺燕麦细胞癌的瘤细胞体积较小，呈巢样排列，无腺泡样结构。部分转移癌分化程度较低，在缺乏其他部位癌瘤病史的情况下，判定肿瘤的性质和原发癌位置比较困难。

（三）超声表现

1.虹膜转移癌

UBM 检查病变一般较大，表现为虹膜实质的广泛增厚，病变边缘整齐形态不规则，内为均匀的中低回声。无声衰减及血管的腔隙样无回声区，见图2-8-24。病变可与角膜、房角结构完全接触，遮挡巩膜突从而阻塞房水流通路径，导致继发性青光眼。部分病例病变可侵及睫状体，导致睫状体局限增厚，但内部回声与虹膜病变完全相同。

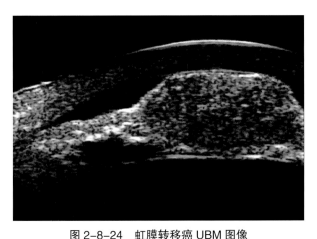

图2-8-24　虹膜转移癌UBM图像
虹膜可见不规则形实性病变，边界清晰，其内为较均匀中低回声，病变与角膜及晶状体前囊相贴

2.脉络膜转移癌

（1）A型超声表现　病变表面回声较高，内部回声在中等左右，无明显的声衰减。

（2）B型超声表现　一般为眼球后极部扁平实性病变，内回声均匀，但回声强度较脉络膜血管瘤低。边界清晰但不光滑，表面呈波浪状或表面有切迹，见图2-8-25A。大多数病例可以同时伴有视网膜脱离且脱离的视网膜一般不与病变相连，见图2-8-25B。

（3）CDFI表现　病变内可发现较丰富的血流信号，见图2-8-26A，频谱表现为低速动脉型血流频谱，见图2-8-26B。如果病变隆起度低，发现血流可能会比较困难。

（4）超声造影表现　经肘静脉弹丸式注射声学造影剂六氟化硫（SF_6）微泡后，脉络膜转移癌与脉络膜黑色素瘤类似，瘤体被造影剂完全填充，造影剂在瘤体内填充和消退速度较正常组织快，时间－强度曲线也为快进快出型，见图2-8-27。

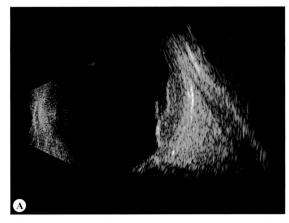

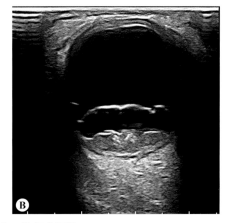

图2-8-25　脉络膜转移癌二维超声图像
A. 后极部玻璃体内可见扁平隆起状实性病变，边界清晰，内回声较均匀，病变表面呈波浪状；B. 玻璃体内可见带状回声与病变不相连

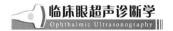
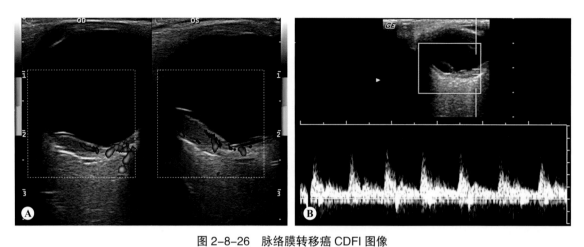

图2-8-26　脉络膜转移癌CDFI图像

A.双眼瘤体内可见较丰富血流信号；B.瘤体内血流频谱为低速动脉型血流频谱

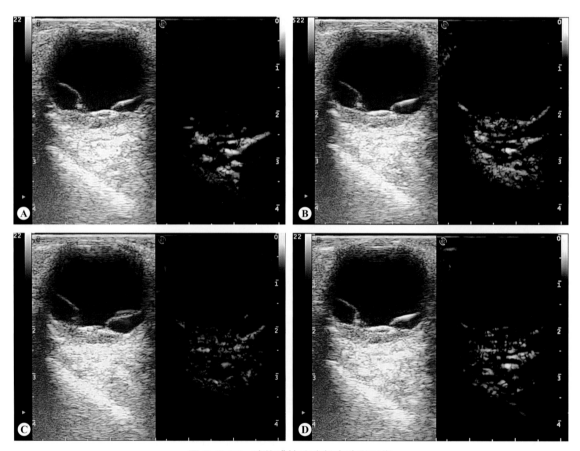

图2-8-27　脉络膜转移癌超声造影图像

A.注射造影剂后19s瘤体内造影剂开始填充；B.25s瘤体完全被造影剂填充；C.34s瘤体内造影剂开始消退；D.1m58s瘤体内造影剂近完全消退

（四）诊断特点与注意事项

密切结合临床、详尽了解病史为诊断的条件之一。如果在脱离的视网膜下发现实性病变更要高度注意，排除脉络膜转移癌的可能。对于无原发癌病史或转移癌出现在原发肿瘤之前的病例，应详尽地进行相关的体检，排除原发病灶。高度怀疑的病例可以密切随诊以免漏诊。

（五）临床意义

脉络膜转移癌有着特殊的超声表现，虽然多数病例有原发肿瘤病史，但其中有一些病例是眼科首先发现为转移癌再体检查到原发病灶的。因此熟练掌握其临床特点和超声诊断特点为诊断提供极大帮助。

转移性肿瘤的预后较差，平均存活时间为确诊后 18 个月。眼内转移癌的治疗一般视肿瘤有无生长倾向、患者全身健康状况、转移癌与原发癌的部位等，依据病情进行放疗、化疗、手术治疗或定期观察。超声检查可以对病变的变化进行观察，对治疗效果进行评估，为临床治疗提供帮助。

八、脉络膜骨瘤

脉络膜骨瘤为成熟骨组织构成的一种良性肿瘤。发生机制尚不明确，多数学者认为其为骨性迷离瘤，即胚胎性骨组织遗留在脉络膜内，出生后发展为骨瘤。与其他眼病引起的眼内组织骨化或钙化不同，患者不存在任何诱发脉络膜骨化的病史，除眼底改变外无其他眼部病变。

（一）临床特点

脉络膜骨瘤青年女性好发，多为单眼发病，双眼发病的病例少见。主要表现为视力减退、视物变形和与肿瘤部位相应的视野暗点。病变以眼球后极部视盘旁多见，可累及黄斑部。眼底检查瘤体为黄白色椭圆形轻度隆起，其周边多为橙红色，瘤体表面可见不均匀的色素沉着。可以继发浆液性视网膜脱离。

（二）病理特点

脉络膜骨瘤一般呈扁平状，病变的厚度在 0.5 ～ 2.5mm，镜下肿瘤由分化成熟的骨小梁结构和少量血管组织组成，其间可见骨细胞、骨母细胞和破骨细胞等。瘤体表面的脉络膜毛细血管层可变窄或闭塞。肿瘤顶部的色素上皮细胞可见萎缩、破坏暴露下方的骨组织，眼底镜检查瘤体为黄白色。肿瘤累及黄斑区可引起视网膜变性、视网膜下新生血管形成和出血，最终视力丧失。

（三）超声表现

1.A 型超声表现　球壁回声呈局限的高回声，一般为平台状，无波峰，其后的声波立即衰减为平段。

2.B 型超声表现　眼球后壁局限不规则形实性病变，内回声均匀为强回声，病变隆起度低，一般不超过 3mm。病变与周围组织之间界限清晰，病变后为声衰减，见图 2-8-28A。降低仪器增益值，病变不随增益的下降而下降，始终为眼内的强回声。部分病例可以并发玻璃体积血，表现为玻璃体内点状回声，不与球壁回声紧密相连，动度和后运动均阳性。

3.CDFI 表现　病变内无异常血流信号发现，见图 2-8-28B。

（四）鉴别诊断

眼球壁骨化　局限的球壁骨化也可在眼球壁出现局限的强回声区，见图 2-8-29，但一般同时有眼内伴随病变，如玻璃体积血、视网膜脱离等，结合临床可以区别。

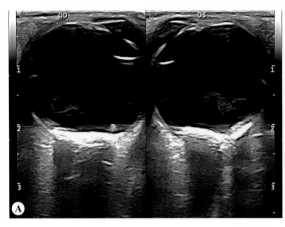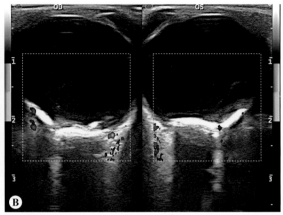

图 2-8-28　脉络膜骨瘤超声图像

A. 双眼后极部球壁可见不规则形扁平隆起强回声病变；B.CDFI 病变内无明显血流信号

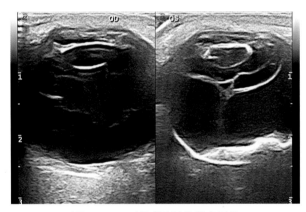

图 2-8-29　眼球壁骨化超声图像

右图玻璃体内可见带状回声与视盘相连（视网膜脱离），后极部球壁回声广泛增强

（五）临床意义

脉络膜骨瘤发展缓慢，目前无很好的治疗方法。超声检查可以定量测量病变的大小，观察疾病的发展。

九、睫状体无色素上皮腺瘤

睫状体无色素上皮腺瘤和腺癌主要发生于成年人，非常罕见。其发生于睫状体无色素上皮细胞，临床表现为孤立、缓慢生长的无色素性睫状体肿物，可以导致晶状体悬韧带松弛，出现白内障和继发青光眼等改变。睫状体无色素上皮腺瘤一般为良性病变，生长缓慢，文献中还没有全身转移的报道。

（一）病理特点

肿瘤位于睫状体，界限清晰无色素。镜下肿瘤主要由柱状或立方状无色素上皮细胞组成，呈条索状或小管状排列。

（二）超声表现

1.UBM 表现　睫状体部直接扫查可见睫状体局限实性隆起，形态不规则，内回声不均匀。近巩膜部回声较强，近玻璃体端回声较弱，见图 2-8-30A。病变内可见血管的无回声腔隙样改变。病变与相邻组织间分界清晰，部分病例可向前侵及虹膜根部导致虹膜形态发生改变。病变的边缘可探及与病变相连的囊样圆形无回声区，为肿瘤继发的囊肿。

2.B 型超声表现　如果病变的体积较大，B型超声检查可在眼底的周边部发现病变，病变形态类似球形、半球形，内部回声均匀，边界清晰，玻璃体内无继发改变，见图 2-8-30B。

3.CDFI 表现　病变的边缘可探及点状血流信号，受病变位置的影响，血流频谱一般无法显示，见图 2-8-30C。

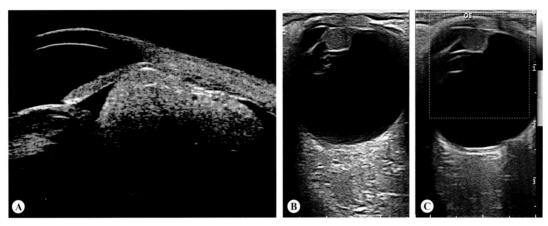

图 2-8-30　睫状体无色素上皮腺瘤超声图像

A.UBM 见睫状体不规则形隆起实性病变,内回声不均匀,近巩膜部回声较强,近玻璃体端回声较弱;B.B 型超声见周边玻璃体内半球形实性病变,边界清晰,内回声较均匀;C.CDFI 病变内未见明显血流信号

（三）临床意义

随着玻璃体视网膜手术技术的改进和眼内充填技术的改良,极大地提高了玻璃体视网膜手术的适应范围。因此对位于睫状体的小肿物行局部切除术,为保存患者的视力提供了条件。而手术前应用 UBM 可以对病变的位置,基底的大小,病变与房角、虹膜、视网膜的关系进行明确检查,为手术治疗提供条件。此外,应用 UBM 检查可以对治疗后的效果进行观察,如是否合并睫状体上腔渗漏、视网膜脱离、房角粘连等进行评估,为进一步治疗提供帮助。

十、髓上皮瘤

髓上皮瘤为起源于原始视杯内层髓上皮细胞的一种低度恶性肿瘤。儿童多见,主要发生于睫状体区,单眼发病,生长缓慢。

（一）临床概述

临床表现主要为视力减退、眼痛、虹膜睫状体部肿物或"白瞳"。一般有以下两个特征:其一为瘤体内多发囊肿性结构,为肿瘤细胞产生酸性黏多糖物质所致。其二为继发青光眼,因为肿瘤血管生成因子的活性增加,虹膜表面易发新生血管,在疾病的早期即可引起青光眼。

（二）病理特点

髓上皮瘤主要位于睫状体部,白色或灰色。瘤体大者可波及脉络膜或整个眼球,亦可穿透虹膜根部侵及前房和角膜缘,或穿透角膜,或经巩膜穿出球壁向眼外组织生长。镜下瘤体主要由条索状或巢状排列的低分化神经上皮细胞和原纤维样基质组成。瘤细胞呈柱状或椭圆形,单层或多层排列成指套状、腺管状或网状。一些瘤细胞可形成大小不一的囊肿样结构,内衬未分化的神经上皮。瘤体近色素上皮面可见纤维薄膜和短粗的原浆突起,类似原始的视网膜外界膜和锥体细胞。瘤体近玻璃体侧可见类似视网膜内界膜的结构,囊性腔隙内含有玻璃体样原纤维物质。

（三）超声表现

UBM 检查睫状体局限实性病变,内回声均匀,部分病例内间有囊样无回声区。病变可侵及虹膜、房角等结构。病变形态不规则,边缘整齐光滑,见图 2-8-31。

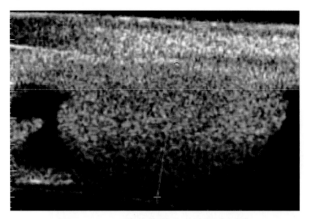

图 2-8-31　睫状体髓上皮瘤超声图像
UBM 检查睫状体可见局部隆起实性病变，边界清晰，内回声较均匀，相应处根部虹膜与角膜回声相贴

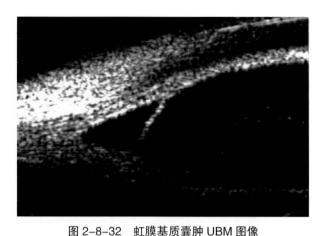

图 2-8-32　虹膜基质囊肿 UBM 图像
虹膜后表面可见囊样无回声区，其与虹膜回声间可见明确界限，并推顶虹膜完全与角膜回声相贴

（四）临床意义

睫状体髓上皮瘤为低度恶性肿瘤，极少发生全身转移，死亡率为 10% 左右。死亡的原因多为肿瘤沿眶内转移到颅内所致。条件适宜者可行肿瘤局部切除手术治疗。UBM 检查可以测量肿瘤的大小以及肿瘤与周围组织间的关系，为手术治疗提供依据。

十一、虹膜囊肿

（一）虹膜基质囊肿

虹膜基质囊肿多发于儿童或青少年，一般无外伤史或眼内炎症病史，为先天性疾病，比较少见。囊肿可位于虹膜基质内或虹膜表面，灰黑色半透明，囊内含有透明液体，有生长倾向，手术切除后易复发。少数病例可继发青光眼。

1. 超声表现

UBM 检查虹膜表面或虹膜基质内可探及圆形、椭圆形囊样无回声区，囊壁薄，回声强度均匀，与虹膜组织回声间有明确界限。囊肿大小不一，与周围组织间关系不定。大囊肿的囊壁可与角膜相接触，见图 2-8-32。依病变所在位置，囊肿可遮挡部分房角结构，这是部分患者继发青光眼的原因之一。

2. 临床意义

UBM 检查可以明确病变是囊性或是实性，定量测量囊肿的大小，为治疗提供准确的依据，同时也为随访观察病变及治疗效果提供帮助。测量时应选择病变的最大直径以及与之相垂直的方向分别进行测量并记录，一般 3～6 个月进行一次复查，比较测量值的大小改变。此外，对于那些与房角关系密切的病变，要注意病变是否遮挡巩膜突，房角结构是否被完全遮挡等情况。

（二）色素上皮囊肿

色素上皮囊肿为虹膜色素上皮或睫状体色素上皮与无色素上皮之间分离所引起的特发性病变。一般无临床症状，囊肿可为单发病变亦可多发。以瞳孔缘、虹膜根部或睫状突等部位多见。偶可见囊肿与虹膜完全游离，脱位于前房内。位于睫状沟内的囊肿，如果囊肿体积增大，可导致虹膜形态发生改变，虹膜膨隆与角膜相接触，甚至导致继发性青光眼。

1. 病理特点

囊肿为虹膜后表面双层色素上皮细胞或睫状体色素上皮与无色素上皮细胞之间发生分离，从而形成囊肿样结构。色素上皮细胞一般无异常的形态学改变。睫状体色素上皮囊肿腔内含有酸性黏多糖物质，长期使用缩瞳药物尤其胆碱酯酶抑制剂，可以引起类似囊肿样改变。此外，由于胚胎期虹膜双层色素上皮或睫状体色素上皮与无色素上皮之间连接不紧密，存在潜在的组织间隙，因此在眼内炎症、肿瘤、外伤等情况下均可导致色素上皮之间分离，形成囊肿样病变，且囊肿内常含有淀粉样物质。

2. 超声表现

UBM 检查虹膜后表面或虹膜根部与睫状突之间，可探查到圆形或椭圆形囊样无回声区，与虹膜、睫状体连接紧密，边界清晰。病变多在进行 UBM 检查时无意发现，可单发亦可多发，一般不引起虹膜形态的改变，若病变增大可引起虹

膜形态发生改变，导致虹膜根部膨隆，虹膜遮挡巩膜突。这是囊肿引起继发青光眼的原因之一，见图 2-8-33。

3. 鉴别诊断

（1）白内障手术后皮质残留　白内障摘除术后，囊袋的周边可见部分皮质残留，导致虹膜形态发生改变。残留的皮质为不规则形中强回声，见图 2-8-34。囊肿为无回声区，囊肿内的积液为均匀的点状回声。二者可以鉴别。

（2）睫状体实性占位病变　不论睫状体黑色素瘤还是睫状体无色素上皮腺瘤均为实性病变，虽同样可以引起虹膜的形态改变，但囊性与实性能够明确分辨，见图 2-8-35。

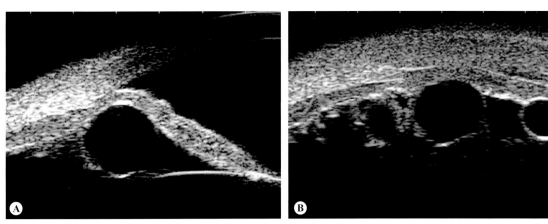

图 2-8-33　色素上皮囊肿 UBM 图像

A．纵切扫查：睫状突可见囊样无回声区，推顶根部虹膜与房角结构相贴遮挡巩膜突；B.横切扫查：多个睫状突间可见囊样无回声区

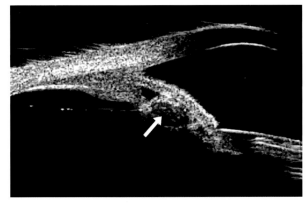

图 2-8-34　白内障术后皮质残留 UBM 图像

虹膜后可见不规则形团条状中强回声

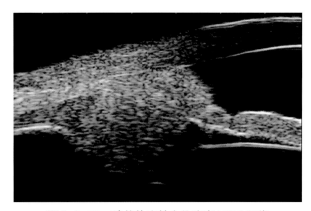

图 2-8-35　睫状体实性占位病变 UBM 图像

睫状体可见不规则形实性病变，边界清晰，内回声欠均匀，病变累及根部虹膜及房角结构

4.临床意义

位于睫状沟内直径较小尚未引起虹膜形态改变的囊肿,一般只有UBM才能发现。此外,如果病变引起虹膜形态改变,UBM可以明确地鉴别囊性或实性病变,对囊肿的诊断与鉴别诊断具有特异性。

(三)植入性虹膜囊肿

由于结膜或角膜上皮细胞沿对合不齐或愈合不良的角、巩膜伤口向眼球内生长的一种病理学改变,称为上皮内生。若内生的上皮细胞在虹膜表面或虹膜基质内形成完整的囊肿样结构,则称为植入性虹膜囊肿。多发于内眼手术或眼球穿通伤后。

1.临床特点

临床检查可见灰白色膜状物,表面可有棕色的色素沉着,沿角膜后、前房角及虹膜表面生长,而正常的虹膜表面结构则模糊不清。部分病例内生的上皮完全形成囊样结构。

2.病理特点

通常覆盖于角膜后和前房角的上皮较薄,而被覆于虹膜表面的上皮较厚、多层。若囊肿体积大,上皮可变薄或呈扁平状。如果内生的上皮中含有杯状细胞,则表明内生的上皮来源于结膜上皮。此外,内生的上皮也可沿瞳孔向后蔓延至后房或睫状体表面,甚至导致小梁网的阻塞和变性,引起继发性青光眼。

3.超声表现

UBM检查前房内可探及大小不等、边界清晰的囊样无回声区,与角膜、虹膜组织间界限清晰,囊壁厚度不均,囊腔内可探及点状、条状中强回声与囊壁紧密相连,见图2-8-36。眼球运动时,囊肿内的点状回声可有轻微的移动。病变位置不定,可位于虹膜表面,亦可越过瞳孔区遮挡瞳孔导致视力障碍;有的与房角结构紧密相连,造成继发性青光眼。

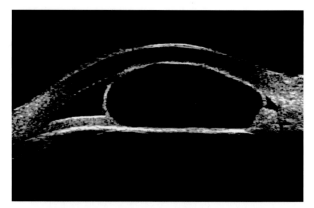

图2-8-36 植入性虹膜囊肿UBM图像
虹膜可见椭圆形囊样无回声区,与虹膜界限清晰,并与角膜及晶状体前囊相贴

4.临床意义

UBM可以定量测量囊肿的大小,客观地记录囊肿的位置。为保守治疗囊肿提供帮助。此外,欲行囊肿切除手术前,UBM检查可以提供囊肿与虹膜、角膜,以及房角之间的位置关系,为手术治疗提供帮助。

十二、葡萄膜色素痣

(一)虹膜色素痣

虹膜色素痣为一种错构性病变,为具有良性细胞学形态的黑色素细胞组成的肿瘤性团块。一般位于虹膜浅基质层,稳定无明显生长倾向。

1.临床特点

(1)局限性虹膜色素痣 虹膜表面扁平状、圆形或不规则形界限清晰的黑色素性斑块,突出于虹膜表面。可发生于虹膜瞳孔区、中央区或周边部。多为单发,少数病变呈扇形,自瞳孔缘直至虹膜根部。

(2)弥漫性虹膜色素痣 病变呈扇形累及整个虹膜表面,患眼虹膜色泽较健眼明显变深。此类病变多为先天性,亦可为眼黑变病或虹膜色素痣综合征的一部分。

2.病理特点

虹膜色素痣多位于虹膜浅基质层,轻度向前

房内隆起。大多数的色素痣为分化良好的小梭形痣细胞组成，或掺杂少许小圆形痣细胞，细胞内含有不同数量的黑色素颗粒。此种形态的色素痣称为梭形细胞色素痣。少数虹膜色素痣体积较大，深黑色，主要由大黑色素细胞组成，胞质内含有丰富的黑色素颗粒，此类细胞组成的色素痣又称为黑色素瘤或大细胞样痣。由梭形细胞为主的痣由于细胞之间黏附紧密，不易脱落。而大圆形黑色素细胞之间黏附疏松，易发生自发性坏死，脱

落或累及前房角组织，导致继发性青光眼。

3. 超声表现

UBM检查虹膜前表面可探及局限实性隆起，内回声不均匀，前界回声强，后界回声弱，可见声衰减。病变可以位于虹膜的各个位置，可在瞳孔缘、虹膜中部或虹膜根部。病变与周围组织间界限清晰，可准确地测量病变的大小，见图2-8-37。大多数病例的边缘整齐，部分病例病变的前表面不规则，可伴有凹陷及不规则隆起。

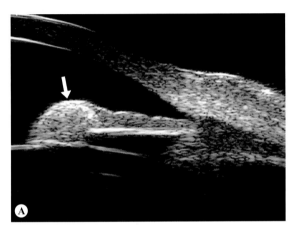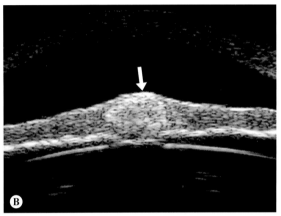

图 2-8-37 虹膜色素痣 UBM 图像

A. 纵切扫查；B. 横切扫查：瞳孔缘虹膜可见局部隆起实性病变，边界清晰，前界回声强，后界回声弱

4. 临床意义

由于虹膜色素痣为非恶性病变，临床一般以观察为主，必要时手术切除。因此，定期用UBM观察，可以将病变大小进行精确的测量，为随访观察提供定量的参数。

（二）睫状体和脉络膜色素痣

睫状体和脉络膜色素痣为良性细胞形态的黑色素细胞组成的睫状体或脉络膜肿物，与虹膜色素痣一样为良性黑色素细胞病变。

1. 临床特点

眼底检查典型的脉络膜色素痣呈扁平状，为轻度隆起的棕色或蓝色斑块，界限清晰。部分病例可无色素或色素分布不均，呈斑驳状。一般直

径在 1.5 ～ 5.0mm，厚度不超过 2mm。

2. 病理特点

多数脉络膜痣发生在眼球的后极部，这可能与正常眼球后极部葡萄膜内黑色素细胞较多有关。色素痣表面的视网膜色素上皮细胞可出现增生、变性改变，出现一些吞噬有脂褐素颗粒的巨噬细胞，这可能是某些色素痣表面有橘皮样色素沉着眼底改变的原因。少数病例可见局部的视网膜色素上皮脱离或视网膜浆液性脱离，为色素痣表面的视网膜色素上皮变性、血-视网膜屏障破坏所致。极少数病例可见脉络膜新生血管，其来源为脉络膜毛细血管。最初在色素上皮下增生，然后侵入视网膜下形成新生血管膜。临床可见视网膜下出血、渗出和视网膜脱离。

3. 超声表现

（1）A型超声表现　眼球壁回声局限增厚，回声强度强，与巩膜回声强度相同为中等强度回声。

（2）B型超声表现　脉络膜痣一般位于眼球的后极部，表现为局限的中强回声，内回声均匀，边缘欠光滑但与周边组织之间的界限清晰，隆起度一般不超过2mm，见图2-8-38。部分病例在病变附近可发生视网膜脱离，但脱离的视网膜与病变之间距离小。

（3）CDFI表现　一般病变内无异常血流信号发现。

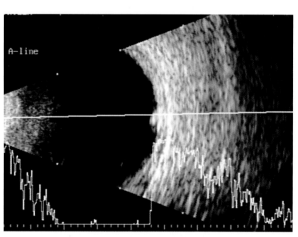

图2-8-38　脉络膜痣二维超声图像
后极部球壁可见局部隆起强回声病变，边界清晰

（4）UBM表现　如果病变在睫状体，可以在睫状体发现局限的实性病变，内回声均匀，与巩膜回声之间界限清晰，隆起度低。

4. 临床意义

睫状体、脉络膜色素痣为一种良性病变，但也有恶变的可能。应用超声检查可以定量地测量病变的大小，为随访提供客观依据。如果患者没有异常临床症状，建议至少6个月应复查一次，观察病变的大小变化。如果病变的基底大于5mm、高度超过2mm时，应警惕病变有无恶变的可能，及时随诊。

十三、眼前段缺血综合征

眼前段缺血综合征为虹膜、睫状体由于血供不足引起的缺血性、坏死性病变。为虹膜、睫状体的供应血管受到破坏时的临床病理改变。

（一）临床特点

眼前段缺血综合征的临床表现与前葡萄膜炎相类似，主要与血-房水屏障的破坏程度有关，可以出现畏光、房水闪辉、前房积血等，此外还可以见到虹膜、睫状体扇形组织坏死和色素上皮分解等。

引起眼前段缺血综合征的疾病主要有弥漫性动脉硬化、颈动脉海绵窦瘘、急性闭角型青光眼、血管内血栓等。此外，斜视矫正术后、视网膜脱离复位术后等手术所致的眼局部血管改变也可导致本病。

（二）超声表现

1. A型超声表现　玻璃体内弱丛状波，回声强度一般低于巩膜回声强度的30%。

2. B型超声表现　玻璃体内可探及弱点状、絮状回声，一般不与眼球壁回声相连，运动和后运动实验均阳性。球壁回声增厚，部分病例可以并发视网膜脱离、脉络膜脱离等，见图2-8-39。

3. CDFI表现　由于眼球后极部的球壁回声增厚，眼球壁的血流信号可以较正常增多。对眼局部的血流参数进行测量可以发现视网膜中央动脉、睫状后动脉的血流参数均较正常明显下降30%～50%，以睫状后动脉的血流参数下降显著。认为睫状后动脉的血流参数下降与发病机制之间有直接的联系，由于睫状后动脉为脉络膜的直接供血血管，所以它的异常参数的出现，为疾病的诊断提供了帮助。

OK1

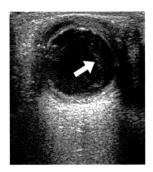

图 2-8-39　眼前段缺血综合征超声图像
玻璃体内可见大量弱点状回声，球壁回声广泛增厚，周边球壁可见浅间隙

（三）临床意义

应用超声检查，通过对病变形态的改变和血流特征变化的综合观察，为疾病的诊断、治疗，以及治疗效果的观察提供了很好的帮助。

十四、葡萄膜缺损

葡萄膜发育畸形以葡萄膜缺损最为常见，由于在眼的发育过程中中胚裂闭合发生紊乱而融合不全，导致相应位置的葡萄膜发育不全，出现一系列的组织缺损。此外，由于相应部位的神经上皮结构即视杯发育的神经上皮和色素上皮也可发育不全而表现为缺损。由于胚裂位于视杯的鼻侧下方，故眼内组织的缺损也都发生在下方偏鼻侧。

眼底的典型缺损多为脉络膜和视网膜的缺损，也有胚裂其他位置的缺损如视盘、虹膜、睫状体等。约60%以上的病例为双眼同时发病。

（一）临床特点

眼底检查缺损区可透见白色巩膜背景，通常为卵圆形，缺损区可以包括视盘。部分病例可见舌状的正常视网膜插入缺损区，将缺损区分割为多个部分，即所谓桥形缺损。缺损区有一定程度的凹陷向眼球外扩张，显著者呈囊肿样改变。患者的中心视力受损程度与缺损位置密切相关，可检查出与缺损区相应位置的视野缺损。

（二）超声表现

1.A 型超声表现　无典型表现。进行眼球轴长测定时，可以表现为眼球轴长变化范围大，可在 2～3mm 甚至 5mm 以上。眼球壁的 A 型超声同样为高波，部分病例可见多个切迹，类似"锯齿"样改变。之所以有如上改变，与缺损区的存在有关，如果缺损区不累及黄斑区，患者的中心视力好，一般能够配合检查；如果缺损区累及黄斑区，患者不能很好地注视，甚至合并眼球震颤时，测量结果可能出现较大地偏差，不易确定真正的眼球轴长，必要时可结合 B 型超声确定眼球轴长。部分病例同时合并视网膜脱离，可在眼球壁的回声前显示与巩膜回声等高的波形。

2.B 型超声表现　缺损区与正常眼球壁回声之间界限清晰，眼球壁回声局限后凹，球壁回声表面光滑，球后组织亦无异常回声，见图 2-8-40A。部分病例缺损区表面有薄膜状中强回声部分或完全被覆，为视网膜组织，见图 2-8-40B。如果合并视网膜脱离可见玻璃体内条带状回声，与视盘回声相连或与缺损区边缘的球壁回声相连，运动实验阳性，后运动实验阴性。

3.CDFI 表现　单纯的脉络膜缺损区内无异常血流信号发现，如果表面有视网膜被覆，则可能在视网膜上发现点状血流信号。如果合并视网膜脱离则脱离的视网膜上可见与视网膜中央动脉相延续的血流信号，见图 2-8-40C，频谱为动脉—静脉伴行的血流频谱，与视网膜中央动脉及视网膜中央静脉完全相同。

（三）诊断特点与注意事项

脉络膜缺损的超声诊断一般比较明确。结合典型的临床表现如虹膜缺损、小角膜、眼球震颤等一般可明确诊断。对于合并视网膜脱离的病例，应注意脉络膜缺损区与视网膜脱离之间的位置关系，为确定治疗方案提供帮助。此外在解剖上，脉络膜的厚度很薄，为什么脉络膜缺损会形成如

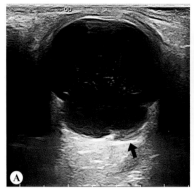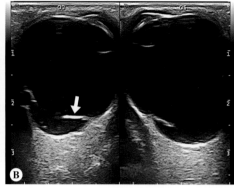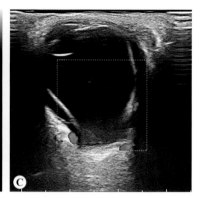

图 2-8-40　脉络膜缺损超声图像
A. 后极部球壁回声局限性后凹；B. 后凹球壁表面有带状回声被覆；C. 络膜缺损合并视网膜脱离

此大的凹陷区，是否同时合并有后巩膜葡萄肿都值得进一步深入研究。

（四）鉴别诊断

后巩膜葡萄肿　后巩膜葡萄肿在形态上与脉络膜缺损有一定的类似之处，如果不结合临床表现单纯依靠形态改变可能将二者混淆。所以紧密联系临床表现为最好的鉴别诊断方法，见图 2-8-41。

（五）临床意义

对于屈光间质欠清晰的病例，超声检查对确诊疾病有帮助。如果合并视网膜脱离，可以确定视网膜脱离的范围，以及脱离的视网膜与脉络膜缺损区之间的关系，为确定治疗方案提供帮助。

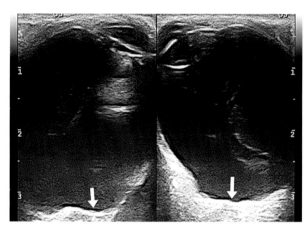

图 2-8-41　后巩膜葡萄肿超声图像
双眼后极部球壁局限后凹

（魏文斌　陈　伟）

第九章

晶状体疾病及眼内人工晶状体

晶状体由表面外胚层发育而来，由不同时期的上皮细胞组成，上皮细胞不断增生分化形成晶状体纤维并保持终生。晶状体为极富弹性的透明体，形如双凸透镜，屈光力很强，是眼球屈光系统的重要组成部分。正常晶状体内没有血管，通过玻璃体和房水获得营养、排除代谢产物。晶状体内含有65%的水分和35%的蛋白质和其他微量元素。晶状体代谢率低，但代谢过程复杂。随年龄的增加，蛋白质在晶状体核和皮质中的分布发生变化，晶状体中不溶性蛋白质的含量不断增加。

一、正常晶状体

（一）解剖特点

正常晶状体借助悬韧带的力量与睫状体相连，稳定的位于虹膜和玻璃体之间。前凸面给虹膜以有力的支持，后凸面位于前玻璃体内的碟状凹陷内。房水可以从虹膜、晶状体间自由通过。晶状体前后两面的过渡区称为晶状体赤道，在睫状突内侧约0.5mm范围内，也是后房的内界。活体光学测量成年人晶状体平均厚度4～5mm，直径9～10mm。

（二）超声诊断特点

1.A型超声表现　正常状态下只有晶状体囊与其相间组织之间有声阻抗差，故晶状体的前囊和后囊表现为与巩膜回声强度相同的中强回声，晶状体的皮质和核一般表现为平段。

2.B型超声表现　眼科专用扇形超声诊断仪由于其对眼前段显示的局限性，一般只将晶状体的后囊显示为弧形带状强回声，类似于"月牙"形。晶状体与睫状体、虹膜支架的位置等一般显示欠满意。

3.线阵变频探头表现　应用线阵变频探头对晶状体的显示较眼科专用机更加满意，通常晶状体呈椭圆形中强环状回声，与虹膜的位置关系可以得到比较充分的显示，见图2-9-1。

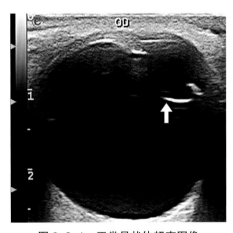

图2-9-1　正常晶状体超声图像

正常晶状体为椭圆形中强环形回声（白色箭头），一般后囊较前囊显示的更加清晰，晶状体皮质和核一般为无回声区

4.UBM表现　受仪器自身条件的影响，一般只能显示晶状体的前囊至晶状体赤道部这一部分的晶状体，晶状体后囊的显示不满意。应用UBM检查可以清晰地显示晶状体前囊，表现为

光滑的带状强回声。与晶状体前囊相接触的晶状体皮质部分表现为无回声区。晶状体赤道的弧度以及晶状体与睫状突之间的位置关系可以得到清晰地显示，二者之间的悬韧带表现为平行的带状弱回声。

二、白内障

（一）临床概述

晶状体混浊称之为白内障。众所周知，白内障是目前致盲的首位原因。白内障可分为先天性、老年性、并发性、外伤性、后发障等多种类型。至今，白内障最为有效的治疗方法仍为手术治疗。因此手术前了解晶状体的相关情况是十分必要的。此外，由于晶状体为屈光间质的重要组成部分，晶状体混浊可以导致无法窥清眼底，被混浊的晶状体遮挡的眼内情况也是在白内障手术前必须了解的。

（二）超声表现

1.A型超声表现　正常的晶状体内表现为平段，白内障时由于晶状体皮质和／或核有不规则的混浊因此在晶状体囊的强回声之间可见回声强度不等的丛状波，见图2-9-2A。

2.B型超声表现　应用线阵变频探头可以较全面地观察晶状体。一般表现为晶状体囊回声较正常显著增厚，回声增强。如果白内障不仅晶状体皮质混浊而且晶状体核也混浊，超声检查可见完整的晶状体椭圆形回声普遍增强，见图2-9-2B。

3.UBM表现　晶状体混浊是指晶状体透明的囊膜、皮质或核透明度减低，变得混浊不清，光线通过障碍。UBM发出的为超高频声波，即使晶状体混浊明显，对于声波传入传出并无影响，仅表现为晶状体回声强度的改变，而可以导致晶状体回声强度改变的疾病很多，因此凭UBM检查不能确定晶状体混浊情况，即不能诊断白内障。正常情况下，晶状体为椭圆形中强环形回声，内部为无回声区。晶状体的厚度可以测量。在晶状体的赤道可以探查到与睫状体相连的悬韧带。发生白内障后，晶状体的回声强度发生改变，晶状体内的无回声暗区呈同心圆形的不均匀回声增强，类似"洋葱皮"样改变，见图2-9-2C。外伤性白内障表现为晶状体回声局限的增强。膜状白内障，晶状体形态发生改变，由椭圆形变为膜样中强回声。

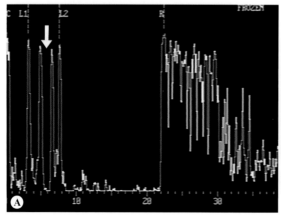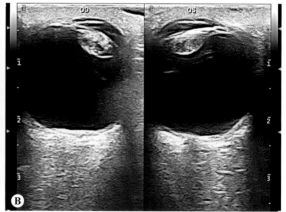

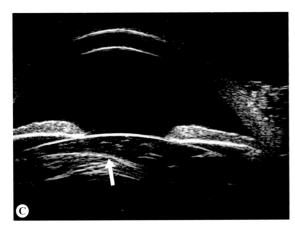

图 2-9-2　白内障的超声表现
A.晶状体回声内可探及两个强回声，为晶状体内混浊的核所致（见箭头）；B.晶状体为椭圆形回声，回声普遍增强；C.晶状体内回声增强成平行排列的条带状回声，类"洋葱皮"样改变（白色箭头）

（三）临床意义

1.单纯的白内障应用超声诊断的价值不如应用裂隙灯显微镜检查，但为除外其他原因所致的白内障，超声检查有较大的优势。对于先天性白内障的病例，一定注意与其他表现为白瞳的疾病相鉴别，如视网膜母细胞瘤、Coats 病、永存原始玻璃体增生症、早产儿视网膜病变等。进行超声检查时尤其注意晶状体后和视盘前有无异常回声，以免漏诊，见图 2-9-3。

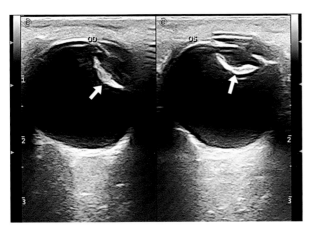

图 2-9-3　先天性白内障超声图像
晶状体混浊以后囊回声增强为主（箭头）

2.并发性白内障的病例一定要注意并发因素，是否为视网膜脱离所致？是否为糖尿病视网膜病变等代谢性疾病所致？是否为眼内肿瘤所

致？等等。结合相关疾病的超声特点进行诊断，为白内障手术作好充足的准备工作，见图 2-9-4。

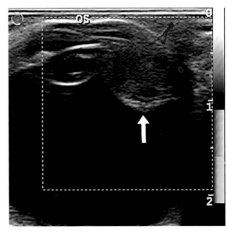

图 2-9-4　并发性白内障超声图像
晶状体旁可探及实性病变（白色箭头），晶状体混浊为肿瘤并发所致

3.外伤性白内障应用超声检查了解晶状体后囊膜情况，不仅对决定植入何种类型人工晶状体有重要的参考意义，而且对选择术式有指导意义，见图 2-9-5。若后囊完整人工晶状体可考虑行囊袋内植入，若发现后囊膜大部破损，不具备囊袋内植入条件，应考虑玻璃体切除，行睫状沟缝合固定人工晶状体或前房型人工晶状体植入。术前超声检查可做到心中有数，早做准备，避免术中措手不及。

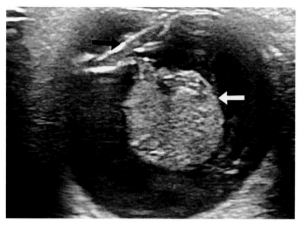

图 2-9-5　外伤性白内障超声图像

晶状体的完整性被破坏（黑色箭头），晶状体后可见团状中高回声相连（白色箭头），为外伤致晶状体皮质脱出

4. 老年性白内障还要特别注意患者黄斑区的情况，干性黄斑变性的超声诊断无显著的特异性，但湿性黄斑变性，超声检查可以表现为黄斑区球壁回声局部隆起，黄斑区球壁局限强回声等，见图 2-9-6。这有助于手术者评估白内障患者预后。

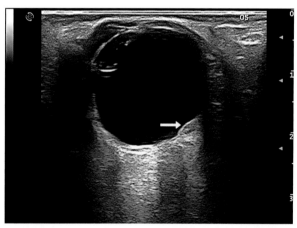

图 2-9-6　老年性白内障合并黄斑变性超声图像

黄斑区的球壁回声轻度隆起（白色箭头），为黄斑病变

三、晶状体位置异常

（一）临床概述

晶状体位于虹膜之后，由晶状体悬韧带固定于睫状突，其前极居瞳孔中央，晶状体轴与视轴

基本一致。即使用药物充分散大瞳孔，正常情况下，也看不到晶状体赤道部，更不能望及悬韧带。由于睫状肌的收缩、舒张，使悬韧带的紧张度发生微小变化，从而使晶状体的屈光状态发生改变，这就是所谓调节。由于外伤或先天因素，纤细的悬韧带可发生部分或全部断离，从而使悬韧带的固定作用产生不对称或完全丧失，由此产生晶状体不全脱位（半脱位）或全脱位。轻度的晶状体不全脱位，在临床上有时很难发现，即使在裂隙灯检查下，虹膜震颤也不明显。重度的不全脱位，患者可主诉单眼复视，检查可发现前房深浅不一，瞳孔区可见部分晶状体边缘，检查眼底时可发现所谓"双重眼底"现象。

先天性晶状体位置异常，常见者有：①Marfan综合征（长指趾晶状体半脱位综合征），多为双侧，晶状体半脱位，身材细长，蜘蛛样指趾，病因不明，可能与结缔组织弹性纤维异常有关，为常染色体显性遗传；②Well-Marchesani综合征，亦称短指晶状体半脱位综合征，双眼晶状体半脱位，短粗体型，短指，双眼晶状体小。

晶状体全脱位可向前脱入前房，向后脱入玻璃体。晶状体不全脱位或全脱位均可引起继发性青光眼。

（二）超声表现

1. UBM表现　应用UBM检查，可清晰观察到位于睫状体与晶状体赤道之间的晶状体悬韧带，表现为规则排列的弱条状回声，不同的悬韧带之间可以相互交叉，但均为直线方式走行。用UBM可观测到晶状体不全脱位者悬韧带断离的范围，晶状体移位的程度。由于晶状体移位，使晶状体赤道部与睫状突间的距离发生变化，即各方向睫状突与晶状体赤道的距离不等，一般晶状体向距离缩小的一侧移位。脱位同时可以观察到前房深度的不对称改变。通过观察脱位的晶状体与睫状突之间的位置关系，从而发现脱位的晶状体对睫状突是否有压迫刺激，这对于寻找继发青光眼的原因至关重要。此外，UBM 检查可显示由于晶状体位置的改变导致虹膜形态发生相应的

改变。完全脱位的晶状体，应用 UBM 检查在正常的晶状体的解剖位置无法探察到晶状体，表现为晶状体回声缺如，见图 2-9-7。

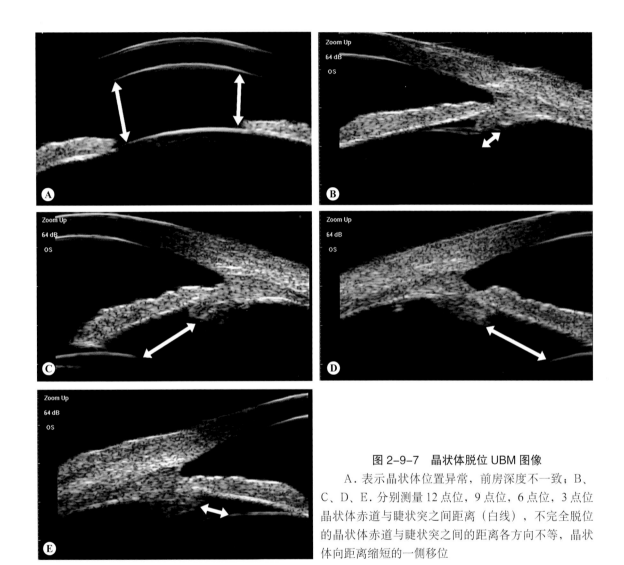

图 2-9-7 晶状体脱位 UBM 图像

A. 表示晶状体位置异常，前房深度不一致；B、C、D、E. 分别测量 12 点位，9 点位，6 点位，3 点位晶状体赤道与睫状突之间距离（白线），不完全脱位的晶状体赤道与睫状突之间的距离各方向不等，晶状体向距离缩短的一侧移位

2.B 型超声表现 晶状体脱位明显或者晶状体完全脱离正常的解剖位置进入玻璃体内可借助 B 型超声检查。

（1）如果晶状体为不完全脱位，可以探及晶状体部分脱离正常的解剖位置，但仍有部分与正常附着点相附着。

（2）如果晶状体完全脱入玻璃体内，则在

玻璃体内可以探及椭圆形环状病变，环为中强回声，内为无回声区。如同时伴有晶状体混浊，超声可表现为椭圆形中强回声。椭圆形环可与球壁回声相连，亦可独立地存在于玻璃体内，此时可有轻度的运动。如果晶状体与眼球壁回声紧密相连，应注意有无视网膜脱离存在，见图 2-9-8。

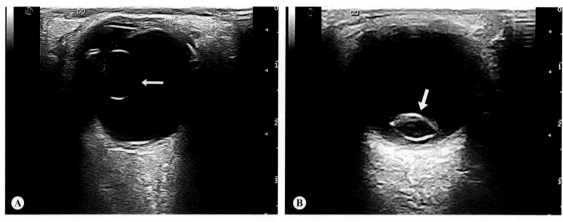

图 2-9-8 晶状体脱位超声图像

A. 玻璃体内可探及环形强回声（白色箭头），不与球壁回声相连；B. 后极部玻璃体内可见椭圆形环状
强回声，为脱落的晶状体（白色箭头）

3.CDFI 表现 脱位的晶状体上无异常血流信号发现。

（三）鉴别诊断

晶状体悬韧带松弛 晶状体悬韧带松弛的患者应用 UBM 检查可以探察到晶状体悬韧带的形态发生改变。即原本平行条带状排列的悬韧带部分变得弯曲，但此弯曲的悬韧带仍与晶状体的赤道部及睫状突相连。晶状体赤道部与睫状突之间的距离各方向变化不明显，见图 2-9-9。

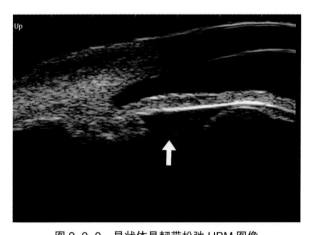

图 2-9-9 晶状体悬韧带松弛 UBM 图像

位于晶状体与睫状突之间的悬韧带由正常的直线状排列变得弯曲（白色箭头）

（四）比较检查法

1.裂隙灯显微镜 可清晰地观察到晶状体不全脱位造成的虹膜震颤，严重的晶状体不全脱位，裂隙灯下可观察到脱位的晶状体部分边缘。有时需要散瞳才能确认是否存在晶状体脱位。部分晶状体脱位范围小，虹膜震颤不显著，使用裂隙灯观察难以观察到晶状体是否存在位置异常。此外无论是瞳孔散大，还是借助房角镜、三面镜，也不能观察到晶状体与睫状突之间的位置关系。

2.UBM UBM 可发现轻度而脱离范围小的晶状体脱位。通过对 360°范围的晶状体悬韧带情况的观察，有时可发现极小范围的晶状体不全脱位。UBM 检查可精确地显示晶状体脱位时前房深度的改变，可以观察到脱位的晶状体对睫状突有无接触刺激、接触范围等裂隙灯显微镜所无法观察的情况。

（五）临床意义

超声检查尤其 UBM 检查可检测出用其他手段发现不了的小范围的晶状体不全脱位，避免了临床漏诊，可精确测出前房深浅不一的程度与范围，并能显示出房角情况，对推测预后有可靠的依据。超声检查避免了散瞳的烦琐，又能判断晶状体脱位，能精确测出晶状体脱位的范围、程度。能清晰显示晶状体与睫状突的关系，是否有接触、刺激，范围大小，对估计预后、决定手术方式有根本性的指导意义。

四、晶状体异物

（一）临床概述

铁、石、木屑、玻璃等碎屑，由于爆炸、撞击等原因，可穿过角膜、巩膜、角膜缘进入眼内，存留于晶状体内，造成晶状体内异物。由于外伤，致外伤性白内障，此种白内障，可为局限性，也可迅速发展成弥漫性的晶状体全混浊。铜、铁异物，可造成铜质沉着症或铁质沉着症，危及整个眼球，在异物的一部分穿通后囊膜时，这种反应发展会更迅速。对于晶状体内异物，及时明确诊

断、采取措施、避免漏诊是非常重要的。

（二）超声表现

1.A型超声表现　晶状体内异常强回声，回声强度较晶状体囊更大，部分病例可有声衰减。

2.B型超声表现　正常晶状体内的无回声区探及形态不规则的强回声，可伴有声影。

3.UBM表现　无论是金属异物，还是石渣、木屑等非金属异物，相对于眼组织而言，在UBM检查时，均表现为强回声，根据晶状体内不规则强回声与晶状体之间的位置关系，UBM可直接扫查出异物所在的精确位置、测量异物大小。位于晶状体周边部的异物，利用UBM可观测出异物是否已穿破晶状体囊膜。应用线阵探头对晶状体异物的诊断有帮助，见图2-9-10。

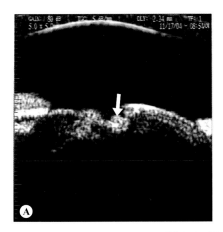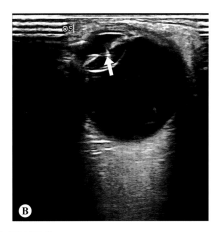

图2-9-10　晶状体异物超声图像

A.晶状体前囊回声的连续性被破坏，晶状体内可探及点状强回声；B.前部晶状体可探及强回声（白色箭头），尾影（＋）

（三）比较检查法

1.裂隙灯显微镜　晶状体混浊不严重，异物位于晶状体中央部或接近中央部，用裂隙灯即可观测到。但当晶状体混浊严重时，这种观测就显得困难。在散瞳及眼球转动下观察，周边部异物，

有时可勉强观察到。但当异物位于晶状体周边部或接近赤道部时，散大瞳孔也难以查到。

2.X线检查　X线定位片对细小的异物，有时也难以显影。对于眼前段异物，需拍所谓"无骨片"。X线异物定位片，本身有一定影像差，

用异物定位尺测量，有时与临床实际情况有一定误差，造成误诊。北京同仁医院曾遇到一例患者：X线异物定位片测量，显示晶状体内异物，手术中反复吸取未成功。术后用UBM检查，发现异物一部分位于晶状体，一部分嵌于巩膜深层，根据UBM提供的精确位置，探查相应巩膜，即将异物吸出。

（四）临床意义

怀疑晶状体周边部有异物，或晶状体局限混浊不能排除晶状体内异物时，UBM检查显然优于裂隙灯检查及X线检查，避免了漏诊。UBM可观测到晶状体内异物精确的位置，对于手术方案的设计，成功地取出异物有极大的帮助。用UBM扫查晶状体内异物，可观查到异物与晶状体囊膜的关系，这对于异物的处置，以及白内障的手术方案设计，估计预后，都有至关重要的指导意义。

应用线阵探头可以清晰地显示晶状体后囊，对后囊的完整性可以做出很好的评估，对于确定晶状体的损伤程度以及手术方式的选择、预后等都有帮助。

五、眼内人工晶状体

人工晶状体植入术对于白内障手术是个划时代的发展。植入人工晶状体的位置一直是人们关心的焦点，临床中，仅能借助裂隙灯检查观察植入人工晶状体在眼内的情况。但是，由于角膜周边部的结构影响，应用常规方法不能观察到人工晶状体在眼内的全貌。人们不得不借助尸检来了解人工晶状体在眼内的确切位置。显然，通过尸检来了解观察是极困难的也是非常有限的，而且不能精确代表活体状态下的情况。

二十世纪90年代初，UBM的问世，使得了解活体状态下人工晶状体在眼内全貌得以实现，利用这一检查手段，可观察植入的人工晶状体在眼内各部情况，与相邻组织之间的关系，用以推测预后，检验手术效果，对指导和修正手术操作具有重要意义。

（一）前房型人工晶状体

1.临床概述

随着弹性开放襻前房型人工晶状体的出现，逐渐改变了人们对前房型人工晶状体的不良印象。早期前房型人工晶状体所引起的VGH综合征（葡萄膜炎－青光眼－前房积血综合征）已不复存在。由于植入前房型人工晶状体操作路径短，几乎完全在直视下进行，因此，作为特殊情况下替代植入后房型人工晶状体的补充手术方式，已逐渐被部分人接受。Bellacci等人经过比较认为，开放弹性襻前房型人工晶状体，优于睫状沟缝合固定人工晶状体。但无论如何，手术后继发青光眼一直是人们关心的问题，所以，房角情况一直引起人们关注。

2.超声表现

UBM表现　前房型人工晶状体可见人工晶状体位于虹膜前表面，尽管部分病例由于外伤致虹膜缺损瞳孔变形，但人工晶状体光学部仍在视轴中央，人工晶状体襻与虹膜前表面完全接触，由于开放弹性襻呈"S"形，横截面则呈双点状强回声，其后可见声影，见图2-9-11。

3.注意事项

植入眼内的人工晶状体，无论何种材料和类型，其相对于眼球的组织结构而言，光学部都是双条带状强回声。因此，人工晶状体的各部分在眼内位置一目了然，非常容易辨认。其光学部表现为梭形强回声，内为无回声区，其后无眼科专用超声检查所见的声影及尾影。而人工晶状体襻通常为点状强回声，少数病例可观察到襻的一部分呈线状强回声，其后有尾影。

通过探头移动，可观察360°范围眼前段结构情况及人工晶状体与眼内组织结构接触情况。就人工晶状体而言，在UBM检查时应观察人工晶状体

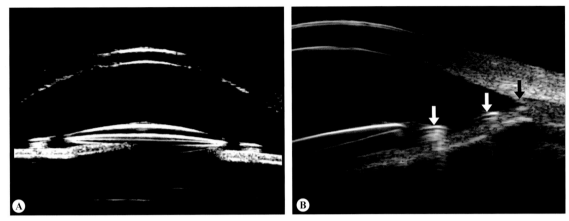

图 2-9-11　前房型人工晶状体 UBM 图像

A. 前房型人工晶状体中央区，表现为梭形强回声，位于虹膜前表面；B. 前房型人工晶状体周边部，虹膜前表面的双点状强回声为前房型人工晶状体 S 形襻的切面（白箭头），人工晶状体襻不与房角结构相接触，巩膜突（黑色箭头）可清晰地显示

是否对称，有无倾斜，襻与房角之间的关系，光学部及襻与虹膜、睫状突、睫状沟等相互组织关系，还应观察晶状体后囊，晶状体皮质残留，悬韧带等情况。就前房型人工晶状体而言，应特别注意襻与房角的关系，应观察 360° 范围房角情况。

4. 临床意义

众所周知，植入前房型人工晶状体的病例，原有白内障性质往往较复杂，不仅可为外伤性白内障，术前后囊已破；亦可为老年性白内障术中后囊破裂；同样可为 Marfan 氏综合征。尽管弹性开放襻前房型人工晶状体已被部分临床医生接受，但术后继发青光眼仍是关心的重点。UBM 检查时，应检查 360° 房角的情况，注意有无房角粘连或闭塞，对于评估术后眼内压改变及并发症的发生有一定意义，若多处房角粘连闭塞，应高度警惕，监测眼内压。注意襻与房角的关系，若人工晶状体襻推顶刺激周边角膜内皮，应注意监测角膜内皮的情况。

（二）后房型人工晶状体

1. 临床概述

这里所说的后房型人工晶状体系指常规囊外摘出联合后房人工晶状体植入，超声乳化白内障摘出联合后房人工晶状体植入。普通囊外摘出联合后房人工晶状体植入，术中多为截囊、娩核、用灌吸针吸取皮质。娩核时，使原已不整齐的囊袋口开大，边缘更显参差不齐，手工灌吸皮质有一定局限性。超声乳化白内障摘出术为环形撕囊，囊膜边缘整齐，超声乳化仪可保持术中理想的前房深度及眼内压，皮质清除彻底，囊膜开口整齐完整，若操作得当，可保持双襻对称地在囊袋内。

2. 超声表现

UBM 表现　后房型人工晶状体襻位于睫状突前下方即囊袋内，囊袋内无皮质残留。人工晶状体光学部居瞳孔中央，光学部位于虹膜之后，与虹膜后表面有一定距离，且双侧距离对称，见图 2-9-12。

3. 临床意义

用 UBM 可检测出手术后各部位房角情况，有无虹膜膨隆，房角变窄；观察植入的人工晶状体位置是否居中、对称，见图 2-9-13；观察时是否存在皮质残留，及残留皮质所在位置和范围，见图 2-9-14；可清晰观测人工晶状体襻的位置，是否在囊袋内，是否推顶虹膜以及人工晶状体位置异常的原因，见图 2-9-15；对寻找并发症的原因及修正手术有指导意义。

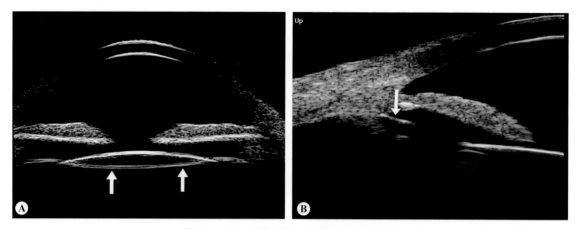

图 2-9-12　后房型人工晶状体 UBM 图像

A. 人工晶状体中央区为梭形强回声，位于虹膜后；B. 人工晶状体襻位于睫状突的前（白色箭头），晶状体囊袋显示欠清晰

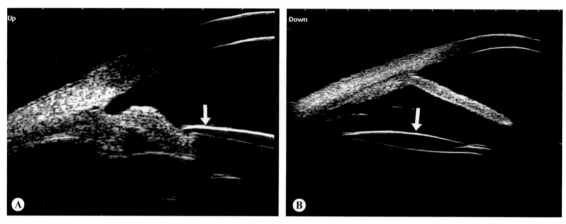

图 2-9-13　后房型人工晶状体位置异常 UBM 图像

A. 后房型人工晶状体的光学部位一端位于虹膜前(白箭头)；B. 人工晶状体光学部脱位于周边玻璃体处(白箭头所示)

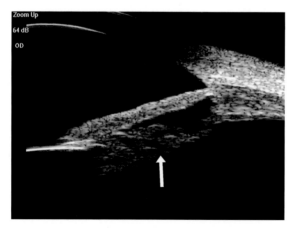

图 2-9-14　人工晶状体植入术后皮质残留

虹膜后可探及不规则形中强回声，为皮质残留（白箭头）

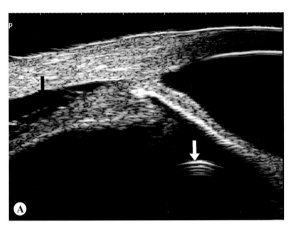
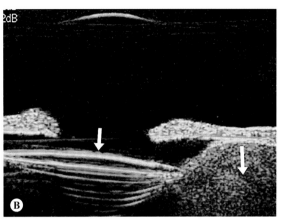

图 2-9-15　后房型人工晶状体合并睫状体上腔渗漏及继发位置异常

A. 人工晶状体襻位于睫状突前下（白色箭头），睫状体与巩膜间可探无回声区（黑色箭头），但睫状体上腔不与前房相沟通，根部虹膜遮挡巩膜突；B. 受睫状体肿瘤的影响（白色箭头），人工晶状体被其推挤至对侧，人工晶状体位置偏移（白色箭头）

（三）睫状沟缝合固定人工晶状体

1. 临床概述

睫状沟是指虹膜根部与前排睫状突间的凹陷，又称后房角，睫状沟一词是由美国医生 Shearing 于 1978 年自创的，他在介绍独创的人工晶状体时为了避免提到人们敏感的葡萄膜组织，首先提出睫状沟一词，立即得到眼科同道的接受。睫状沟缝合固定人工晶状体，为一种特殊类型的后房型人工晶状体，它是通过缝线将人工晶状体固定于后房。在后囊膜不完整无法行囊袋内固定时，才用此种方法。随着玻璃切除技术的发展与普及，睫状沟缝合固定人工晶状体逐渐增多，但是 UBM 观察证实，部分病例不能真正做到确切地睫状沟缝合固定。

2. 超声表现

UBM 表现　睫状沟缝合固定人工晶状体其光学部位于虹膜平面之后，人工晶状体襻的横切面在睫状沟内。部分病例在巩膜层间可见点状中强回声，其下可见隙状无回声区，为固定人工晶状体襻的缝线，见图 2-9-16。但受手术前的患者条件的限制，能够将人工晶状体真正缝合固定在睫状沟内的病例只是一部分，还有部分病例的固定位置可能偏离睫状沟，导致人工晶状体光学部偏离瞳孔中心，见图 2-9-17。

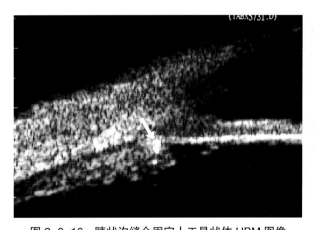

图 2-9-16　睫状沟缝合固定人工晶状体 UBM 图像

位于睫状突与虹膜后表面的三角形区域内可探及强回声即缝合固定的人工晶状体襻（箭头）

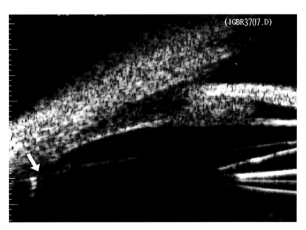

图 2-9-17　睫状沟缝合固定位置异常的 UBM 图像

睫状体平坦部可探及点状强回声，即人工晶状体襻在睫状体平坦部，虹膜后可探及梭形人工晶状体的周边部

3. 临床意义

UBM 检查证实，睫状沟固定人工晶状体，其襻与睫状沟之间的位置为观察的重点，如位于睫状体平坦部，则人工晶状体光学部较理论设计的位置偏后，势必给预后视力带来影响。

六、青光眼手术联合眼内人工晶状体植入手术

（一）临床概述

白内障伴有青光眼，且需行抗青光眼手术者，可白内障摘除＋人工晶状体植入＋抗青光眼手术。此类手术均为眼外引流术，而人工晶状体则为后房型。观察重点为人工晶状体的位置，滤过通道的情况。

（二）超声表现

UBM 表现　白内障摘除眼内人工晶状体植入联合青光眼手术后，前房较手术前明显加深，房角较手术前开放。人工晶状体位于虹膜平面之后，居于瞳孔中心。此外还可清晰地观察到滤过手术的引流内口。在原本连续的巩膜带状中强回声上出现局限回声缺如，并可见一向巩膜内延伸的隧道样低回声区，内口堵塞时此缺损区不明显。有功能的滤过泡呈海绵状回声，且回声强弱不一，并在囊泡状回声与巩膜间有一间隙，表示引流通畅，滤过良好。在无功能的滤过泡则根本看不到此间隙，强弱不一之回声也不明显，见图 2-9-18。

（三）比较检查法

抗青光眼术后滤过泡有无功能，通过手电照明观测或裂隙灯下观察，只能是粗略的推测。UBM 下有功能的滤过泡呈海绵状回声，内回声强弱不一，并在囊泡状回声与巩膜层间有一隙状低回声区，表示引流通畅。借助房角镜观察房角，可看到虹膜根部缺损，及局部房角情况，但引流口与滤过泡间的隧道间隙无法分辨，而通过 UBM 观察，则从前房→房角→滤过泡这一通道各部分均能清晰地观察。

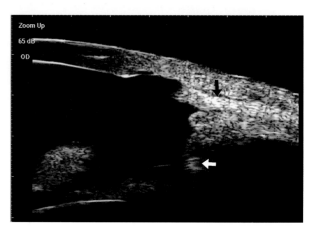

图 2-9-18　抗青光眼术后人工晶状体植入 UBM 图像

巩膜回声局限缺如，巩膜内可探及隙状无回声区自前房向结膜下引流为抗青光眼手术的引流通路（黑色箭头），睫状突下可探及点状强回声为人工晶状体襻（白色箭头）

（四）临床意义

UBM 检查对于评价抗青光眼手术的预后，预测手术成败及解释眼内压失控原因十分重要，这是用其他观察手段无法比拟的。引流内口闭塞或部分闭塞，滤过泡呈现无功能声像图，提示引流功能下降，即使暂时眼内压正常，也应提高警惕，及早采取措施。对手术后眼内压失控病例，在查找失控原因时，用 UBM 检查无疑可起到解剖学上类似"定位"的作用，从而指导临床有针对性地处理。

（宋维贤　沈　琳）

第十章

角膜和结膜疾病

通常角膜和结膜疾病可通过裂隙灯进行检查。大多数发生于相对透明角膜的病变可以在裂隙灯下直接观察，并能确定深度。当角膜因炎症混浊、水肿或角膜被遮盖如行结膜瓣遮盖术后，角膜内的病变和角膜后的情况便不能通过常规检查方法进行了解和评价，在这种情况下，UBM这一检查方法可使临床医师了解角膜内发生的改变和角膜后的前房、房角、虹膜和晶状体的情况。

一、角膜水肿

角膜上皮、基质或二者中蓄积了过多的水分时称为角膜水肿，角膜的含水量受多种因素制约，其中影响最大的是角膜基质水肿压、上皮和内皮的屏障功能以及内皮泵功能，角膜表面的蒸发作用和眼内压的变动对角膜水肿的影响较小。

角膜水肿是临床常见的角膜病变体征，表现为角膜厚度增加，透明度下降。水肿的角膜厚度可增加1~2倍，基质层的厚度增加主要表现为向前房膨胀。角膜水肿可由多种原因引起，当角膜上皮或内皮受到化学、物理或各种辐射性损伤时，角膜基质就会随之发生水肿。引起角膜水肿的常见原因有角膜炎症、外伤、青光眼、内眼手术和角膜营养不良。由于角膜上皮和基质水肿的病理生理不同，对视力的影响也不尽相同，故分别叙述。

（一）角膜上皮水肿

1. 临床概述

角膜由上皮层、前弹力膜、基质层、后弹力膜和内皮层组成。角膜上皮层由5~7层有核细胞组成，厚度50~90μm。上皮层由三层形状不同的细胞层和一层基底膜组成。任何角膜上皮擦伤或缺损都能引起局限性的角膜水肿，但上皮再生很快，当上皮完全修复时，水肿即可很快消失。

2. 病理特点

上皮水肿可分为细胞间和细胞内两种类型。细胞间水肿开始时水分蓄积在细胞之间，特别在基底细胞之间，水肿的程度和临床表现差异很大，进展期病例有典型的上皮水泡。而细胞内水肿首先表现在上皮细胞本身发生肿胀变形，导致氧离子泵异常，例如不适当的接触镜佩戴，由于缺氧引起氧离子泵衰败和细胞肿胀，细胞间没有积液也没有大泡形成。

上皮水肿亦可发生于遗传性上皮营养不良、外伤、继发于浅层角膜炎后。病理上表现为上皮细胞内水肿，主要影响基底细胞层。上皮基底细胞PAS染色差，可能与糖原丢失有关，在慢性病例，上皮基底膜被破坏。

3. 超声表现

UBM检查角膜上皮水肿表现为角膜上皮的回声增厚，内回声强度减低，角膜上皮与前弹力层之间的距离增加，见图2-10-1A。部分病例在角膜上皮与前弹力层之间形成局限的无回声区，为局限的角膜大泡所致，见图2-10-1B。如果病程经久不愈，病变可以累及角膜基质层，导致角膜基质的回声较正常增厚。

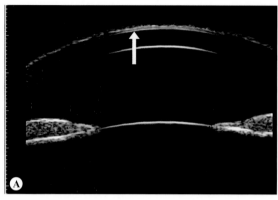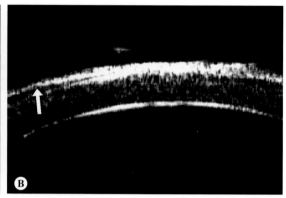

图 2-10-1　角膜水肿 UBM 图像

A. 角膜上皮水肿　角膜上皮回声增厚、减弱，角膜上皮与前弹力层之间的距离增加；B. 大泡性角膜病变角膜上皮与前弹力层之间形成局限无回声区

（二）角膜基质水肿

1. 临床概述

角膜基质层是构成角膜的主要部分，占角膜厚度的 90%，由胶原纤维、角膜细胞和细胞外黏性物质所组成。基质层由 200～250 层胶原纤维板交错排列构成，每层厚度 1.5～2.5μm，基质的前 1/3 胶原纤维排列不如后 2/3 整齐，当基质层发生水肿时，深层基质易先发生水肿，角膜细胞均匀分布于纤维板之间，HE 染色时被染成深蓝色。当角膜基质水肿时，厚度也随之增加，但厚度的增加与胶原纤维没有关系，因为胶原纤维与水不起反应，基质厚度的增加是由于分布在胶原纤维之间的黏多糖吸水后膨胀呈凝胶状态，胶原纤维只是被分离开来，在结构上发生紊乱。角膜基质水肿时，角膜前表面曲率半径不变，所以肿胀只是向后发展，因而造成后弹力层皱褶。基质水肿总是由于上皮或内皮的功能不全引起的，若是由于上皮损伤或缺损引起，泪液被基质吸入引起的水肿往往是中等程度的，且多局限于上皮缺损处所对应的基质部位，而内皮损伤或功能不全引起的水肿往往范围广泛，持续时间长。

2. 病理特点

临床上很难诊断早期基质水肿，明显的基质水肿表现为在基质板层之间有明显的裂隙，晚期者有白细胞在胶原纤维间浸润。慢性水肿的病例基质层有不同程度的瘢痕形成。

3. 超声表现

UBM 检查角膜基质水肿表现为角膜基质的回声强度较正常减弱，角膜厚度较正常增加，角膜原有的各层之间的界限融合无法分辨，见图 2-10-2。

（三）角膜内皮水肿

1. 临床概述

角膜内皮是一层单层扁平上皮，呈镶嵌状排列，将房水和角膜基质隔开。角膜内皮十分娇嫩，各种原因均可造成角膜内皮损伤，当内皮细胞密度降低到一定程度时，内皮细胞的泵功能不足而致代偿功能失调，出现角膜水肿。

引起角膜内皮损伤的常见原因有白内障手术、抗青光眼手术、角膜移植术、玻璃体切除术等内眼手术，此外像青光眼、外伤、葡萄膜炎等也能引起角膜内皮损伤。另外，一些角膜内皮营养不良病变也可引起角膜水肿，如 Fuchs 角膜内皮营养不良、先天性遗传性角膜内皮营养不良和后部多形性角膜内皮营养不良。

2. 病理特点

角膜内皮病变引起的水肿病理表现为内皮有明显空泡，非常薄或缺如，后弹力层代偿性增厚。在外伤或手术后有一种特殊形式的内皮失代偿，

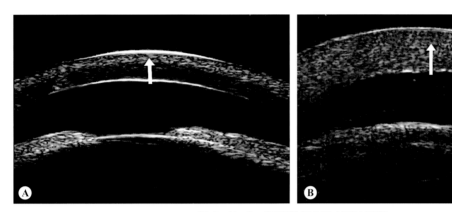

图 2-10-2　角膜基质水肿 UBM 图像

A. 部分角膜基质水肿　部分角膜基质回声强度减弱，厚度增加；B. 完全角膜基质水肿　角膜基质回声强度减弱，厚度增加

可继发角膜后纤维膜形成。

3. 超声表现

UBM 表现　单纯的角膜内皮水肿表现为角膜内皮细胞层的回声强度减低，厚度增加，严重者角膜内皮可呈波浪形不规则回声，见图 2-10-3A。个别患者甚至表现为内皮细胞层与后弹力层的完全分离，前房内可探及弱条带状回声且与角膜回声相连。部分患者表现为角膜内皮水肿同时合并角膜上皮细胞层或（和）角膜基质层的水肿，UBM 检查表现为角膜回声广泛增厚，回声强度下降，见图 2-10-3B。

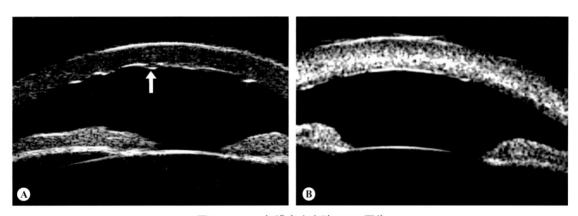

图 2-10-3　角膜内皮水肿 UBM 图像

A. 角膜内皮水肿　角膜内皮细胞层回声强度减低，厚度增加，呈波浪形；B. 角膜全层水肿　角膜回声广泛增厚，回声强度下降

4. 临床意义

在一般情况下，可以通过裂隙灯检查确定角膜水肿的范围、层次和程度。但当角膜水肿严重或角膜混浊明显影响检查时，UBM 检查可为临床医师提供有关角膜的准确信息，帮助鉴别诊断，例如晚期 Fuchs 角膜营养不良病例，往往角膜水肿明显，裂隙灯检查不能查见其特征性内皮改变。而 UBM 则可显示其内皮改变，有助于临床诊断。

角膜移植术后，植片发生排斥反应的一个重要体征为角膜植片水肿，厚度增加。UBM 可以准确客观地显示角膜厚度的改变。另外，UBM 可以显示周边部混浊植床的情况，以及房角是否关闭，虹膜有无粘连以及粘连的范围等等。当角膜移植术后发生继发性青光眼时，上述信息对于青光眼手术的设计有十分重要的意义。

二、粘连性角膜白斑

(一)临床概述

造成角膜混浊或粘连性角膜白斑的原因多种多样,常见的病因有角膜营养不良、角膜炎、外伤和先天异常等。当角膜白斑或混浊累及大部分或全部角膜时,用常规检查方法常无法了解角膜内病变、前房、房角、虹膜和晶状体的状况。对有上述病变的患眼拟行手术治疗前,手术医师需要了解患眼角膜的厚度如何,有无局部变薄,前房深度如何,房角是否开放,有无虹膜前粘连等等。上述信息对于计划手术如角膜移植、青光眼手术和白内障手术十分重要,当使用常规检查方法不能了解角膜内改变和前房的情况时,可以通过 UBM 检查为临床医师提供所需要的信息。

(二)超声表现

角膜白斑一般位于角膜的基质层,UBM 检查角膜白斑的回声强度一般较正常的角膜实质回声强度高,因此不论白斑的大小和深度,通过 UBM 检查均可准确地分辨。

小的角膜白斑可位于角膜基质的任何位置,UBM 检查可以准确地测量病变距离角膜上皮层之间的距离。为手术治疗提供帮助。较大的白斑可以侵及角膜全层。UBM 检查可了解被混浊的角膜遮挡的眼前段的情况,如虹膜前粘连、睫状体脱离、晶状体缺如等。在检查的过程中应将虹膜前粘连的范围准确地记录,为手术治疗提供帮助,见图 2-10-4。

(三)临床意义

对于粘连性角膜白斑,为恢复视力,常需要手术治疗,即行角膜移植术。由于白斑遮挡,白斑后的虹膜和晶状体情况往往不能通过裂隙灯检查了解清楚。UBM 检查则可提供所需要的信息。

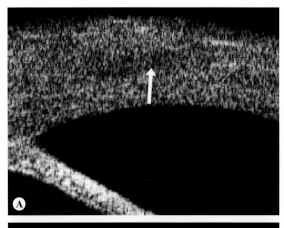

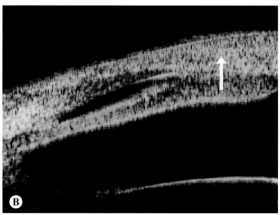

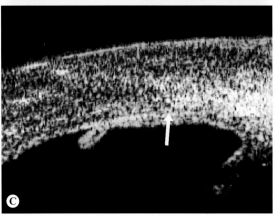

图 2-10-4 角膜白斑 UBM 图像

A.角膜白斑房角开放 角膜回声增厚、局限增强,房角开放;B.部分粘连角膜白斑 角膜回声不规则增强,虹膜部分与角膜相贴;C.完全粘连角膜白斑 角膜回声不规则增强,虹膜完全与角膜相贴

三、结膜瓣遮盖术后

（一）临床概述

角膜炎溃疡穿孔行结膜瓣遮盖术后，由于结膜瓣的遮盖，裂隙灯检查难以了解结膜瓣后的角膜和前房情况，尤其是行全结膜瓣遮盖术后。UBM 可区分角膜组织和结膜组织，角膜厚度、前房和虹膜的情况也可同时显示。

（二）超声表现

由于结膜与角膜的回声强度不同，因此结膜瓣和所覆盖的角膜在 UBM 图像中是可以区分的。UBM 检查时在角膜的表面可以探查到前表面回声光滑后界欠光滑的膜状中强回声，被覆其下的角膜可以探查到局限的变薄或缺如，部分病例可以探查到虹膜与变薄的角膜相粘连导致虹膜形态发生改变，以及房角关闭，见图 2-10-5。

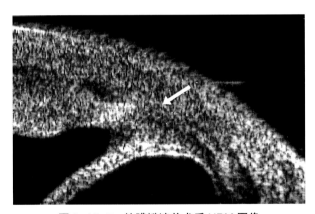

图 2-10-5　结膜瓣遮盖术后 UBM 图像
角膜表面可见膜状回声，角膜回声不规则，部分虹膜与角膜相贴

（三）临床意义

以往对结膜瓣遮盖术后的患眼行再次手术治疗时，由于术前对结膜瓣下的角膜情况不明，无法进行针对性手术设计，只能在术中去除结膜瓣后，根据术中所见角膜及前房情况临时决定手术方案。术前进行 UBM 检查，使术者在术前即可了解结膜瓣下的角膜和前房及房角情况，并据此设计出合理的手术方案，从而可避免盲目手术，减少手术并发症。例如当 UBM 显示结膜瓣下中周部角膜有明显变薄区，角膜穿孔部位有虹膜前粘连，房角大部分关闭时，对这样的病例，在行穿透性角膜移植术前，应考虑做较大植片的移植，以便切除植床变薄区，同时做好行房角分离的准备。

四、角膜移植

（一）临床概述

角膜移植术后，常常发生一些并发症，如虹膜前粘连、继发性青光眼、移植片排斥反应、角膜基质外生、角膜基质内生、角膜植片后膜形成等等。当植床混浊较严重，植片又不甚透明时，仅仅通过裂隙灯检查往往不能查清上述并发症的发生。UBM 提供了一个实用可靠的检查方法，可显示混浊的周边部角膜植床后面的虹膜前粘连的形态和范围、角膜植片后膜的形态和厚薄、角膜基质内生或外生的程度。当角膜植片发生排斥反应植片水肿时，UBM 可准确测定植片的厚度。角膜基质层的厚度可单独测量，方法是测定从前弹力层到内皮层表面的距离，这有助于评价角膜植片排斥反应或其他原因造成的角膜增厚。

（二）超声表现

角膜移植分为板层角膜移植和穿透性角膜移植。板层角膜移植由于在手术过程中保留患者自身的部分角膜组织即部分角膜基质，后弹力层和内皮细胞层，UBM 检查可以将植片与植床之间明确地分辨，由于内回声的强度不同二者间存在明确的界限。穿透性角膜移植术后在植片与植床之间由于厚度不同因此同样可以分辨，见图 2-10-6。也可以观察到植片的形态改变，如角膜上皮的生长情况，前弹力层与植床间的关系，角膜内皮是否水肿等。当手术后植片水肿时，应用 UBM 可以观察手术后的眼前段改变，如虹膜是否与角膜粘连、房角是否粘连、有无睫状体脱离、周边玻璃体有无混浊等。

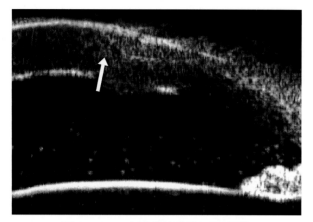

图 2-10-6　角膜移植术后 UBM 图像
植片与植床之间回声厚度不同

（三）临床意义

临床上可根据裂隙灯检查和 UBM 的检查结果，对角膜移植术后出现的不同情况采取不同的方法予以处理。如果检查显示虹膜局限前粘连、房角开放，若为手术后早期，可行手术分离前粘连，若术后时间较长，一般则不需做处理。如果检查显示虹膜广泛前粘连，且房角关闭，由此引起的继发性青光眼需行虹膜粘连分离和房角分离。植片后膜形成一般因术后葡萄膜反应严重，持续时间较长或出现排斥反应引起。另外术中植片内皮损伤、植床植片厚度不一致、伤口对合不良等均易形成植片后膜。此膜与植片黏附不紧，易于分离。若后膜未累及植片中央，植片中央仍透明，则无须手术处理。若全膜形成、植片混浊，则需更换较大植片。角膜移植术后角膜基质外生原因是角膜前部伤口裂开，引起基质层向外生长，增生的基质层组织位于上皮下，前弹力层之前，向四周扩展，可侵犯植床和植片。灰白色的增生灶的表面有上皮细胞覆盖。临床上很容易将增生组织误认为是植片失败。处理方法是手术切除增生组织，将增生组织从前弹力层上完整剥除。角膜移植术后角膜基质内生发生的原因是伤口后部裂开，多见于伤口缝合过浅使伤口内面裂开，虹膜或玻璃体嵌顿于内口等，基质层组织从内口向

内面生长。检查时可见植片后面有灰白色不规则增生膜，若不予处理，增生组织可逐渐扩展最终破坏所有植片内皮。

五、屈光性角膜手术

（一）临床概述

屈光性角膜手术是一种通过改变角膜的厚度，进而达到改变原有屈光状态的手术治疗方法。常见的屈光性角膜手术方法有：放射状角膜切开术（RK）；准分子激光角膜表面屈光性切削术（PRK）；准分子激光原位角膜磨镶术（LASIK）。放射状角膜切开术通过宝石手术刀对角膜行 6～12 条放射状的手术切口，在切口的愈合过程中达到改变角膜屈光状态的手术方法。术后角膜上可观察到放射状排列的切口，深达角膜基质层，部分病例切口甚至可达角膜全层。准分子激光角膜表面屈光性切削术是应用波长为 193nm 氟化氩准分子激光对角膜表面进行切削，改变角膜的屈光力，达到矫正视力的目的。术后切削区角膜的前弹力层完全消失，角膜上皮层与角膜基质层完全相贴，角膜基质层一般无显著改变。准分子激光原位角膜磨镶术的原理与其他角膜屈光手术完全相同，也是通过角膜曲率的改变达到矫正屈光不正的目的。在手术的过程中首先通过微型角膜刀将角膜切成一个角膜瓣，打开角膜后利用准分子激光切削一定厚度的角膜基质，然后将角膜瓣恢复。术后角膜的屈光力发生显著改变，达到矫正视力的目的。

（二）超声表现

1.RK 术后角膜可探及均匀的深达角膜基质层与角膜垂直的中强条带状回声，角膜后弹力层和内皮细胞层一般无明显改变，见图 2-10-7A。

2.PRK 术后手术区正常角膜前表面的双条状回声消失，代之为一条回声，即前弹力层消失。手术区角膜厚度较非手术区角膜厚度变薄，为手术将部分角膜基质切除所致，而角膜的形态无显

著改变。

3.LASIK 术后手术区角膜基质的回声厚度较正常变薄,与未手术区角膜之间正常的圆弧形回声变得相对圆钝,正常的角膜结构即 UBM 所能

观察的四层结构没有改变,见图 2-10-7B。极少数病例在切口缘的角膜上皮下回声及角膜基质回声较正常轻度增强。

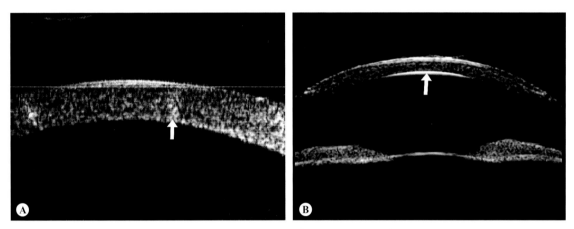

图 2-10-7 屈光性角膜手术后 UBM 图像

A.RK 术后 角膜可探及均匀的深达角膜基质层与角膜垂直的中强条带状回声;B. LASIK 术后 手术区角膜基质的回声厚度较正常变薄

六、圆锥角膜

(一)临床概述

圆锥角膜可以是一个独立的疾病,也可以是许多综合征的一个组成部分,以角膜中央向前突出呈圆锥状为特征,常造成高度不规则散光和视力损害。本病的病因不明,因其有时伴有全身或眼部其他异常,故有人认为本病可能是遗传性发育异常,也可能与体内微量元素含量异常有关。

临床表现以视力下降为主,以后逐渐出现不规则散光,当不规则散光明显时,一般眼镜已不能矫正,只能用硬性接触镜才能矫正。在圆锥角膜晚期,角膜上皮下可出现变性,以玻璃样变性为主,角膜中央呈线状、网状瘢痕。当角膜接触镜不能矫正视力时,可考虑进行穿透性角膜移植术。

(二)病理特点

中央角膜变薄突出,上皮基底膜破裂,前弹力层变厚,胶原纤维变性,呈波浪状,有许多裂隙。

中央区基质层瘢痕形成,后弹力层破裂。光镜下在中央变薄区周边的各层上皮细胞内均可见铁颗粒沉积。电镜下在角膜细胞附近角膜板层之间及基质胶原纤维内存在细胞外颗粒状沉积物和微丝。

(三)超声表现

UBM 检查在疾病的早期,角膜的形态可无明显异常改变。随病程的进展,在病变区的角膜形态可以发生改变,表现为角膜向前局限突出。部分病例伴有角膜回声强度的改变,表现为角膜回声局限增强,见图 2-10-8。角膜后弹力层破裂,即回声的连续性被破坏。而虹膜的形态一般不发生改变,一般不伴发虹膜前粘连。

七、角膜皮样瘤和皮样囊肿

(一)临床概述

角膜皮样瘤和皮样囊肿是胚裂闭合时被包埋在内的表皮组织,是一种先天性异常。皮样囊肿

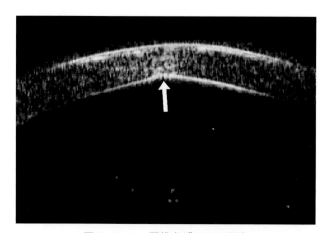

图 2-10-8　圆锥角膜 UBM 图像
角膜向前局限突出，局限增强

等于翻转的皮肤组织，外层为真皮和皮下组织，内容物为皮脂腺分泌物和脱落的角化上皮细胞。囊肿呈黄色，表面光滑有弹性感，境界清楚，多见于婴幼儿。

皮样瘤与皮样囊肿相反，上皮在外层，真皮在内，多位于颞下方，可逐渐增大。皮样瘤和皮样囊肿均可累及角膜。皮样瘤临床上可分为 3 型：1 型为小皮样瘤，位于角膜缘，直径 5mm 左右；2 型肿瘤较大，可占据大部分角膜，甚至整个角膜，肿瘤内面可深达后弹力层；3 型极为少见，肿瘤取代了全层角膜、前房和虹膜基质层，肿瘤的内表面为虹膜色素上皮层。

（二）超声表现

UBM 检查可以清晰地探查到病变的全部以及病变与角膜之间的关系。病变为均匀的中强回声，呈半球形或梭形，内回声均匀。病变与角膜间有明确的界限，近瞳孔缘可见三角形突起。部分病例与角膜连接紧密，甚至侵及部分角膜基质。眼前段其他结构一般无显著异常，见图 2-10-9。

（三）临床意义

对于较大的皮样瘤，一般采取手术切除，若肿瘤累及角膜较深，则需要同时行板层角膜移植。若肿瘤累及全层角膜，则需行穿透性角膜移植术。

在临床上，虽然通过肿瘤的外观，可大致预测肿瘤侵犯角膜的深度，但常规的裂隙灯检查方法并不能使术者在手术前准确的知道受累角膜需要切除的深度。对于较大、较深的角膜皮样瘤和皮样囊肿，为改善外观或提高视力，手术前应知道肿瘤累及角膜的深度，并据此设计手术和准备角膜植片。

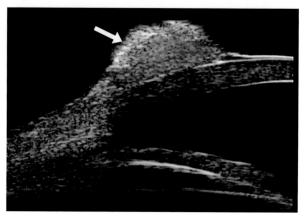

图 2-10-9　角膜皮样瘤 UBM 图像
角膜表面可见半球形中强回声，内回声均匀，与角膜界限清晰

八、结膜疾病

结膜是一层薄而透明的黏膜，覆盖在眼睑后表面及眼球前表面。按结膜所覆盖的解剖部位不同，在临床上可将其分为三部分：睑结膜、球结膜和穹隆结膜。组织学上结膜可分为上皮层和固有层两层。临床上结膜疾病包括炎症、变性和肿瘤三大部分。由于结膜薄而透明，且覆盖于表层，因此大多数病变显而易见，通过裂隙灯可直接观察病变的范围、性质及与周围组织的关系，但个别情况下如结膜恶性黑色素瘤，裂隙灯往往不能对病变做出全面评估。UBM 检查可明确显示结膜病变的内部特征以及与周围的角膜、巩膜之间的关系。大多数结膜疾病可用 UBM 进行检查，由于 UBM 检查操作上的特点，使其难以反映出穹隆部结膜病变的影像学改变。

（一）结膜恶性黑色素瘤

1. 临床概述

结膜恶性黑色素瘤多来自恶变的黑色素痣或原发性获得性黑色素沉着症。最常见于球结膜，根据肿瘤色素的多少，恶性黑色素瘤可呈黑色、棕色或淡红色。瘤体呈结节状或分叶状隆起，常侵犯角膜缘并波及周边部角膜，也可侵犯眼球并向后蔓延到眶内，甚至发生全身转移。

2. 病理特点

黑色素瘤病理学上可以有多种细胞类型，包括上皮样细胞型、纺锤细胞型和痣样细胞型，许多肿瘤为混合型。病理检查对无色素性恶性黑色素瘤有鉴别诊断意义。

3. 超声表现

结膜恶性黑色素瘤的 UBM 表现为均一低回声区，这与其组织病理学特征一致，恶性黑色素瘤是由小的且排列非常规则的细胞构成，所以呈均一的低回声。与巩膜组织的中强回声界清晰可辨。

4. 临床意义

UBM 可以清楚地表现病变的深度以及肿瘤与其下方巩膜之间的关系，更可以区别结膜恶性黑色素瘤与蔓延到巩膜外的脉络膜或睫状体肿瘤以及巩膜葡萄肿等。

（二）结膜皮脂瘤

1. 临床概述

结膜皮脂瘤是先天性眼表肿瘤，多伴发角膜缘皮样肿瘤。好发生在外眦部或上直肌与外直肌之间。因含有大量脂肪组织，故瘤体较软而呈黄色。

2. 病理特点

结膜皮脂瘤来自胚胎性皮肤，由皮肤样结缔组织构成，以脂肪组织为主，偶可含有毛发、皮脂腺等。肿瘤表面被覆复层鳞状细胞，表层有角化。

3. 超声表现

结膜皮脂瘤的 UBM 表现为一致密的、强回声囊壁，其内部回声不均，影像学上的这些表现

与其组织病理学特点相符合。瘤体表面角化的鳞状上皮及其内部混有胶原纤维束的脂肪组织是形成其影像学特征的基础。

（三）翼状胬肉

1. 临床概述

翼状胬肉是睑裂部增生的球结膜呈三角形样侵袭角膜，形似昆虫的翼，故得名翼状胬肉。一般认为本病的发生与阳光、风尘、温度等外界因素的刺激，特别是紫外线的照射有关。翼状胬肉多发生于户外工作者，常见鼻侧，患者常有异物感、刺痛及畏光等症状。病变引起散光，当侵及瞳孔区时可发生视力障碍。

2. 病理特点

组织学上，翼状胬肉的上皮层往往发生萎缩，在凹陷处上皮增生变厚，角化不全或角化过度，杯状细胞增多。

3. 超声表现

UBM 检查在病变处直接探查可探及结膜和（或）角膜表面异常隆起，头部与角膜或结膜连接紧密，颈部局限膨隆且不与角膜紧密相连。翼状胬肉的边缘整齐，回声较强，病变的内部为均匀的中强回声。病变与正常的角膜、结膜组织间界限清晰，见图 2-10-10。

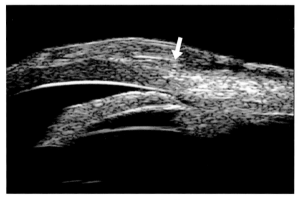

图 2-10-10　翼状胬肉 UBM 图像

结膜与角膜表面可见局部隆起病变，内回声不均匀，与角膜紧密相连

（吕　岚　赵　琦）

第十一章

巩膜疾病

巩膜是由纤维组织构成，与角膜共同形成眼球外壁，质地坚韧，不透明，呈瓷白色。前巩膜表面被一薄层富含血管的弹性组织所覆盖，即表层巩膜组织。巩膜内面含有色素的棕黑层构成脉络膜上腔外壁。由于巩膜组织所具有的结构特性，应用常规超声检查可看到巩膜影像，有助于对后部巩膜疾病的诊断，但对前巩膜检查受到限制。UBM 检查方法的优点在于可将探头直接放在巩膜组织上，探头可移动，随意检查前巩膜任何部位。由于巩膜组织与周围组织对比，内回声强，影像清晰可见，可以鉴别发生在巩膜上、下方或巩膜本身的变化。所以，对巩膜病的诊断，除临床上已有的完善诊断方法外，UBM 所显示的巩膜组织影像，给我们提供了一种全新信息，为鉴别前巩膜疾病增添了新的诊断手段。UBM 所能达到检查范围大小根据每个患者具体眼部解剖条件而有所差别，如睑裂大小，眼球突出度，以及检查部位不同，一般检查范围可从前部角巩膜缘到赤道部。与常规超声、CT 及 MR 相反，UBM 不能跨越赤道部检查后巩膜。根据临床需要，几种诊断方法结合应用，有助于提高对巩膜疾病的诊断水平，使之更准确、更完善。

一、正常巩膜的 UBM 表现

要正确判断巩膜及其邻近组织的 UBM 影像的真正含意，就必须熟练掌握与之相关的巩膜解剖组织结构，以便了解正常眼巩膜组织不同部位形态和厚度，以及与周围组织之间的关系。

（一）巩膜组织结构

1. 表层巩膜

表层巩膜是覆盖巩膜表面的一层疏松纤维组织，内含有较多弹力纤维及丰富血管，表面与球结膜下组织及眼球筋膜相连接，深部并入巩膜基质层。在直肌附着点前方由睫状前动脉形成表层血管丛。前表层巩膜由于眼球筋膜及直肌周围的血管组织参与而增厚，直肌附着点之后，表层巩膜较前薄 1/2，借助胶原纤维组织与眼球筋膜连接，内含有来自睫状后动脉的血管。

2. 巩膜基质层

巩膜基质层由胶原纤维束、纤维细胞及基质构成。纤维束内部含有大量弹性纤维，随年龄的增长而加强，到老年则逐渐减少。巩膜胶原纤维束的走行方向，纤维直径粗细和排列均不规则，相互交错融合呈不透明外观。与角膜基质层相比，巩膜基质层有较丰富的基质，巩膜胶原有更大的双折射且基质层基本不含血管。

3. 巩膜棕黑板

巩膜组织的最内层构成脉络膜上腔外侧壁。疏松的胶原纤维束，纤维较小且弹性纤维较多，胶原纤维束分枝与脉络膜上腔及睫状体上腔的纤维束相连接，致使巩膜内面与脉络膜及睫状体的外面之间的分界线不明显。胶原束之间有较多色素细胞，使巩膜内面呈棕色。

（二）巩膜不同部位的厚度

巩膜的厚度各个部位不同，在直肌附着部后方，巩膜最薄，约为 0.3mm；附着部前巩膜厚度为 0.6mm；向前逐渐增厚近角巩膜缘增厚为 0.8mm；在角巩膜交界处，巩膜表面凹陷如沟状，称为外巩膜沟，与其相应的巩膜内侧面为内巩膜沟，此处巩膜变薄，在内巩膜沟的后唇向前突起形成巩膜突。赤道部厚度 0.4～0.5mm，向后逐渐变厚至后极部厚约 1mm。

（三）巩膜的血管

巩膜的血管很少，在直肌附着点前部分，由睫状前动脉形成表层血管网所供应。该血管网又分为上巩膜浅层血管丛及上巩膜深层血管丛。识别此血管丛对鉴别巩膜炎症充血的深浅及性质有一定参考价值。距角膜缘内 2～4mm 有睫状前动脉、静脉通过，管孔短与巩膜面垂直，在巩膜面上可见黑色素斑点，此系色素细胞通过管孔而达于巩膜表面。临床上眼内肿瘤可通过此孔道向外扩展。

（四）正常巩膜组织 UBM 检查所见

正常巩膜 UBM 影像表现为均匀强回声，与表层巩膜和其下方睫状体、脉络膜组织之间界限清晰。巩膜内回声一般均匀一致，在有血管穿过巩膜处回声偶有变化。巩膜与角膜相比是强回声，所以可看到角巩缘轮廓。巩膜突也明显可见，是房角方向重要标志。在肌腱进入巩膜部位，该处巩膜最薄。巩膜厚度可在检查时应用仪器设备或在检查后应用计算机技术测量，见图 2-11-1。

二、巩膜葡萄肿

（一）临床概述

巩膜葡萄肿依解剖部位分为前巩膜葡萄肿、赤道部葡萄肿及后巩膜葡萄肿。与巩膜扩张不同，此时葡萄膜连同巩膜一起向外膨出。

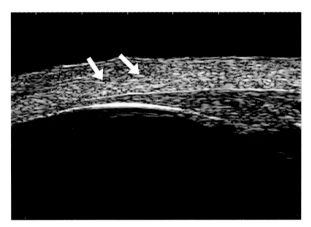

图 2-11-1　正常巩膜 UBM 图像
巩膜内回声均匀，呈中强回声，箭头所示为肌止端

轴性近视，由于眼轴不同程度延伸，致使巩膜变薄。高度近视眼可在赤道部或视神经周围及后极部形成后巩膜葡萄肿。

前部和赤道部巩膜葡萄肿虽不常见，但可见于巩膜炎症或绝对期青光眼。其他原因造成眼表黑色斑点或疾病需与之鉴别，如眼结膜黑色素瘤、色素性巩膜内神经襻、眼底周边部肿瘤向巩膜外扩展等。其他原因如创伤或先天性睫状体缺损均可造成前巩膜表面色素性结节。

（二）病理特点

变性近视伴眼轴不断增大及后部扩张变薄，可能是巩膜胶原发育不成熟或胶原纤维小且脆弱，使胶原纤维发生分离所致。

（三）超声表现

1.UBM 表现　对前部和赤道部葡萄肿，巩膜影像呈均一强回声带，其上方表层巩膜、结膜及其下脉络膜，呈中等回声，它们之间存在明显回声差异界面，即可清晰分辨出巩膜组织本身与其周围组织影像关系而做出正确诊断，见图 2-11-2A。

2.B 型超声表现　对于后巩膜葡萄肿，B 型超声检查可见眼球壁回声局限后凸，球壁回声光滑，一般患者眼球轴长较正常显著增长，部分病例可以并发视网膜脱离，见图 2-11-2B。

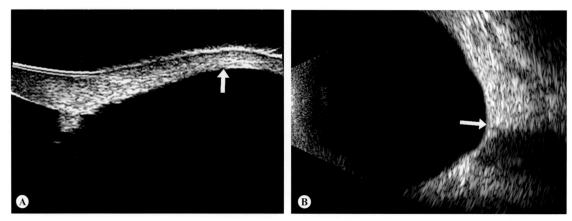

图 2-11-2　巩膜葡萄肿图像

A.UBM 显示前巩膜葡萄肿,巩膜轻度外凸,巩膜厚度与正常相比轻度变薄;B.B 型超声显示后巩膜葡萄肿,
后极部球壁回声局限后凸

三、巩膜炎症

巩膜炎症根据临床表现和病程一般分为结节性和单纯性巩膜外层炎,结节性、弥漫性和坏死性前巩膜炎,以及后巩膜炎。典型巩膜外层炎为自限性、良性病程,很少引起并发症。而巩膜炎临床症状明显,常造成各种严重并发症,包括角膜炎、继发性青光眼、白内障、葡萄膜炎、视网膜脱离、视盘水肿或黄斑水肿、眶周围炎等,视力不同程度受损,甚至失明。此类患者需及早做出正确诊断以及时治疗,挽救视力。

(一)巩膜外层炎

1.临床概述

巩膜外层炎是相对常见的眼局部炎症,约 2/3 患者为单眼发病。好发于或邻近于睑裂部,可反复发作,愈后不留痕迹。病因推测大多与过敏反应有关,约 30% 病例与某些全身性疾病有关,如带状疱疹、单纯疱疹、结核、梅毒、结缔组织病。此外,还与高尿酸血症和痛风密切相关。

巩膜外层炎在临床上分为单纯性巩膜外层炎和结节性巩膜外层炎两型。临床常突然发病,眼红疼、流泪,视力一般不受影响。眼部检查可见病变部呈粉红色,表层巩膜及其上方球结膜局限性充血、浸润、水肿。病变如形成结节,多为单发,

局部压疼,因位于表层巩膜组织内,结节在巩膜上可被推动。巩膜外层炎一般为良性、自限性炎症。单纯性巩膜外层炎发作时间短暂,数日即愈。结节性巩膜外层炎病程约 2 周,结节可完全吸收。少数病例可反复发作达数年之久,但一般不引起眼部损害。巩膜组织未被波及。约 15% 巩膜外层炎患者伴有轻度虹膜炎。

2.病理特点

单纯性巩膜外层炎组织病理学表现为血管扩张,血管周围淋巴细胞浸润,以及细胞外蛋白性液体蓄积,愈后无瘢痕形成。结节性巩膜外层炎以局限性结节为特征,其组织病理学表现与类风湿性关节炎的皮下小结节相同,主要由多核巨细胞、类上皮细胞及淋巴细胞构成。

3.超声表现

巩膜外层炎 UBM 表现为低回声,这与其组织学特点相一致。表层巩膜组织含有大量基质和疏松结缔组织,炎症可迅速扩散,造成血管扩张、水肿、炎性细胞浸润。单纯巩膜外层炎 UBM 显示表层巩膜普遍增厚,而巩膜本身没有改变,见图 2-11-3A。结节性巩膜外层炎 UBM 影像表现为结膜下局限均匀低回声区,与表层巩膜低回声界限清晰可辨,见图 2-11-3B。

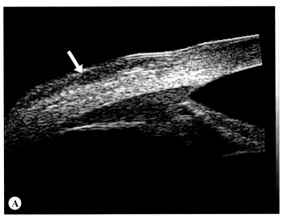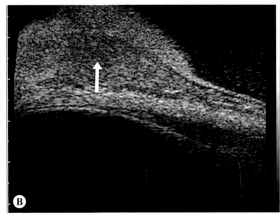

图 2-11-3　巩膜外层炎 UBM 图像

A.单纯性巩膜外层炎　表层巩膜普遍增厚，内回声减低，与正常巩膜之间界限清晰；B.结节性表层巩膜炎　巩膜局限性增厚，与正常巩膜间界限清晰

4.临床意义

UBM 所提供图像模式特征，对鉴别重度巩膜外层炎和巩膜炎具有较高应用价值。临床上严重巩膜外层炎有时可误诊为巩膜炎，而 UBM 却完全排除巩膜炎可能性；反之，临床上诊断为巩膜外层炎，而 UBM 影像特征显示为巩膜炎，为临床治疗提供可靠依据。

（二）巩膜炎

巩膜炎临床表现与巩膜外层炎不同，眼红疼较明显，并伴有深部眼眶疼痛。发病缓慢，逐渐加重。巩膜炎常与全身性疾病，尤其是与结缔组织病，如类风湿性关节炎、Wegener 肉芽肿、结节性多动脉炎、复发性多软骨炎、系统性红斑狼疮、溃疡性结肠炎、强直性脊柱炎、牛皮癣性关节炎、Behcet 病、结节病相关，以及感染因素，如带状疱疹、单纯疱疹、梅毒相关，其他因素如痛风也可伴发巩膜炎。临床上巩膜炎又分为前巩膜炎和后巩膜炎。

1.前巩膜炎

（1）临床概述

前巩膜炎在临床上又分为弥漫性巩膜炎、结节性巩膜炎、坏死性巩膜炎和穿孔性巩膜软化。其中坏死性巩膜炎临床上较少见。

弥漫性巩膜炎临床表现为弥漫性或限局性巩膜血管扩张，充血水肿，常伴有病变上方球结膜充血水肿。局部点用肾上腺素，待表层血管收缩后，即可清晰地看到扩张深层巩膜血管丛呈紫红色。

结节性巩膜炎，结节可单发或多发，局限隆起，压疼明显，不能推动，可反复发作。愈后巩膜形成瘢痕变薄，可透见下方脉络膜组织发蓝紫色。

坏死性巩膜炎对眼球具有极大的破坏性，约60% 病例与全身性疾病有关。病变部位由于小血管闭塞，组织局部缺血性坏死，病变中心发灰白色。这是个危险信号，表示巩膜因缺血坏死可导致巩膜组织穿孔，缺损区脉络膜组织膨出。此型如炎症严重，患眼剧痛难忍。病程可持续数月至数年，愈后巩膜遗留瘢痕，因眼内压关系可形成葡萄肿。

（2）病理特点

弥漫性巩膜炎　巩膜板层间大量中性粒细胞浸润，大面积巩膜胶原被肉芽肿性炎症围绕，致使巩膜显著增厚，晚期巩膜可变薄，形成葡萄肿。

结节性巩膜炎　呈典型的局限性和带状坏死性肉芽肿性炎症。结节周围由栅栏状排列的成纤维细胞和多核巨细胞包围。病灶密集融合，围绕大小不等的巩膜胶原碎片。慢性炎性细胞也可浸润到葡萄膜和浅层巩膜，引起组织增厚。晚期胶原碎片被吸收，可形成葡萄肿。愈后形成蓝色斑。

（3）超声表现　巩膜炎 UBM 影像特征因炎症类型和病程不同表现各异。

①弥漫性巩膜炎　UBM 显示弥漫巩膜增厚，较正常巩膜回声低。在增厚的巩膜组织中可见到斑点状低回声区，这表示在血管周围或巩膜组织中存在炎性细胞浸润和水肿，见图 2-11-4A。

②结节性巩膜炎　UBM 显示在结节部位，巩膜回声局限水肿增厚，内部呈较弱回声区，与正常巩膜回声之间界限清晰。炎症进行期临床虽未发现明显巩膜变薄，而 UBM 检查已显示巩膜变薄，见图 2-11-4B。

③坏死性巩膜炎　由于巩膜胶原纤维坏死和分解，病变早期显示病变为弥漫的低回声区，呈斑点状，巩膜明显增厚。病情发展加重时，UBM 可显示巩膜小洞，或在巩膜组织中形成更弥漫低回声区改变，这可能与巩膜组织之致密肉芽肿性浸润相关，胶原降解、坏死、组织崩解丧失。恢复期 UBM 常可显示典型巩膜变薄。

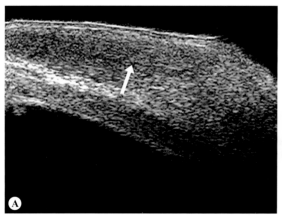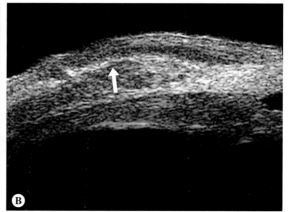

图 2-11-4　巩膜炎 UBM 图像

A.弥漫性巩膜炎　巩膜回声增厚，内回声较正常低，睫状体轻度增厚；B.结节性巩膜炎　巩膜内可见低回声结节，与正常巩膜间界限清晰

（4）比较检查法

裂隙灯检查可根据临床特征来诊断弥漫性、结节性和坏死性巩膜炎，但当结膜和表层巩膜炎症水肿严重时，临床上有时难以鉴别炎性性质、深浅和范围。应用眼前段荧光造影观察发炎的小血管和伴随巩膜水肿而出现血管移位，可以鉴别良性的浅层巩膜炎和严重的巩膜炎，有助于巩膜炎早期诊断。弥漫性和结节性巩膜炎，造影显示血管流速慢，血管形态异常，结节性还可见局部渗漏，坏死性巩膜炎可见小静脉闭塞，而穿孔性巩膜软化可见小动脉阻塞，并可见有大的旁路血管。

虽然 B 型超声可采用水浴技术检查前巩膜，但由于 B 型超声（10MHz）的分辨力影响，对探查巩膜和表层巩膜的界限难以确定。

（5）临床意义

UBM 虽不能与高倍光学显微镜相比，尚不能达到组织病理学细胞水平，但其高分辨力，不需采取病理标本，在活体即能观察到眼表层下组织病变，进行巩膜厚度测量，确定巩膜病变的位置及邻近组织是否受累等情况。UBM 所提供某些图像模式特征，有助于对巩膜病的鉴别诊断，及对病程进行监测。UBM 图像所见是与疾病临床表现、病程以及治疗的反应相平行。它所分析巩膜低回声模式和水肿程度是与巩膜炎症程度相一致，也与巩膜炎组织病理学非常相关。对坏死性巩膜炎，UBM 可客观测量巩膜变薄程度，即使仅剩菲薄一层巩膜组织，也能被观察到。这有利于预测该部位的稳定性，并确定是否需要进行巩膜加固手术。

2. 后巩膜炎

（1）临床概述

后巩膜炎临床上常易被漏诊或被误诊为眶内肿瘤。主要表现为轻度眼球突出、眼疼、眼球转动时疼痛加重、运动受限、复视、视力减退。重症因炎症扩散到眼内和眶组织，可引起视盘水肿、视神经炎、渗出性视网膜脱离、黄斑水肿、玻璃体炎。

（2）病理特点

组织病理学改变与前巩膜炎相似，可为非特异性炎症和肉芽肿性炎症。

（3）超声表现

①B 型超声表现　正常巩膜与色素膜、眶内组织之间无界限，后巩膜炎时，受炎症细胞的刺激，可以发生 Ternon 囊水肿，液体积聚在巩膜与眶内组织之间，超声检查时在眼球壁和眶脂肪之间可探及低至无回声区，与视神经相连形成类似英文字母"T"形的无回声区，即"T"形征，见图 2-11-5。如果病变严重累及脉络膜可导致脉络膜回声增厚，甚至并发脉络膜、视网膜脱离。

②CDFI 表现　由于巩膜局部的炎症，导致眼球壁血流信号较正常丰富。

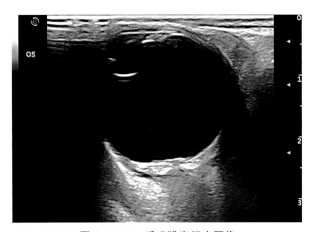

图 2-11-5　后巩膜炎超声图像

球壁回声增厚，其后可探低回声区，与视神经相连，"T"形征（+）

（4）临床意义

UBM 虽然对后巩膜炎的诊断价值不大，但严重的后巩膜炎病例，前巩膜常被波及，此时应用 UBM 结合 B 型超声、眼底检查，诊断更全面、准确。

临床实践证明，UBM 分辨力高，用于分析巩膜组织结构具有接近组织学特征。有助于迅速鉴别表层巩膜炎和巩膜炎，并可进行分型，及时发现疾病进展，并判断疗效，对眼前段巩膜疾病是一种很有应用价值的诊断工具。

（杨文利　赵　琦）

第十二章

眼外伤

眼是脆弱的感觉器官，它位于人体最表面最暴露的部位，因此极易受到各种因素（如固体、液体、气体、光、声、辐射等）的影响，导致不同程度的创伤。即使是一枚微小的异物、一个外力的直接作用等都可以引起眼的失明，甚至由于交感性眼炎累及另一眼也失明，可见眼外伤在眼科的重要性。

眼外伤为眼科的常见病和多发病，它不仅可以发生在工业、农业等生产加工业，随着交通及体育运动的发展，各种穿孔伤及钝挫伤逐渐增多，其损伤程度也逐渐加重。由于外伤的不确定性，导致其临床表现复杂多样。同一物质作用在眼不同的位置、不同的物质作用在相同的位置都可以引发不同的临床表现和结果。超声检查的无创伤性为眼外伤的诊断提供新的帮助，分述如下。

一、睫状体脱离

（一）临床概述

眼球在遭受钝性外力的瞬间，角膜急剧变形，房水猛烈向后冲击，造成房角结构损害，同时作用于眼球的轴向压迫和赤道部的被动扩张造成睫状体组织的损伤，睫状体脱离，即睫状体与巩膜间分离，严重者在部分区域可导致睫状体纵行肌附着在巩膜突上的肌腱断裂，使前房与睫状体脉络膜上腔沟通，房水自此裂隙直接引流入脉络膜上腔，导致持续性低眼内压，这种情况也可发生于内眼手术后。在 20 世纪 50 年代以前，被称为

外伤性或手术后低眼内压，1961 年 Chandler 和 Maumenee 利用房角镜发现了睫状体脱离的裂隙。

发病机制主要是解剖学上睫状体、脉络膜与巩膜仅相贴，存在着脱离的潜在间隙，同时睫状体脉络膜毛细血管是富含有孔隙的毛细血管，挫伤的冲击力可使毛细血管的血浆渗漏增加，造成睫状体脱离。如果睫状体纵行肌附着在巩膜突上的肌腱断裂，睫状体完全与巩膜分离，睫状体上腔与前房相通，形成房水引流旁路，发生低眼内压。另一方面，由于外伤后睫状体上皮细胞功能减退，房水生成减少，导致低眼内压。

绝大多数患者视力减退，前房变浅或深浅不一，黄斑区水肿及放射状皱褶形成，部分患者并发瞳孔变形、虹膜根部断离、晶状体半脱位或混浊、玻璃体积血、视网膜病变等。

（二）超声表现

UBM 表现：

1. 所有睫状体脱离均表现为 360° 全周脱离，而非某一象限的脱离。

2. 在睫状体脱离眼可见巩膜与睫状体脉络膜上腔之间出现与房水相同的无回声区，若在某一断离区域探查到睫状体根部与巩膜突完全脱离，形成前房与睫状体上腔之间的直接沟通，即睫状体离断，见图 2-12-1。

3. 前房不同程度变浅，晶状体位置前移，睫状突位置前移与虹膜根部距离缩短。

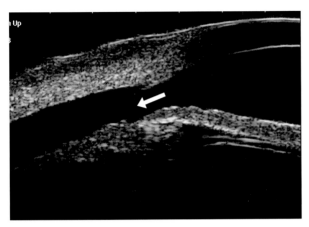

图 2-12-1　睫状体脱离 UBM 图
睫状体与巩膜间可探及无回声区，睫状体上腔与前房完全沟通，即睫状体离断的离断口（箭头所示），睫状体回声较正常增厚，睫状突前移推顶根部虹膜

（三）分类和分型

根据睫状体与巩膜突之间的附着位置关系将睫状体脱离分为睫状体离断和睫状体上腔渗漏两类。

1. 巩膜突与睫状突之间附着紧密，尽管360°全周睫状体与巩膜之间均可探及无回声区，但是无离断口，称之为睫状体上腔渗漏。

2. 巩膜突与睫状体在某一范围内附着点相互分离或解剖位置发生改变，或者前房与睫状体上腔之间完全交通，称之为睫状体离断。

根据睫状体离断时的交通情况，即如果前房与睫状体上腔相交通则称之为前离断；如果后房与睫状体上腔相交通则称之为后离断，见图 2-12-2。

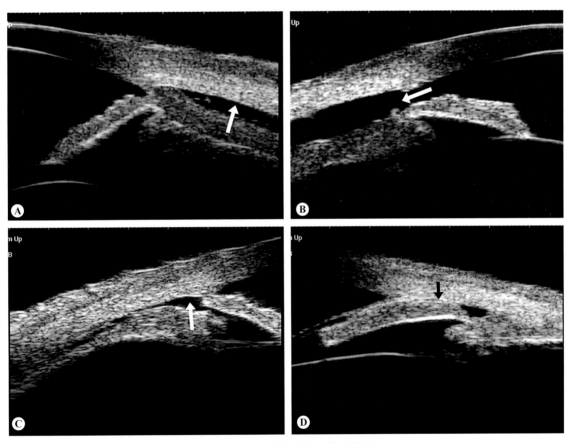

图 2-12-2　睫状体脱离的分类图
A. 睫状体与巩膜附着紧密，如果360°全周均为同样表现即无离断口，称为睫状体上腔渗漏；B. 睫状体与巩膜完全分离，由于前房与睫状体上腔相交通故为前离断型；C. 睫状体与巩膜完全分离，且睫状体与虹膜完全分离，由于后房与睫状体上腔相交通故为后离断型；D. 睫状体与巩膜相固着，但睫状体偏离正常的解剖位置向后移位，为睫状体离断前离断型的特殊表现，图中虹膜遮挡巩膜突（黑色箭头）

（四）比较检查法

1. 前房角镜检查　在 UBM 问世之前，前房角镜检查为确诊睫状体脱离的必须检查。但在一些特殊情况下，如前房浅、眼内压低、角膜水肿等情况下则无法应用前房角镜对房角结构进行检查。若同时伴有角膜水肿、前房积血等屈光间质混浊时，房角镜对睫状体脱离的诊断则显得更为困难。

2. 超声检查　眼科专用超声诊断仪（探头频率 10MHz），对睫状体脱离的检查有一定的辅助诊断价值。B 型超声轴位图像表现为弧形相对的条状回声，且不与视盘回声相连，类冠状切面可探及"花瓣"样回声。这是巩膜－脉络膜在涡静脉穿行处连接紧密，无脱离的缘故。睫状体脱离需达到一定程度方能显示其典型征象，对周边的浅脱离尚不能充分显示清楚，因此 B 型超声对于睫状体脱离的断离口不能显示。

（五）临床意义

睫状体及脉络膜仅与巩膜相贴附，除在前方睫状体根部与巩膜突附着紧密外，其余大部分仅为疏松组织，解剖上存在着脱离的潜在因素，故在临床上常因外伤或手术的冲击，导致睫状体与巩膜的分离。若未及时诊断和治疗，可因长期低眼内压致黄斑病变，并发白内障等，严重损害视功能，甚至眼球萎缩。

UBM 作为一种无创伤、高清晰度的眼前段成像技术，可在活体状态下了解眼前段结构，能够清楚地显示裂隙灯、检眼镜下所看不到的眼组织"盲区"，睫状体脱离的范围、离断口以及脉络膜上腔积液等均可在图像上一目了然，为拟定手术缝合范围及手术的成功提供了可靠保证。

二、虹膜根部断离

（一）临床概述

虹膜是具有弹性的组织，虹膜根部断离是指虹膜根部与睫状体相连处分离。虹膜根部与睫状体共同构成前房角，该处虹膜最薄，常因眼球受挫伤和震荡而发生断离。根据断离的部位和大小不同，采取不同的治疗措施。较小的断离，只有在裂隙灯或前房角镜下才能发现虹膜周边一个新月形黑色裂缝，通过孔洞有时可以看到睫状突或晶状体赤道部，若晶状体悬韧带断裂，玻璃体可自此处脱出。较大的断离，可导致瞳孔变形，产生视觉混乱。更大的断离，可产生双瞳，单眼复视。全部断离者，多合并眼部其他组织的严重损伤，如晶状体脱位，继发性青光眼，玻璃体积血等。较小的断离可以休息观察，不需特殊治疗；较大的断离或形成复视时，需要手术治疗。

（二）超声表现

UBM 表现　主要表现为虹膜与睫状体、巩膜之间的位置关系发生改变。一般表现为虹膜与巩膜、睫状体完全分离，而睫状体与巩膜则完全粘连在一起。离断的虹膜由于有晶状体的支撑仍保持正常形态，见图 2-12-3。如果为完全的虹膜缺失，UBM 检查在整个前房内均无法探查到虹膜回声，仅见类三角形的睫状突与巩膜相贴。部分病例由于顿挫伤的原因可以同时合并晶状体不全或晶状体完全脱位、睫状体脱离等。

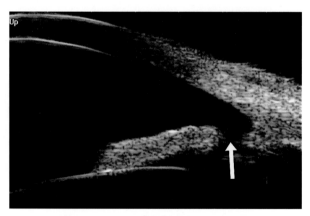

图 2-12-3　虹膜根部离断 UBM 图像
根部虹膜局限缺如，与睫状体回声分离，而角膜、巩膜、睫状体和晶状体的回声未见异常

（三）临床意义

UBM 通过高频超声获取图像，在角膜混浊或前房积血的情况下，能够了解虹膜及其后的病理变化。如虹膜根部断离范围大，须早一些处理前房积血，及早手术将断离区修复，以免时间过长导致虹膜萎缩。另外，需要做前房穿刺时，根据 UBM 提示，避开虹膜根部断离区，避免损伤晶状体。

三、房角后退

（一）临床概述

正面作用于眼球的钝力可引起组织变形，房水向周边挤压的液体动力与房角组织对抗的相互作用的结果导致房角及眼内组织的各种损伤。钝挫伤后的房角改变主要为房角后退或撕裂，即睫状体的环形肌与纵形肌的纤维分离，环形肌纤维撕裂，而纵形肌纤维仍附着于巩膜突上，环形肌及放射状肌纤维向内向后移位，这些改变使虹膜根部后退，前房角变深。因此，小梁组织受损，

发生变性、萎缩、纤维化。按照 Howard 分类法，将房角后退分为浅、中、深三度，后退范围以圆周作记录。浅层撕裂，仅葡萄膜小梁裂开，其余部分尚正常；中度撕裂，即睫状肌纤维撕裂，出现裂隙，睫状体带宽度为正常小梁组织宽度的 1～3 倍；深度撕裂为睫状体肌纤维内出现裂沟，前房角明显加宽。

据文献报道，伴有前房积血的钝伤性房角后退发生率为 45%～94%。因房角后退引起继发青光眼占 7%，多发生于中深度撕裂且后退范围超过 180° 的患者。按发生的时间分为早发型与晚发型，早发型可在伤后数天至 1 年内出现，晚发型在伤后数年内出现。

（二）超声表现

UBM 表现　睫状肌内出现裂隙状无回声区。睫状体环形肌与纵形肌撕裂的结果造成房角后退，使前房加深、房角增宽加大，房角呈圆钝状，小梁虹膜夹角角度增大，见图 2-12-4。

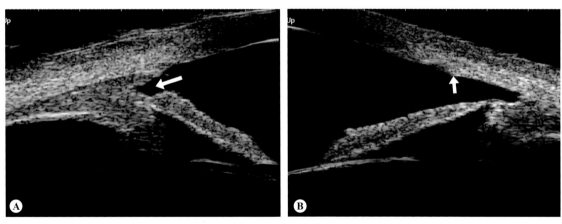

图 2-12-4　房角后退的 UBM 图像
　A. 中度房角后退 UBM 检查可见房角圆钝；B. 重度房角后退 UBM 检查虹膜、睫状体与巩膜突（白色箭头）分离，房角内陷、加深

（三）临床意义

既往早期识别房角后退的方法是前房角镜检查，对于睫状肌撕裂的程度及房角后退的宽度只能作主观的判断，有相当一部分屈光间质混浊的病例，在一段时间内需要治疗与等待。而UBM对于眼前段的病变，尤其是在屈光间质混浊，如角膜水肿、混浊、前房积血、渗出等情况下，可以清楚地显示出虹膜根部离断、房角后退、晶状体悬韧带断裂、晶状体不全脱位以及隐藏在虹膜后使用常规检查方法不能揭示的病变，能够定量的对病变程度及形态变化提供客观依据，有利于房角后退继发青光眼患者的追踪观察，对眼前段挫伤的诊断和治疗有着确切的指导意义。

四、眼内异物

（一）临床概述

眼内异物占眼外伤的2%～6%。异物伤中最多见为金属异物，其中磁性异物占78%～90%。有些位于前房和晶状体内的异物可在裂隙灯下被直接发现，而另一些位于虹膜后或睫状体附近的微小异物，穿孔伤口细小、易闭合，或是巩膜伤口被出血遮挡，即使在裂隙灯下也需要仔细辨认。

对于受伤眼的病史询问非常重要，受伤时的工作状态，致伤物等对诊断很有价值。有时病史不明确，发现眼部有细小穿通伤痕，更应进一步详查。在屈光间质透明时，可以借助裂隙灯及检眼镜直接发现异物所在部位，根据异物的形态，

外观来推测异物的性质。穿通伤合并前房积脓或眼内炎者，多有异物存在。铁质及铜质沉着症的出现是眼内铁和铜异物存在的佐证。铁锈沉着于角膜及晶状体前囊时，由于血流的影响，绝大多数异物滞留在睫状体附近，这在笔者对眼铁质沉着症病例进行房水铁离子含量分析时已得到充分的证实。

（二）超声表现

1.A型超声表现　异物的超声检查均表现为异常的强回声，A型超声检查为饱和的单高波，根据异物的大小A型超声的宽度不同。

2.UBM表现　位于眼前段的异物，一般应用UBM进行检查。正常情况下巩膜表现为眼前段各组织中的最强回声，即巩膜的回声强度较角膜、虹膜、睫状体、晶状体等的回声强度都高。而进入球内的异物，不论是金属异物，还是非金属异物如塑料、石头等，其组织的密度均高于巩膜，因此回声强度亦较巩膜强。应用UBM检查球内异物表现为高于巩膜回声的眼内最强回声，异物形态不规则，边界清晰，与周围组织间界限清晰。位于角膜深层的异物，应用UBM检查可以准确地探测异物是否穿透角膜后弹力层而侵入前房。位于房角的异物可以通过UBM检查探查到异物与房角、虹膜、晶状体等的位置关系。位于睫状体的异物，应用时钟定位法对异物的位置进行定位，通过测量异物与巩膜突、肌肉止端等的距离能更精确地确定异物在眼内的位置，见图2-12-5。

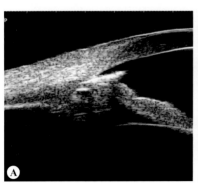 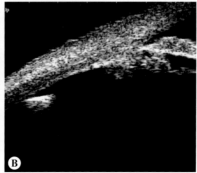 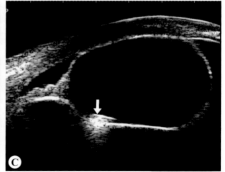

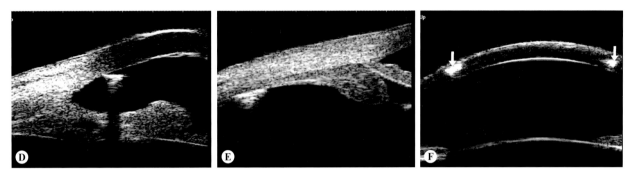

图 2-12-5　眼前段异物 UBM 图

A.房角异物，房角内可探及强回声，与巩膜突紧密相连，尾影（+），声影（+）；B.周边玻璃体内异物，睫状体平部下方的周边玻璃体内可探及片状强回声，尾影（+），不与睫状体平部相连；C.虹膜层间可见囊样无回声区，靠近晶状体侧囊膜上可见强回声（白色箭头），尾影（+），未累及晶状体；D.前房内异物，周边前房可探及强回声，尾影（+），声影（+）；E.睫状体异物，睫状体平坦部可探及条状强回声，尾影（+）；F.角膜实质层内强回声（白色箭头），尾影（+），可以测量其与角膜上皮及角膜内皮的位置关系

3.B 型超声表现　球内和眶内的异物可以应用 B 型超声检查。

（1）眼球内异物　位于眼球内的异物，不论异物的性质是金属异物还是非金属异物，都表现为眼内的最强回声。异物的形态不规则，内回声根据异物的性质不同而不同，但一般都比较均匀。异物之后可见声影。部分病例球后的声波逐渐减低直至消失称为声衰减，也称为彗尾征，见图 2-12-6。

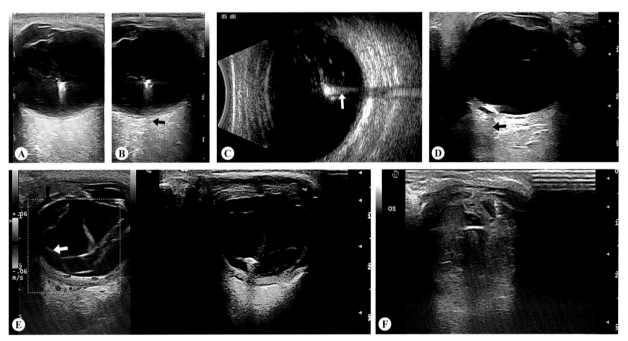

图 2-12-6　球内异物超声图像

A.玻璃体内异物（高增益状态），尾影（+）；B.玻璃体内异物（低增益状态），尾影（+），声影（+）（黑色箭头）；C.低增益下可见彗尾征（黑色箭头）；D.球壁异物合并声影（黑色箭头）；E.高增益下可见眼内异物合并视网膜脱离（白色箭头）、脉络膜脱离（黑色箭头），低增益下可见异物声影（+）；F.复杂眼外伤眼内结构难以分辨，但可见异物尾影（+），声影（+）

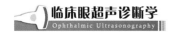

（2）眼眶内异物 由于球后脂肪为等强回声，一般较小的异物不论是金属还是植物性异物均较难显示，除非体积较大。检查较小的眼眶异物，常需要将增益降低，以显示异物。较大异物B型超声显示为强回声，伴声影，见图2-12-7。超声在判断眶内异物，尤其是滞留眶内时间较长的植物性异物上较CT更佳。因为植物性异物长期存留眶内与组织液或脓液混合后在CT上显示为高密度，难于鉴别软组织和异物。而超声显示异物多为强回声，和周围的软组织或纤维组织易于鉴别。

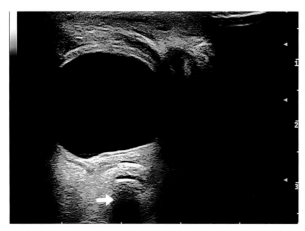

图2-12-7 眶内异物超声图像
低增益条件下，球后可见条形强回声，声影（+）（白色箭头）

（三）比较检查法

1.X线检查 X线直接定位法是眼内异物影像学检查的基本方法，但它对非金属异物和微小异物有局限性，薄骨定位法和无骨定位法对密度较低、成影极淡的金属异物仍有假阴性的报告。X线直接定位法需要眼球表面外加的定位器来测量异物的位置，定位器的放置和移动会直接影响异物定位的精确性，特别是微小异物，有时可与定位点重叠而被其掩盖。

2.CT扫查 CT不仅可以识别与眼组织密度极为相似的异物，还可以进行异物定位，特别是眼球壁附近异物的定位，因其可以显示眼球壁的轮廓，鉴别球壁和球外异物，较X线有明显的优越性。但是尽管有提高窗位、薄层、窄窗宽等技术，金属异物的伪影问题仍影响其定位的准确性，CT断层的最小层厚为2mm，因此对于微小异物确定仍可能漏诊。

3.MRI检查 MRI检查软组织分辨率高，多方位成像，无骨伪影，无辐射损害。但其为强磁场检查，因此，禁用于眼部有金属异物者。对于非磁性眼内异物，MRI图像均显示为信号缺失区，不伴伪影。对于低密度异物，与异物有关的眼内并发症及异物位置的显示优于CT。

（四）临床意义

在眼前段异物中，后房、晶状体赤道部、睫状体附近是临床上使用裂隙灯、检眼镜、房角镜检查的"盲区"，同时也是小异物常滞留之处。一些患者被细小而锋利的异物快速穿透眼球壁，在不影响视力的情况下，并未引起注意，或虽经检查，X线未发现异物，直至视力明显下降时，临床上已发现典型的铁质沉着症时就诊。因此，高度怀疑有眼前段微小异物而其他检查阴性时，UBM检查是最好的适应证。

应用超声检查诊断球内异物，对确定异物在眼内的位置有很大帮助，如异物在玻璃体内、眼球壁上等，由于超声检查可以将眼球和异物置于一个平面上，因此可以准确显示异物的位置。此外，应用超声检查可以对异物伴随的情况进行诊断，如是否合并玻璃体积血、玻璃体积脓、视网膜脱离、脉络膜脱离等。

五、前房积血

（一）临床概述

眼部外伤极易引起前房积血，约占挫伤中的25%，出血程度按Shingleton分级法可分为5级。Ⅰ级：显微镜下出血，仅在裂隙灯下见前房内红细胞浮游，前房无液平面；Ⅱ级：积血＜1/3前房；Ⅲ级：积血占前房1/3～1/2；Ⅳ级：积血占前房1/2以至近满前房；Ⅴ级：满前房积血。William将前房积血分为三级。Ⅰ级：积血量少于前房1/3；Ⅱ级：积血量占前房1/3～1/2；Ⅲ级：积血量超过前房1/2或充满前房。

挫伤后引起的血管变化，初为血管痉挛，继之血管扩张，管壁失去正常弹性，可有少量渗血，多附于虹膜表面或混悬于房水中。较多的前房积血常为虹膜小动脉破裂，血液可积于前房下方形成一液平面。大量出血则多来自虹膜大环的小动脉或睫状体的损伤，也可由于眼球破裂直接损伤血管所致。大量血液充满前房，新鲜者呈红色，陈旧时呈暗红色或黑紫色。由于眼球内的压力和血管壁的收缩，出血多能自行停止，大量出血或积血迟迟不能吸收时可引起继发青光眼，角膜血染等并发症。因此，需要适时选择前房穿刺冲洗术。但在严重的钝挫伤患者，有时常并发角膜水肿、混浊以及继发青光眼后角膜血染。

（二）病理特点

钝伤后前房积血是由于虹膜撕裂伤致大小动脉环血管破裂或睫状突受损，伤及前睫状血管所致。出血后即由小梁支架的内皮细胞，血液中的

单核细胞和虹膜睫状体中的游离细胞开始吞噬红细胞，然后游离到Schlemm管，穿过内皮小梁网进入血液循环。积血若形成血块，纤维组织使虹膜前后粘连，阻塞房水循环，可引起继发性青光眼。电镜下可见小梁间隙中存有红细胞，内皮细胞凝结退变，小梁网间隙阻塞，使房水流出受阻。

（三）超声表现

UBM表现　正常前房为无回声区，前房积血时根据出血时间、程度的不同，呈不同的表现。

1. 新近发生的出血，前房内为均匀的点状回声，由于患者为仰卧位检查，出血一般在虹膜的前表面，可随体位的改变而改变。出血较多时，不均匀的点状回声可以充满整个前房，见图2-12-8A。

2. 如果出血在一段时间内未被完全吸收，则行UBM检查可以探查到位于前房内的团状或膜状中强回声，贴附于角膜后或虹膜表面，且积血是否遮挡房角亦可清晰地观察到，见图2-12-8B。

UBM检查在观察前房积血的同时，亦可同时观察到被积血遮挡的其他眼前段改变，如房角后退，睫状肌撕裂，睫状体离断，晶状体脱位等，见图2-12-9。

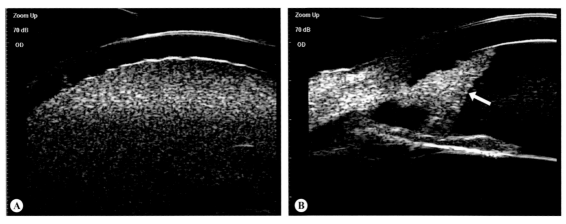

图2-12-8　前房积血UBM图像
A.前房内可探及致密均匀点状回声与角膜回声相贴，角膜上皮回声较正常增厚，内侧回声不光滑；B.陈旧前房积血，团状中强回声与角膜回声相贴

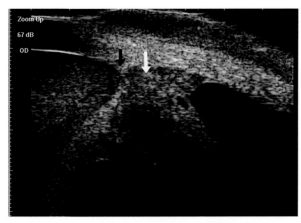

图 2-12-9　前房积血合并睫状体上腔渗漏 UBM 图像

前房内可探及致密均匀点状回声，睫状体与巩膜间可探及无回声区，但睫状体（白色箭头）仍附着于巩膜突（黑色箭头），睫状体上腔不与前房相沟通

（四）鉴别诊断

前房内炎性渗出　当眼前段有炎症发生时，前房内同样可以探查到与前房积血一样的均匀点状回声。仅凭 UBM 检查很难鉴别二者，需要结合病史和临床检查共同诊断。

（五）临床意义

当眼球受外伤后，可导致眼前段的组织结构改变，在角膜混浊的情况下，影响对前房、虹膜、晶状体等组织的观察。Pavlin 最早报道了前房积血、虹膜根部断离、房角后退、晶状体脱位、睫状体脱离等在 UBM 下的特征性表现。

六、角膜上皮剥脱

（一）临床概述

角膜是眼球暴露于体外的透明组织，容易发生外伤。组织学上分为 5 层，分别为上皮细胞层、前弹力层、基质层、后弹力层、内皮细胞层。其中基质层占角膜厚度的 90%，主要由纤维薄板组成。由于角膜上皮位于最浅表层，极易受到外界物质的损伤，如异物、粉尘、擦伤、划伤及化学药物溅入等，均可使角膜上皮与前弹力层分离，

造成角膜上皮剥脱。上皮细胞可以再生，在前弹力层完整时，新的角膜上皮细胞能够很快修复。

（二）超声表现

UBM 表现　正常角膜的 UBM 检查其前表面可探测到 2 条带状中强回声，即角膜上皮层和前弹力层，基质层为均匀一致的中低回声区，后弹力层和内皮细胞层表现为位于其后的一条带状中强回声。当角膜上皮受损伤时，UBM 显示角膜上皮层的回声局限缺如，角膜前弹力层和基质层的回声一般无变化。如果剥脱的上皮在短时间内恢复，则角膜上皮的回声恢复正常为连续的条带回声。如果病程较长，不仅可以探查到角膜上皮的回声缺如，同时可以合并前弹力层和基质层的回声增厚，回声强度下降，非缺如区的角膜上皮层与前弹力层之间的厚度增加，见图 2-12-10。个别病例可探查到角膜内皮的水肿，前房内点状回声（前房内的渗出物）。

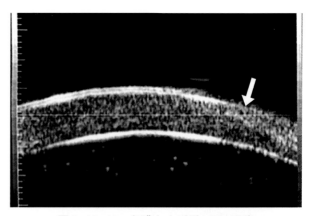

图 2-12-10　角膜上皮剥脱 UBM 图像

角膜上皮的强回声自左向右延续的过程中逐渐消失，仅保留前弹力层一层强回声。角膜实质回声无变化。前房内可探及点状中强回声，为前房内的浮游细胞

（三）比较检查法

裂隙灯检查　裂隙灯检查并配合荧光素钠染色后与 UBM 一样可以探查到角膜上皮剥脱。但如果角膜水肿严重，则不能观察到前房内的情况。

（四）临床意义

角膜上皮损伤虽经裂隙灯检查即可判断。但UBM通过其高频超声探测，可揭示其损伤程度及深度，对于治疗及预后的估计有一定的临床意义。

七、后巩膜裂伤

（一）临床概述

由于眼内充满液体，可以被看作是可压缩的球体。如果眼球受到外力引起形态改变，但是体积没有发生改变，那么将只能增加表面积，这样在薄弱部位可以引起巩膜破裂。由于巩膜受到外力破裂，眼球立即减压，因此球结膜几乎无破裂现象。

临床检查可见严重的结膜充血和水肿、结膜下出血、眼内压降低、前房积血、视力急剧下降，在眼球壁破裂的象限，眼球的运动可以受限。

（二）超声表现

1.A型超声表现　眼球壁回声下降，甚至可以表现为液平段。

2.B型超声表现　病变一般在眼球的后极部，视神经的周围，表现为眼球壁回声局限缺如。玻璃体内一般都有点状回声，为外伤后的玻璃体积血。部分病例可以同时合并视网膜脱离和脉络膜脱离。破裂的眼球壁后可以探查到不规则的无或低回声区，为自眼球内外溢的玻璃体，见图2-12-11。

3.CDFI表现　破裂的眼球壁一般无异常血流信号发现。如果玻璃体内有脱离的视网膜、脉络膜可以有相关的表现。

（三）临床意义

后巩膜裂伤由于位置隐匿，单纯依靠临床检查诊断有一定的困难。必要时甚至需要手术探查以明确诊断。应用超声诊断可以避免手术探查，准确诊断后巩膜裂伤，有推广价值。

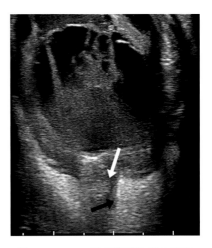

图2-12-11　后巩膜裂伤超声图像

复杂视网膜脱离、脉络膜脱离伴后巩膜裂伤，可见后极部球壁回声不连续（白色箭头），相邻处眶内不规则低回声（黑色箭头），为眼内容物膨出

八、视网膜震荡

（一）临床概述

眼球钝挫伤如拳头、棍棒、球类等直接或间接击打眼球前部，将眼球积压变形，压力经过眼内容物传达至视网膜，在外力作用消除之后，眼球在自身弹性作用下恢复原状。此过程中视网膜受到压力变化、震荡等外力作用的影响直接产生血管压力变化，可见视网膜血管扩张、血液外渗、组织水肿等。经数周后病变区出血或瘢痕化，甚至出现视网膜萎缩。

临床检查可见典型的眼底改变为视网膜震荡水肿。视网膜的局部出现灰白色混浊，有的可以融合成片，一般在眼球的后极部。如果累及黄斑区，黄斑区可透见脉络膜固有的红色，而且视网膜小动脉纤细，眼底表现与视网膜中央动脉阻塞后相类似。

（二）超声表现

1.B型超声表现　不是所有的病例都有阳性表现，严重的病例可以探及后极部眼球壁局限水肿增厚，甚至可见浅间隙，见图2-12-12A。

2.CDFI表现　眼局部的血流检测可以有如下

表现：视网膜中央动脉的收缩期峰值的血流速度、舒张末期的血流速度、时间平均最大血流速度均较正常显著下降，阻力指数升高。睫状后短动脉

血流参数的改变一般没有视网膜中央动脉显著，部分病例可以表现为血流速度的轻度下降。眼动脉的血流参数一般无显著变化，见图2-12-12B。

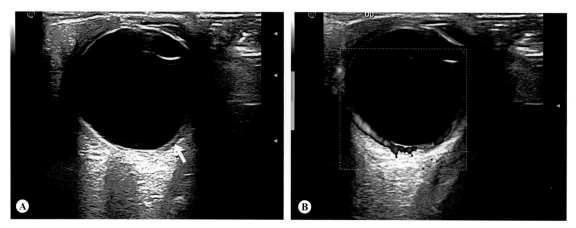

图 2-12-12　视网膜震荡超声图像

A. 球壁回声广泛增厚，周边可见浅间隙（白色箭头），后极部球壁可见浅间隙；B.CDFI 见球壁回声血流信号丰富

（三）临床意义

视网膜挫伤的血流参数改变对理解疾病的病理过程有帮助。由于钝挫伤所致眼部血管受损、眼内压和血管壁内外压力的改变，导致眼局部的血管痉挛，血流阻力增加，血流参数下降，阻力指数增高。而视网膜中央动脉的血流改变较睫状后短动脉的血流参数变化显著，认为是视网膜中央动脉为终末血管，无吻合，对眼局部的压力改变代偿能力差的缘故。

（庞秀琴　沈　琳）

第十三章

青光眼

青光眼是一组威胁视神经视觉功能，与眼内压升高有关的临床症候群或眼病，即眼内压超过了眼内组织尤其视网膜、视神经所能承受的限度，引起的视神经损害。最典型的表现是视神经乳头的凹陷性萎缩和视野的缺损、缩小，如不及时治疗视野可以全部丧失甚至失明。流行病学资料表明，青光眼在全球是仅次于白内障的导致视力丧失的主要疾病。由于青光眼性失明就目前的治疗手段而言是无法逆转和恢复的，对于青光眼患者必须强调早期发现、早期诊断和早期治疗，因此青光眼的预防与治疗尤为重要。

根据病因学、解剖学和发病机制等，青光眼有多种分类方法，临床上通常将青光眼分为原发性、继发性和发育性三大类。

第一节　青光眼相关基础知识

一、房水的生成和流出

房水是一种相对无细胞、无蛋白的透明液体，充满于眼球的前房和后房，总量 $0.15 \sim 0.30$ mL。房水流入和流出眼球的速率决定了眼内压的高低，当房水流入和流出眼球的速率相等时，眼内压保持恒定。房水流入眼内的速率是由房水生成的速率决定的，房水自眼球流出的速率与房水外流时遇到的阻力和上巩膜静脉压有关。因此，睫状突生成房水的速率、房水通过小梁网路径流出的阻力、表层巩膜的静脉压力的改变，都将导致眼内压发生改变。

1. 房水的生成　房水来自睫状突毛细血管网中的血浆。房水自睫状突可能通过弥散、超滤过和分泌等三种机制中的一种通过毛细血管壁、基质、上皮进入后房。

2. 房水的流出　由于后房和睫状突血管和基质之间的静水压和渗透压梯度，以及睫状体无色素上皮层的活性转移，房水自睫状突流入后房。自后房经瞳孔进入前房。大部分房水在前房角经小梁、Schlemm 管、巩膜内、外集合管、上巩膜和结膜静脉外流。正常情况下，这一常规的房水外引流途径使 83% $\sim$ 96% 的房水流出眼球。其余 5% $\sim$ 15% 的房水经过其他途径外流，包括色素膜、巩膜、色素膜涡静脉等途径。

3. 房水的功能　房水可以维持适当的眼内压，保持眼球的正常形态和功能。房水对眼内组织特别是无血管的角膜和晶状体具有重要的代谢功能，为这些组织提供营养物质、排泄代谢产物。此外，玻璃体和视网膜的代谢与房水有关，氨基酸和糖等物质自房水进入玻璃体内。

二、眼内压

眼内压是眼球的内容物作用于眼球壁的压力。统计学上的正常眼内压值在 $10 \sim 21$ mmHg，代

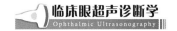

表 95% 的正常人群的生理性眼内压的范围。正常眼内压的生理作用在于保持眼球固有形态、恒定角膜曲率、保证眼内液体正常循环以及维持屈光间质的通透性，这些对于视觉功能都有着重要的意义。因为眼球的容量是固定且有限的，因此眼内容物的变化必定伴随眼内压的改变。眼内容物中的晶状体、玻璃体和眼内血流量在代谢过程中变化不大，但是房水循环的动态平衡将直接影响眼内压的稳定性，进而反映出眼内压高低的变化。

三、视神经的解剖与病理改变

（一）视神经的解剖

视神经的眼内段与青光眼关系密切，自视盘表面到巩膜筛板处的眼球壁长度约 1mm 的视神经被称为视神经乳头，主要由神经节细胞的轴突、神经胶质细胞、胶原支架组织和血管组成。

视盘可以分为 4 个部分，最表面的是神经纤维层，可以通过无赤光检眼镜窥见。其次是筛板前层轴突呈角状，自视网膜平面转移到脉络膜平面，临床上只能观察到中央的视杯区域。筛板层由约 10 层连续的孔状结缔组织板片构成，神经纤维由此通过出眼球。筛板后区位于眼球壁外，视神经由眼内的无髓鞘部分变成眼球外有髓鞘结构。

（二）视神经的病理改变

早期青光眼的组织病理改变是筛板层的神经轴突、血管和胶原细胞丧失，形成青光眼性杯凹，伴有筛板板片结构的压缩和融合。视盘的改变可以早于视野的损害。

青光眼的视神经损害主要因素是升高的眼内压。传统上有两种理论：机械压力学说和血管缺血学说。目前认为二者共同参与了青光眼视神经损害。

第二节　原发性青光眼

原发性青光眼是青光眼的主要类型，一般双侧发病，但双眼的发病时间可以先后不同，病变的病理损害程度也可不同。根据解剖结构和发病机制的不同，一般将原发性青光眼分为闭角型青光眼和开角型青光眼。

一、原发性闭角型青光眼

在我国原发性闭角型青光眼最为常见，占原发性青光眼的 70%～80%，是欧美白种人患病率的 10～15 倍。因此，必须对这类患者眼前段结构进行深入研究，探讨其发病机制，以期进行早期诊断，合理治疗。

（一）临床特点

闭角型青光眼的临床表现比较复杂，根据临床发展规律与病理发展过程相结合，有急性和慢性两种类型的临床表现。

1. 急性闭角型青光眼临床上以虹膜膨隆明显的窄房角眼多见，房角可以表现为全或无式关闭。由于房角关闭的突然且范围较大，可以导致眼内压显著升高。根据临床发展规律可以分为临床前期、发作期、间歇缓解期和慢性进展期四个阶段。

典型的大发作由于房角突然大部分或者全部关闭，眼内压急剧升高，出现明显的眼痛、头痛、甚至恶心、呕吐等症状。视力显著下降，眼局部检查可见睫状充血或混合充血、角膜水肿、瞳孔扩大、对光反应消失、前房变浅等表现。眼球坚硬如石，眼内压一般在 50mmHg 以上，甚至超过 80mmHg。裂隙灯显微镜检查可见角膜上皮水肿、角膜后可见虹膜色素沉着、房水闪辉、虹膜水肿、隐窝消失、晶状体前囊下可见灰白色斑点状混浊为青光眼斑。这些征象一般出现在眼内压急剧升高而且持续时间较长的情况下，为急性大发作的标志性体征。

2. 慢性闭角型青光眼与急性闭角型青光眼相比，临床上没有眼内压急剧升高的相应症状，主要表现在视神经乳头由于高眼内压的持续作用所形成的凹陷性萎缩，视野也随之发生进行性损害。一般为常规眼科检查或病程晚期有视野缺损时才被发现，具有潜在的危险性。

慢性闭角型青光眼以 50 岁左右的男性多见，临床检查可见周边前房浅，中央前房深度正常或接近正常。虹膜膨隆不明显，房角呈中等程度狭窄，部分病例可见局限性周边虹膜前粘连。眼内压一般在 40～50mmHg。

（二）发病机制

原发性闭角型青光眼是由于瞳孔阻滞或（和）其他非瞳孔阻滞因素引起房角关闭，导致眼内压升高的一组疾病。结合房角检查，将闭角型青光眼分类为急性闭角型青光眼和慢性闭角型青光眼，而慢性闭角型青光眼又分为虹膜膨隆型和虹膜高褶型。超声生物显微镜应用于临床后使房角、虹膜、后房、睫状体的结构清晰可见，为探讨原发性闭角型青光眼房角关闭的机制提供有力的依据。

1. 急性闭角型青光眼的发病机制中瞳孔阻滞因素起着关键作用

根据 Mapstone、Kondo 的计算公式，$PBF = (D+E) \cos\alpha + S \cos\beta$（PBF 为瞳孔阻滞力，$D$ 为瞳孔开大肌力，E 为虹膜张力，S 为瞳孔括约肌力，α 角为 $(D+E)$ 向量所指的方向和瞳孔缘到晶状体前曲率半径中心连成的夹角，β 角为向量 S 与所指的方向和上述连线的夹角）。由此可见，瞳孔缘相对位置越靠前，瞳孔阻滞越大。当瞳孔阻滞力大于后房压力时，阻碍房水由后房经瞳孔进入前房，此时，后房压力增高，使虹膜向前膨隆，房角变窄，甚至关闭。

在临床实践中也可看到急性闭角型青光眼及其对侧未发作的眼，行周边虹膜切除术或激光虹膜切开术后，虹膜变平，房角开放，证实瞳孔阻滞因素在发病中起着关键的作用。

2. 慢性闭角型青光眼发病机制的多样性

慢性闭角型青光眼房角粘连的发展过程是缓慢形成的。开始时，先是虹膜根部的隆起嵴突首先与小梁组织发生接触，随着病情的发展，粘连逐步形成并缓慢扩展融合。房角镜检查，可见虹膜根部首先与功能部小梁粘连，并有不规则匐行性粘连向 Schwalbe 线进展，从而引起进行性房角关闭。房角粘连的范围与眼内压升高的程度成正比。由于房角关闭的这个特点，在临床上表现为慢性过程，相当多的患者在视功能出现严重损害之前无任何症状。

（三）超声表现

1. A 型超声表现

（1）前房浅　浅前房是原发性闭角型青光眼的重要解剖因素，前房越浅，房角关闭机会越大。急性闭角型青光眼和慢性闭角型青光眼中央前房深度均比正常眼浅，但慢性闭角型青光眼和急性闭角型青光眼相比，前者较深，见图 2-13-1。

（2）晶状体厚　急性闭角型青光眼和慢性闭角型青光眼的晶状体厚度均比正常眼厚，且与正常眼相似共同遵循着一个规律，即随年龄增加，晶状体厚度增加。

（3）晶状体位置相对偏前　晶状体相对位置是由 Lowe 1970 年提出，是指前房深度与 1/2 晶状体厚度之和与眼轴长度之比。急性闭角型青光眼和慢性闭角型青光眼的晶状体相对位置均小于正常眼；急性闭角型青光眼和慢性闭角型青光眼相比，晶状体相对位置更靠前，差异更显著。

2. B 型超声表现

B 型超声检查，原发性青光眼患者一般无异常发现。特殊病例可以观察到视盘凹陷增大，表现为视盘回声局限后凹，程度一般与病变程度相关，但无特殊诊断意义，见图 2-13-2。

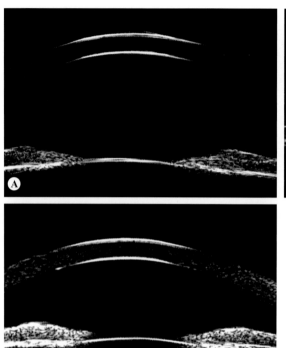

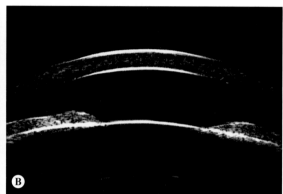

图 2-13-1　原发性闭角型青光眼及正常眼前房深度 UBM 图像

A. 正常眼；B. 急性闭角型青光眼；C. 慢性闭角型青光眼

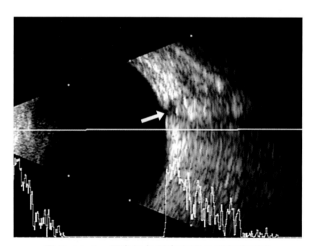

图 2-13-2　原发闭角型青光眼 B 型超声图像

B 型超声可见视盘回声局限后凹（箭头）

3.CDFI 表现

中晚期原发性闭角型青光眼患者的眼动脉、视网膜中央动脉和睫状后短动脉的血流速度均较正常显著下降，阻力指数轻度升高。实验研究表明，眼内压的改变与眼局部的血流变化之间关系密切。在试验中人为将眼内压升高至 80mmHg，可见视网膜中央动脉的血流速度显著下降，以舒张末期更为显著，部分病例的舒张末期血流参数甚至为 0，阻力指数异常升高，甚至接近 1。而随着眼内压下降，视网膜中央动脉的血流参数可以逐渐恢复，见图 2-13-3。

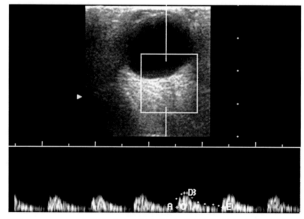

图 2-13-3　晚期闭角型青光眼患者视网膜中央动脉的血流频谱

视网膜中央动脉的 PSV、EDV、TAMX 均较正常下降，RI 较正常升高

4.UBM 表现

虹膜 虹膜的形态改变是导致房角变窄、关闭的重要原因。虹膜是关闭房角结构的直接原因，根部虹膜膨隆程度、根部虹膜的厚度、睫状体与根部虹膜之间的位置关系，以及瞳孔区虹膜与晶状体之间的关系都是研究此问题的关键所在。

①虹膜膨隆程度 闭角型青光眼的病例，均可见不同程度的虹膜明显膨隆。周边前房变浅，房角明显变窄，甚至关闭，见图 2-13-4。

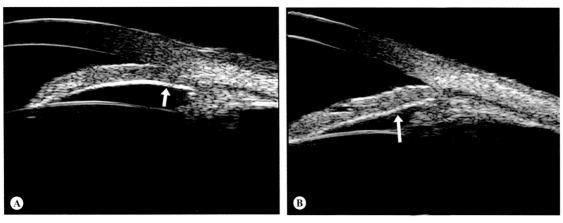

图 2-13-4 原发性闭角型青光眼虹膜膨隆度 UBM 图像
A. 急性闭角型青光眼；B. 慢性闭角型青光眼

②虹膜厚度改变 测量虹膜厚度 1、2、3，即虹膜周边部、中部及近瞳孔缘的虹膜厚度。急性闭角型青光眼周边虹膜相对比较薄，而在高褶型慢性闭角型青光眼中，周边虹膜厚度较厚，见图 2-13-5。

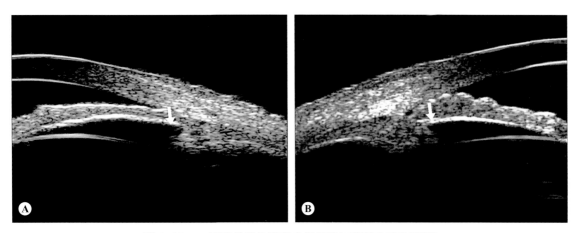

图 2-13-5 原发性闭角型青光眼根部虹膜厚度 UBM 图像
A. 急性闭角型青光眼；B. 慢性闭角型青光眼高褶型

③睫状体位置变化 原发性闭角型青光眼睫状突厚度与正常眼相比增厚，反映睫状体位置的参数，如小梁睫状体距离变短、巩膜睫状体夹角变小。这在慢性闭角型青光眼高褶型中更明显，见图 2-13-6。睫状突与虹膜根部之间的距离缩短，睫状突对虹膜根部产生推顶作用，加重根部虹膜的膨隆程度。

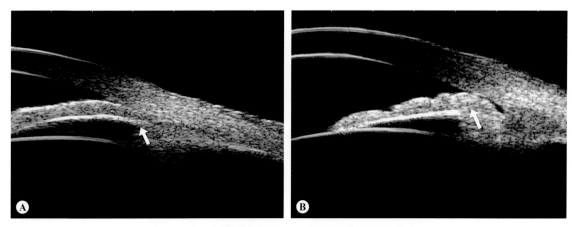

图 2-13-6 原发性闭角型青光眼睫状体位置 UBM 图像
A. 急性闭角型青光眼；B. 慢性闭角型青光眼高褶型

④虹膜与晶状体接触距离增大 闭角型青光眼虹膜与晶状体接触距离与正常眼相比明显增大，见图 2-13-7。这使晶状体悬韧带相对位置前移，晶状体虹膜膈位置前移，房水自后房经瞳孔流向前房的阻力加大，房水在后房潴留，导致后房压力继续加大，虹膜膨隆程度加深，影响房水的外引流，为一个恶性循环的过程。

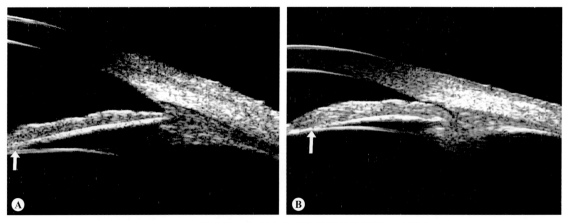

图 2-13-7 原发性闭角型青光眼虹膜晶状体接触距离增大
A. 正常眼；B. 原发性闭角型青光眼

5. 诊断要点及注意事项

（1）瞳孔阻滞因素 在部分急性闭角型青光眼的病例中，UBM 检查可见前房浅、晶状体虹膜膈位置前移，虹膜晶状体接触距离增大，根部虹膜膨隆完全遮挡巩膜突结构。表明房角已经完全关闭。应用激光根部虹膜打孔术后，前房与后房相交通，后房压力与前房压力平衡，虹膜平坦，房角重新开放。表明瞳孔阻滞因素在青光眼的病例为主要形态改变。

（2）非瞳孔阻滞因素 在高褶虹膜综合征的病例中，UBM 显示前房较深，虹膜平坦，无瞳孔阻滞的表现。但至房角入口处，房角突然变窄，甚至关闭。还可以见到周边虹膜肥厚及睫状体明显前位，向前支撑虹膜，使房角变窄，或粘连，呈一高坪样。在同一眼的不同子午线方向，由于虹膜肥厚及睫状体前移程度的不同，房角变窄程度亦不一样。

说明瞳孔阻滞不是导致青光眼病例眼内压升高的唯一原因，还有非瞳孔阻滞因素存在。

（3）瞳孔阻滞因素加非瞳孔阻滞因素　临床上所见到的慢性闭角型青光眼虹膜膨隆型，UBM检查可见虹膜膨隆，与正常眼相比前房浅、晶状体相对位置偏前，但与急性闭角型青光眼相比中央前房略深，晶状体相对位置偏前的程度也轻。此类病例在行周边虹膜切除术后，解除瞳孔阻滞，UBM检查虹膜变平坦，但房角仍狭窄，甚至关闭。表明除瞳孔阻滞因素外，仍存在其他因素。UBM检查显示此类患者存在着虹膜周边部肥厚和（或）睫状体前位。在虹膜膨隆房角窄的基础上，在一些因素（例如暗室）影响下，肥厚的周边虹膜更容易堆积在房角，与小梁相贴，甚至发生粘连，影响房水排出。而反映睫状体位置的参数如小梁睫状体距离变短，巩膜睫状体夹角变小，在UBM图像中可见到睫状体位置前移，前位睫状体将周边虹膜顶向房角，使房角变窄。说明部分病例的眼内压升高，与瞳孔阻滞和非瞳孔阻滞均有关系，也说明导致闭角型青光眼房角关闭的多因素和复杂性。

（四）临床意义

超声检查在原发性闭角型青光眼治疗中的作用　对于原发性闭角型青光眼中房角广泛粘连者需行滤过性手术。对于早期的病例，应根据不同的发病机制，采取合理治疗手段。

1.急性闭角型青光眼　房角关闭的关键因素是瞳孔阻滞，所以应及早行周边虹膜切除术或激光虹膜切除术，解除瞳孔阻滞，使虹膜变平，房角开放。

2.慢性闭角型青光眼虹膜膨隆型　是多种因素引起房角关闭，应采取激光虹膜切除术联合激光虹膜成形术。激光虹膜切除术可解除瞳孔阻滞，激光虹膜成形术使周边虹膜变薄，两者共同作用下，使房角开放。

3.高褶虹膜综合征　是单纯非瞳孔阻滞因素引起，所以主张采用激光虹膜成形术，使周边虹膜变薄，有利于房角开放。但还有睫状体前位的因素，所以在行激光虹膜成型术后，应复查UBM，了解房角开放程度，确定是否需采取进一步的治疗措施。

二、原发性开角型青光眼

原发性开角型青光眼，又称慢性开角型青光眼，慢性单纯性青光眼等。有以下特征：双眼中至少一只眼的眼内压持续大于或等于21mmHg；房角开放，外观正常且没有与眼内压升高相关的病因性眼病或全身其他异常；存在典型的青光眼性视神经乳头和视野损害。开角型青光眼的病程进展缓慢，临床症状不明显，不易被早期发现，较闭角型青光眼更具危险性。

发病年龄一般分布在20～60岁，随年龄的增加发病率逐渐增高。从种族上看，白种人发病较多，黑种人患者的视神经损害重。本病具有家族倾向性，双生子较双亲或子女的发病率要更高。糖尿病患者、甲状腺功能低下者、心血管疾病和血液流变学异常者、近视眼者、视网膜静脉阻塞患者等都是原发性开角型青光眼的高危人群。

（一）临床特点

开角型青光眼患者在早期几乎没有任何症状，随病变发展到一定时期，患者可以有视力下降、眼胀、头痛等症状。眼内压波动大或者眼内压高时可以出现眼胀、虹视和雾视。在病程的晚期，由于视野缩小可有行动不便甚至夜盲等症状。多数病例的中心视力在短期内可以不受影响，甚至在晚期管状视野时仍保持良好的中心视力。

早期眼局部检查无任何改变。眼内压高时可有角膜水肿，晚期病例可有瞳孔轻度散大，由于相对性传入性瞳孔障碍可以表现为对光反应迟钝。眼底检查可见视神经损害，表现为视盘凹陷进行

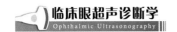
性扩大和加深，为青光眼发展到一定阶段后的共同特征。在病程的早期，可见视神经纤维层缺损、局限性盘沿变窄和视盘杯凹的切迹等特征性改变。

总之，开角型青光眼的诊断是一个综合眼内压、眼底、视野、房角等多因素分析判断过程，非典型的病例还需要一定的观察、随访、对比才能得出结论。

（二）发病机制

开角型青光眼的眼内压升高是小梁途径的房水外流排出系统病变，使房水流出阻力增加所致。与以下因素有关：小梁组织局部病变；小梁后阻滞即房水流经小梁组织后的 Schlemm 管到集液管；房水静脉部位的病变，包括表层巩膜静脉压升高等；血管－神经－内分泌或大脑中枢对眼内压的调节失控所致。

临床和基础研究表明小梁组织尤其靠近 Schlemm 管区的组织为病变的主要所在部位。分子生物学研究表明开角型青光眼具有多基因或多因素的致病倾向性，但确切的发病机制尚未完全阐明。

（三）超声表现

1. 形态改变　B 型超声和 UBM 检查一般无异常发现。

2. 血流特征　按照视野变化将患者分成早期、中期和晚期三组，研究结果表明：早期组各血管的血流参数与正常对照组之间无显著差异；中期组可见眼动脉、视网膜中央动脉的收缩期峰值血流参数异常升高，搏动指数和阻力指数均升高；晚期组除眼动脉、视网膜中央动脉的血流参数下降，而且眼动脉、视网膜中央动脉和睫状后短动脉的阻力指数均升高。

（四）临床意义

原发性开角型青光眼的血流动力学指标异常改变，主要表现在收缩期峰值的血流速度升高，阻力指数增加，阻力指数的升高与收缩期峰值血流速度的升高有关。由于中期及晚期的病例，眼局部的血流供应障碍，机体为适应这种变化发生代偿反应，以增加血流速度保证单位时间内血流量的供应。同时，由于血管壁自身的原因，弹性下降，顺应性降低，因此表现在收缩期峰值的血流速度改变比较明显，阻力指数因此增加。在疾病的晚期，由于机体已经不能代偿，因此各项血流参数均下降，但舒张期的血流速度下降较收缩期显著，因此同样表现为阻力指数升高。

根据如上特征，应用彩色多普勒血流成像检查可以了解开角型青光眼患者的眼局部血流情况、根据血流情况选择相应的治疗方法、对青光眼药物的效果进行评估以及对病程的发展、预后的评估和治疗的效果等进行总结。因此，彩色多普勒血流成像检查为研究青光眼视神经损害与眼局部的血流动力学之间的相互关系提供一种新的检查方法。

第三节　特殊类型青光眼

特殊类型的青光眼有其独特之处，与原发性青光眼不同，但也属于原发性青光眼的研究范畴。

一、恶性青光眼

恶性青光眼指闭角型青光眼患者行抗青光眼手术后眼内压没有下降反而升高，导致病情加重的一组病例。也称为睫状环阻滞性青光眼、房水引流错向性青光眼。为多因素难治性青光眼，可以是原发性的，也可以是继发性的。以手术后多见，此外，由于使用缩瞳剂等药物也可引起自发性病例。

（一）临床特点

恶性青光眼最常见于闭角型青光眼的病例，

如果患者眼球小、眼轴短、晶状体大为本病的易发人群。临床检查可见角膜水肿、前房变浅或者消失、眼内压不断升高等。

（二）发病机制

1869 年 von Graefe 首次提出恶性青光眼的概念。最初是指发生在闭角型青光眼手术后的一种严重并发症，其特点是术后出现浅前房或无前房，同时伴有眼内压升高，一般抗青光眼药物及滤过手术治疗无效。以后随着眼科技术的发展，对恶性青光眼的病因及发病机制有了进一步的认识。它不仅发生于抗青光眼术后，也可发生于白内障人工晶状体手术后、视网膜脱离手术后、全视网膜光凝治疗后。另外，虹膜睫状体炎、外伤等均可诱发，某些患者滴缩瞳剂后亦可诱发恶性青光眼。在临床实践中，通过虹膜切除的缺损区，看到睫状突尖端与晶状体接触，甚至紧密粘连。在无晶状体恶性青光眼中可见玻璃体及其前界膜前突与瞳孔、虹膜后表面或睫状体平齐，使房水不能由后房进入前房，并且在手术中证实玻璃体中水囊的存在。目前认为恶性青光眼的发病机制是由于睫状体、晶状体、玻璃体三者关系异常，导致房水由后房进入前房受阻而逆流入前玻璃体形成水囊，晶状体虹膜膈前移，致前房变浅或消失，同时致眼内压升高。但上述理论很大程度上是一种假说，这种诊断是回顾性、间接性的。

（三）超声表现

1.A 型超声表现

恶性青光眼与正常眼相比，存在着角膜小、眼轴短、前房浅、晶状体厚的特点。

2.B 型超声表现

一般无特殊发现。

3.UBM 表现

（1）手术前 UBM 检查可见睫状突厚度明显增加。睫状突与虹膜根部的距离缩小，睫状突与晶状体赤道之间的距离变小。晶状体虹膜膈的位置前移，晶状体与虹膜之间的接触距离增大。提示恶性青光眼的病例在发作前就存在着睫状突肿胀、前移位，睫状突与晶状体间距离近（睫状环小）的解剖特点。

（2）发作时的 UBM 影像学特点为中央前房基本消失，晶状体虹膜膈位置前移，虹膜从根部至瞳孔缘均与角膜内皮完全相贴，周边前房消失；虹膜与晶状体相贴，虹膜、晶状体接触范围加大，见图 2-13-8。睫状体增厚，睫状突位置前移，与虹膜根部紧密相贴，睫状突与晶状体赤道完全相贴近，后房消失，见图 2-13-9。部分病例可见睫状体与巩膜之间的无回声区，表现为 360°范围内睫状体脱离，见图 2-13-10。

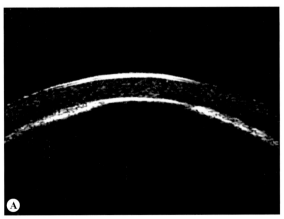
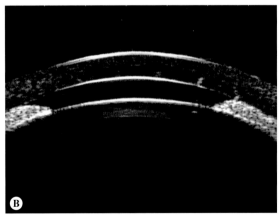

图 2-13-8　恶性青光眼晶状体虹膜膈位置前移 UBM 图像
A. 前房消失；B. 前房变浅

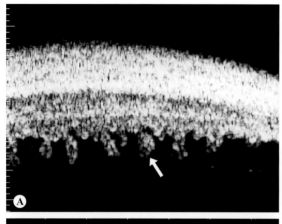

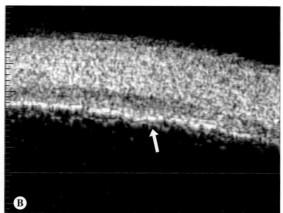

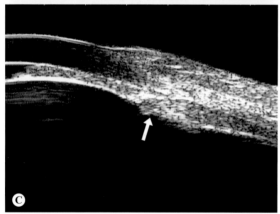

图 2-13-9　恶性青光眼发作时睫状体变化 UBM 图像

A. 发作前可见睫状突结构；B. 发作时睫状体水肿增厚睫状突结构消失；C. 发作时睫状突水肿前旋堆积在虹膜根部

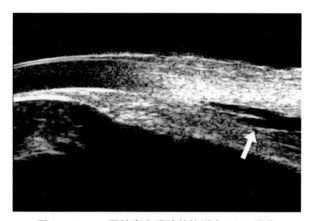

图 2-13-10　恶性青光眼睫状体脱离 UBM 图像
睫状体与巩膜之间可见无回声区

（四）诊断特点和注意事项

1. 从解剖基础看，恶性青光眼的眼球术前即存在着睫状突肿胀、前移、睫状突与晶状体赤道间距离缩小（即睫状环小）的解剖特点。上述解剖因素与小角膜、眼轴短、浅前房、晶状体厚等结构特点共同构成了恶性青光眼发病的形态学基础。

2. 是否有睫状环阻滞？恶性青光眼发作时 UBM 检查显示睫状体增厚；睫状突位置前移与虹膜根部之间的距离缩小，甚至与虹膜表面平行；睫状体与晶状体之间距离为零，部分病例睫状突与晶状体悬韧带粘连。无晶状体眼病例可见玻璃体前界膜与睫状体、虹膜后表面粘连。证实由于睫状环的阻滞，睫状突分泌的房水不能从后房顺利进入前房，逆向流入晶状体后与玻璃体间的腔隙，晶状体虹膜膈位置前移，前房变浅甚至消失，房角完全关闭，眼内压升高。

3. 恶性青光眼发作时 UBM 检查可见虹膜与晶状体接触范围加大，造成虹膜晶状体阻滞。这是由于后房压力增加，晶状体虹膜膈前移的结果，这一变化进一步增加房水排出途径的阻力，使之逆向流入玻璃体，造成恶性循环。

4.睫状体上腔液在恶性青光眼发病中的作用　睫状体上腔内的液体推动已肿胀的睫状突向眼球中轴移动，导致睫状突推顶虹膜根部共同作用向巩膜突方向移动，造成房角关闭和睫状环阻滞，加剧房水逆流至玻璃体内。睫状体上腔液是促使恶性青光眼发生的原因之一。

（五）恶性青光眼的分类

关于恶性青光眼的分类一直存在争论，根据应用 UBM 对恶性青光眼的研究，主张将其分为原发性及继发性两大类。原发性恶性青光眼是由于眼球自身解剖结构存在着发病的解剖基础，行各种抗青光眼术后或应用缩瞳剂后而引起的恶性青光眼；继发性恶性青光眼是由于炎症、外伤或其他手术等，诱发的恶性青光眼。

（六）临床意义

多年来对恶性青光眼的诊断及治疗均是症状性及试验性的，UBM 问世以后对恶性青光眼的诊断及治疗有了客观的依据，能及时诊断，采取合理的治疗方法。

UBM 的检查结果对预防恶性青光眼的发生亦起着重要作用，对于手术前存在恶性青光眼发病解剖基础的病例，应避免在高眼内压状态下手术；至少在手术前 3 天停用缩瞳剂；手术后及时应用睫状肌麻痹剂；必要时应用皮质类固醇以减轻睫状体水肿，降低恶性青光眼发生的概率。

二、正常眼内压性青光眼

正常眼内压性青光眼也称低压性青光眼。具有与其他类型青光眼类似的视盘凹陷扩大和视野缺损，但眼内压值没有升高的证据。一般认为与高眼内压性开角型青光眼同属原发性青光眼的不同表现型，不同之处在于其眼内压的数值始终在统计学的正常范围内。

（一）临床表现

患者多以视力下降和视物模糊等为主诉就诊。在病程的早期由于没有症状，主要表现在视神经乳头的改变上，中心视力尚好而延误。其视杯较浅、较坡，颞侧和颞下象限的盘沿更窄，视盘周围的晕轮和萎缩征较多，视盘出血的发生率较高。视盘凹陷与视野损害不成比例，视野损害的特征为视野缺损靠近固视点的比例较大，上半缺损较多，局限性缺损多等。眼内压虽然在正常范围内，但存在日夜波动，平均眼内压偏于正常眼内压的高限（19 ~ 20mmHg），表明其青光眼损害的阈值降低，不能承受相对"正常"的眼内压。

（二）发病机制

一般认为，正常眼内压性青光眼的发生与视神经和视网膜神经节细胞缺血损伤有关。此外，近视眼、血压异常、血流动力学危象、血液流变学改变、心血管疾病尤其周围血管痉挛等患者具有罹患正常眼内压性青光眼的危险因素。

（三）超声表现

1.UBM 表现　一般眼前段无异常发现。

2.CDFI 表现　正常眼内压性青光眼的视网膜中央动脉收缩期峰值的血流参数和舒张末期血流速度均较正常下降，以舒张末期的血流速度下降显著。阻力指数升高。早期病例与中晚期病例相比，差异主要表现在舒张末期的血流速度，中晚期病例的舒张末期血流参数较早期下降。

（四）临床意义

正常眼内压性青光眼的 CDFI 血流成像特征为睫状后短动脉和视网膜中央动脉的舒张末期血流速度下降，血管阻力升高。表明其自身的血管弹性恢复能力下降，不能在心室射血期后利用快速射血期血流对血管壁的侧压力所产生的弹性势能使血管恢复，以保证在整个心动周期血管内均有一定量的血流供给。正常眼内压性青光眼患者的眼内压一直在正常范围内，表明血流速度的下降与眼内压之间无密切关系，为血流动力学改变所致。视网膜中央动脉和睫状后短动脉的血流速度下降、阻力指数升高，为产生正常眼内压性青光眼的视神经损害的原因之一。

三、色素播散综合征

色素播散综合征（PDS）多见于年轻、男性患者，并常见于近视眼患者。

（一）临床表现

1. 眼前段组织的色素播散　聚集在角膜后壁的垂直梭形纺锤状的色素沉着是其重要特征，并广泛沉着于虹膜表面，晶状体悬韧带和小梁网上。由于色素沉着使虹膜表面变暗或有非对称性虹膜异色表现。房角镜检查可见小梁呈均匀致密的暗棕色环形色素带，色素也可沿 Schwalbe 线分布。

2. 虹膜特点　透照法可见中周部虹膜呈轮辐状红色透光缺损；虹膜根部向后凹陷，少数患者可见虹膜震颤。

3. 色素性青光眼　由于房角大量色素沉着或伴有房角发育异常，一些色素播散综合征患者可出现眼内压升高。

（二）超声表现

UBM 检查可见虹膜向后凹陷，与晶状体表面及悬韧带广泛接触，由于瞳孔大小的变化，虹膜发生摩擦导致色素脱失，脱失的色素随房水循环进入小梁网，阻塞房水的外引流通路，见图 2-13-11。虹膜周边切除术后或使用缩瞳剂后可见虹膜变平直。

（三）临床意义

Karickhoff 等人认为在色素播散综合征患者的前后房之间存在压力梯度，前房压力相对高于后房压力，使虹膜与晶状体相贴，引起反向性瞳

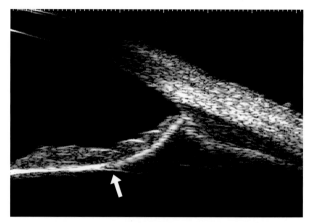

图 2-13-11　色素性青光眼虹膜向后凹陷

孔阻滞。从而出现 UBM 检查所见的虹膜向后凹陷与悬韧带相贴，因瞳孔大小变化虹膜移动摩擦悬韧带引起的色素脱失。

关于前后房之间存在压力梯度的原因，Palvin 通过 UBM 观察到，当调节时可引起虹膜弧度的变化。认为其产生机制是：当眼球调节时，晶状体前表面向前移动与虹膜接触形成活瓣，阻止房水流向后房，因而前房内压力升高。由于存在反向瞳孔阻滞使虹膜向后凹陷并与悬韧带相贴摩擦，致色素脱失。Liebrnann 应用 UBM 观察到当瞬目时色素播散综合征患者虹膜明显向后凹陷。抑制瞬目，虹膜形态逐渐变平直；但再次瞬目时虹膜又向后凹陷。认为瞬目时由于角膜变形引起眼内压升高，前房内压力相对高于后房压，这一压力梯度导致虹膜向后凹陷与晶状体及悬韧带相贴致色素脱失。此外，UBM 检查也观察到当色素播散综合征患者使用缩瞳剂或行周边虹膜切除手术后虹膜较之前变平直，这些都支持 Karickhoff 学说。

第四节　发育性青光眼

发育性青光眼也称先天性青光眼，指由于胚胎发育异常，房角结构先天异常而致房水排出障碍所引起的青光眼。临床上分原发性婴幼儿型青

光眼、青少年型青光眼、合并其他先天异常的青光眼三种类型。原发性婴幼儿型青光眼指发生在3岁以前的先天性青光眼。青少年型青光眼包括青少年因房角发育异常所致的青光眼及30岁以前的慢性单纯性青光眼。合并其他先天异常的青光眼有Sturge-Weber综合征、Peter异常、Riger综合征、先天无虹膜、神经纤维瘤病等。

本节仅对原发性婴幼儿型青光眼进行讨论。近百年来，许多学者对患眼房角结构进行组织病理学研究，对其发病机制存在着许多争议。由于方法的限制，对其活体结构缺乏了解。应用UBM可以不受角膜水肿和混浊的影响，观察先天性青光眼患儿活体眼前段结构的改变，与组织病理学检查结果对照探讨其发病机制，为临床诊断治疗提供理论依据。

（一）发病机制

根据原发性婴幼儿型青光眼前房角镜检查、病理检查结果，一些学者对原发性婴幼儿型青光眼发病机制提出不同学说，但与活体检查结果有一定差异。应用UBM对原发性婴幼儿型青光眼眼前段结构的活体检查为探讨其发病机制提供了新的依据。

1.Barkan膜学说　Barkan基于房角镜下所见，假设在原发性婴幼儿型青光眼中，房角存在一层半透明的细胞膜没有正常退化，导致房水排出受阻，眼内压升高。但在组织病理学研究中不认为有膜组织存在，膜样改变可能与组织学见到的互相挤压变厚的小梁板，小梁表面的睫状肌纤维有关。亦有研究发现房角处残存有中胚叶组织即Barkan膜。UBM检查未直接证实原发性婴幼儿型青光眼房角存在此膜，但提示患眼虹膜根部附着靠前止于巩膜突水平或上方，可推论有一层膜组织存在向前牵拉虹膜根部，使虹膜附着靠前压缩小梁网，使房水排出受阻眼内压升高。

2.房角襞裂学说　Barkan和Allen等研究认为房角形成是通过劈裂完成的。在胎儿发育过程中，两组中胚层组织分开形成房角，而先天性青光眼是由于虹膜根部与小梁网没有完全劈裂分开所致。UBM检查可见原发性婴幼儿型青光眼虹膜根部附着靠前，间接证明这一学说的可能性。

3.葡萄膜向后滑动学说　Andenson认为在房角形成过程中，由于虹膜、睫状肌和睫状突向后滑动，使小梁网向前房开放。出生时，虹膜和睫状体附着于巩膜突稍后的部位，出生后6～12月，葡萄膜组织继续向后滑动形成房角隐窝。先天性青光眼由于小梁网增厚，从而牵拉虹膜根部使虹膜根部及睫状体不能向后滑动，因而压迫增厚的小梁网影响房水排出，使眼内压升高。UBM检查可见虹膜附着靠前，房角隐窝消失，支持这个学说。

4.小梁压迫学说　Manmenee在先天性青光眼病理检查中，睫状肌异常向前越过巩膜突附着于小梁网上，压迫巩膜突向前向外使Schlemm管变窄，当睫状肌收缩时使Schlemm管进一步狭窄阻碍房水排出。UBM检查证实有少数病例存在睫状肌向前附着于小梁网上，为这一学说提供了活体检查结果的依据。

（二）超声表现

1.UBM检查　可见角膜前后表面的中强带状回声均欠清，提示存在角膜水肿或混浊。巩膜回声较正常变薄，角巩膜缘较正常婴儿眼增宽，见图2-13-12。

2.巩膜突位置与房角顶点相对位置发生变化　大多数病例巩膜突位于房角顶点的外方或下方，少数病例巩膜突与虹膜根部附着处平行，房角不同部位表现可能不一致。无论发病早晚、病情轻重或年龄大小，均表现为这个特点。说明先天性青光眼巩膜突发育不良或虹膜附着靠前，见图2-13-13。

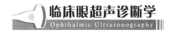

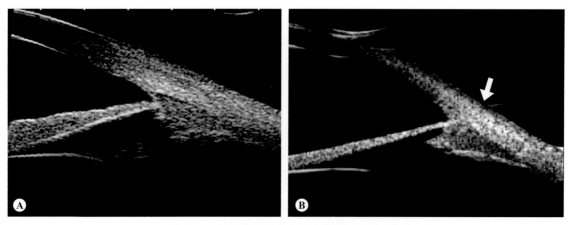

图 2-13-12　先天性青光眼角膜缘 UBM 图像
A. 正常婴儿；B. 先天性青光眼

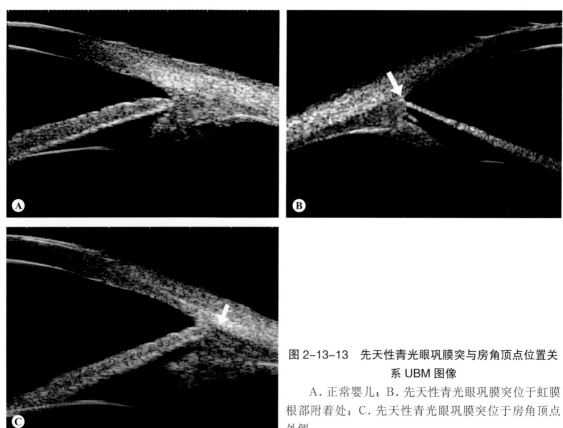

图 2-13-13　先天性青光眼巩膜突与房角顶点位置关
系 UBM 图像
A. 正常婴儿；B. 先天性青光眼巩膜突位于虹膜
根部附着处；C. 先天性青光眼巩膜突位于房角顶点
外侧

3. 房角为宽角且房角隐窝消失。少数病例可见睫状肌纵行纤维附着于小梁网上，巩膜突向外侧移位，见图2-13-14。

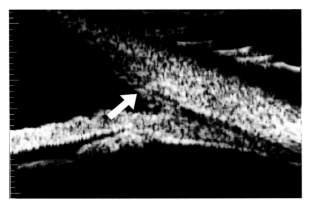

图 2-13-14　先天性青光眼房角 UBM 图像
睫状体纵行肌附着于小梁网上

4. 虹膜回声较正常变薄，虹膜晶状体接触距离增大。睫状突长度、厚度均大于同龄正常儿童，且向前向内移位，部分与虹膜相贴，见图2-13-15。

（三）鉴别诊断

先天性大角膜　先天性大角膜经常出现于眼前部大眼球，有遗传性，双侧患病，角膜直径一般超过13mm，角膜曲度增加，有的病例有散光，视力可矫正，房角无改变，视盘正常，眼内压不高。UBM 检查与原发性婴幼儿型青光眼的区别主要在于：大角膜患者角膜及角膜缘结构清晰，巩膜突止于角膜内表面，而原发性婴幼儿型青光眼巩膜突止于房角顶点的外方或外下方。

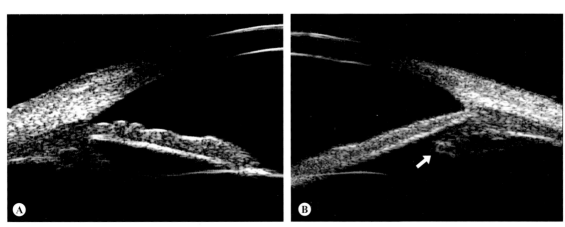

图 2-13-15　先天性青光眼睫状突 UBM 图像
A. 正常婴儿；B. 先天性青光眼睫状体增厚，向前、向内移位

第五节　继发性青光眼

一、虹膜前粘连继发青光眼

虹膜前粘连继发房角关闭，常是眼前段炎症的并发症或房角有异常膜组织存在所致，如虹膜角膜内皮综合征，新生血管性青光眼等。

超声表现

UBM 检查可见虹膜根部膨隆与角膜完全相贴，根据前粘连的程度不同，虹膜与角膜之间的接触程度也不相同。有的部位自房角顶点至 Schwalbe 线均粘连；有的部位可呈"桥"状粘连，虹膜根部与功能部小梁尚存在一个裂隙；有的部位房角还开放。但粘连区与非粘连区虹膜之间呈角为本病的诊断关键。

部分虹膜前粘连的病例，还可见到瞳孔缘虹膜与晶状体之间的后粘连，形成瞳孔阻滞，导致虹膜膨隆与角膜相贴，或全周虹膜与晶状体前表面粘连，见图2-13-16。

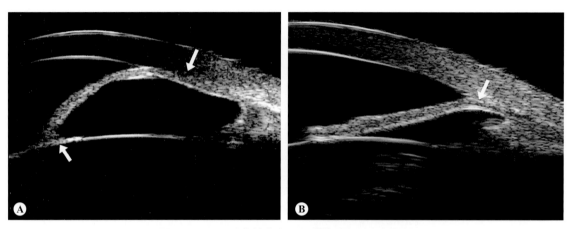

图 2-13-16　继发性青光眼虹膜粘连 UBM 声像图
A. 虹膜前粘连和虹膜后粘连；B. 虹膜前粘连膨隆的虹膜完全遮挡巩膜突

二、晶状体脱位继发青光眼

当晶状体向前脱位于前房或向后脱位于玻璃体，可通过裂隙灯显微镜或 B 型超声检查明确诊断。当晶状体不全脱位时，UBM 检查显示出其优越性。UBM 可以清晰显示晶状体悬韧带，以及晶状体悬韧带与睫状突、晶状体赤道之间的关系等。检查结果有助于医生分析晶状体不全脱位继发青光眼引起瞳孔阻滞、眼内压升高的原因。如果晶状体脱位是由于眼外伤引起，UBM 可同时观察到有无房角后退等外伤所致形态改变等，见图 2-13-17。

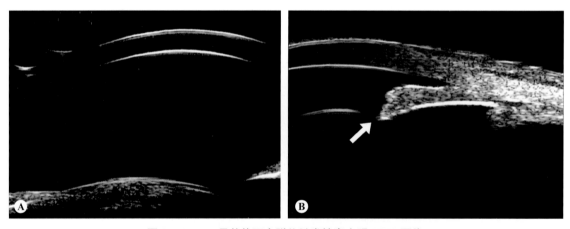

图 2-13-17　晶状体不全脱位继发性青光眼 UBM 图像
A. 前房深度不一致；B. 晶状体赤道向瞳孔缘移位

三、虹膜角膜内皮综合征

虹膜角膜内皮综合征（ICE）是一组伴有继发性青光眼的疾病，包括 Chandler 综合征、原发性虹膜萎缩和 Cogan-Reese 虹膜痣综合征。共同的特点是角膜内皮的特征性异常，导致不同程度角膜水肿，前房角进行性关闭伴青光眼以及一系列虹膜改变。

（一）发病机制

ICE 综合征的确切病因不明，一般认为是获得性的炎症或病毒感染所致。病理学研究表明角膜内皮细胞异常为最根本改变，房角可见一层细胞样膜，一直延续到虹膜表面。

（二）临床表现

中青年女性多见，少有家族史。常见主诉为虹膜异常、瞳孔形状和位置异常、视力减退和眼痛。一般单眼发病，对侧眼一般为亚临床的角膜内皮病变。病程早期可见角膜水肿、视力下降。房角检查可见周边虹膜前粘连，可以延伸甚至超过 Schwalbe 线。虹膜可见不同程度的萎缩，可以同时伴有瞳孔移位、色素上皮外翻、虹膜裂孔等。

（三）超声表现

典型病例 UBM 表现为虹膜与角膜内皮回声局限或部分相贴，部分或完全遮挡巩膜突，虹膜内可探及多腔隙样无回声区。如果眼内压升高，可探及角膜回声增厚，内回声减弱等改变。晶状体和睫状体一般无异常发现，见图 2-13-18。

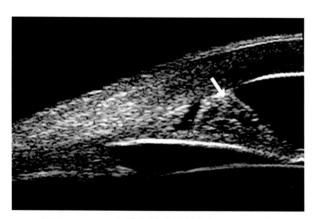

图 2-13-18 虹膜角膜内皮综合征 UBM 图像
虹膜与角膜内皮相贴完全遮挡巩膜突；虹膜内可见不规形囊样无回声区

第六节 UBM 在青光眼手术前后的应用

一、激光虹膜切除术或虹膜周边切除术

激光虹膜切除术主要适用于急性闭角型青光眼临床前期、前驱期、缓解期及慢性闭角型青光眼虹膜膨隆型，房角开放 1/2 以上。也可用于由于瞳孔阻滞造成的继发性闭角型青光眼。其原理是房水经激光孔直接进入前房，使前后房压力平衡，虹膜变平，房角开放。但在治疗实践中发现符合上述条件的急性闭角型青光眼行激光虹膜切除术后，绝大部分患者房角开放；而慢性闭角型青光眼中，仍有大约 40% 患者术后暗室试验仍呈阳性，表明这类患者除瞳孔阻滞因素外，还有其他引起房角关闭的因素。UBM 检查可以发现不同类型青光眼眼前段结构的不同表现，据此拟定不同治疗方案。

急性闭角型青光眼及慢性闭角型青光眼中以瞳孔阻滞因素为主的病例，在手术前 UBM 检查发现反映房角开放程度的房角开放距离 AOD_{500} 明显小于正常人，反映瞳孔阻滞力的虹膜晶状体接触距离明显大于正常眼，而在激光虹膜切除术后，上述两个指标明显改变。UBM 下可见虹膜膨隆明显减轻，房角开放，见图 2-13-19。

在有非瞳孔阻滞因素的病例中，UBM 检查发现一些病例的虹膜根部肥厚，行激光虹膜切除术后虽然瞳孔阻滞因素解除，房角开放程度有所改善，但在暗光条件下，由于瞳孔开大，肥厚的虹膜根部堆积仍可使房角关闭，这类患者需同时行激光周边虹膜成形术，使虹膜周边部变薄。在另一些病例中发现睫状体位置靠前，支撑虹膜根部向前，所以也需要行激光虹膜切除术联合激光虹膜成形术方能达到治疗目的。

在高褶虹膜综合征病例中，主要由于睫状体位置及虹膜根部位置靠前，致使房角入口处狭窄，可行激光虹膜成形术，使虹膜根部变薄，使房角入口加宽。

二、小梁切除术

Cairm 于 1968 年最早应用显微手术技术行标准小梁切除术，主要技术特点是在结膜瓣下做板层巩膜瓣，在巩膜瓣下切除含 Schlemm 管在内

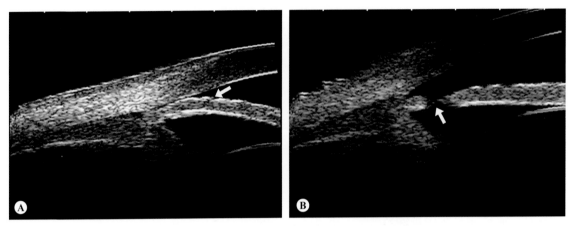

图 2-13-19　激光虹膜切除术前及术后 UBM 图像

A.激光前根部虹膜膨隆,房角呈隙状;B.激光后虹膜回声局限缺如,前房与后房交通,虹膜平坦,房角开放

的小梁组织,巩膜瓣缝合呈水密状态。当时认为房水通过切除小梁的部位进入 Schlemm 管两切端排出。但在以后的实践中,许多医生发现小梁切除术成功率与滤过泡的形成有密切关系,它实质上是一种外滤过手术,在巩膜瓣的缝合上进行了改良,根据病情需要掌握缝线的松紧度,使之有一定滤过,也有人采用可拆除缝线或术后激光断线松解技术,以达到减少手术后浅前房等并发症,又能形成良好的功能性滤过泡的目的。手术的成功取决于滤过通道的通畅,形成功能性滤过泡。过去只能通过观察滤过泡外观形态,用裂隙灯显微镜、房角镜检查滤道内口是否通畅,整个滤过通道情况不得而知。

(一)用 UBM 观察滤过通道

UBM 能在活体眼上直接观察滤过泡以及滤道的内、外口及巩膜瓣情况。这是裂隙灯及房角镜所不能达到的。UBM 可探查到滤过泡是否存在和滤过泡的形态。观察滤道外口及巩膜瓣,当其通畅时,可见与巩膜瓣之间有一间隙,提示有房水通过并流入滤过泡。当外口被表层巩膜瘢痕关闭时,可见外口与巩膜瓣紧密粘连。在手术失败的病例中,可见到滤过口内有虹膜组织或玻璃体堵塞,或有瘢痕形成,见图 2-13-20。

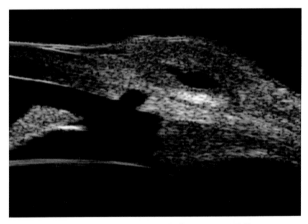

图 2-13-20　小梁切除术后 UBM 图像

(二)临床意义

应用 UBM 观察滤过泡及滤道的情况,对评价小梁切除术后滤过泡的解剖功能状态,分析小梁切除术失败原因,指导临床治疗有极其重要的意义。

1.手术后近期发现滤过功能差,眼内压有升高趋势,根据 UBM 检查结果分析采取不同治疗措施:(1)内口通畅,外口处可见巩膜瓣与之相贴,结膜下无明显滤过,此时可以调节可拆除缝线,或用激光断线,并加强按摩,有可能再度形成滤过泡。(2)内口有虹膜堵塞时,可用 Nd:YAG 激光清除堵塞虹膜。

2.手术失败需要再次手术时，应根据 UBM 检查结果分析手术失败原因，详细设计手术方案：（1）内口通畅，外口与巩膜瓣粘连者，再次手术时应注意巩膜瓣缝线结扎的松紧度，或采用可拆性缝线方法，年轻的患者可应用丝裂霉素等抗瘢痕形成的药物，术后适当按摩。（2）内口有虹膜组织堵塞者，再次手术时应注意操作技巧，避免阻塞；如有玻璃体阻塞者，是由于深层巩膜切除部位靠后所引起，再次手术时应注意解剖标志。

三、房水引流装置植入术

Molteno 房水引流植入物于 1969 年设计并应用于临床，主要为治疗顽固性难治性青光眼。这些植入物主要由三部分组成，即进液管、硅胶盘及压力调节器或阀门。其原理是进液管进入前房，将房水引流至位于赤道部的硅胶盘，大而宽阔的硅胶盘可以在周围形成功能性滤过泡，以期获得永久性房水外流通道。阀门的作用是防止房水逆流至前房，并根据眼内压的高低控制房水排出速度。

超声表现

1.进液管的位置　进液管在前房的具体位置，以及前端是否接触角膜内皮、虹膜或晶状体，见图 2-13-21。OptiMed 植入物的进液管与压力调节器不是一体，两者衔接处容易松动移位。因此在结膜下早期不易发现，但 UBM 检查可及时发现移动情况。

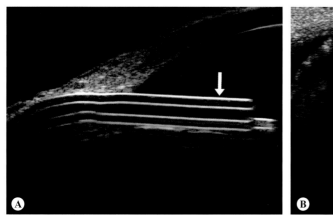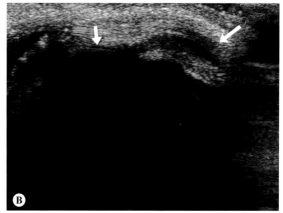

图 2-13-21　房水引流装置植入术超声图像
A.巩膜层间及前房内可见平行排列的管道样强回声。B.巩膜层间可见带状低回声与眶内无回声区相连。

2.进液管是否通畅　进液管内可能有炎性渗出物或血块阻塞，尤其在结膜瓣下一段，只能用 UBM 检查发现。

四、手术后滤过泡观察

青光眼滤过手术是一种非常特殊的手术，与其他手术要求伤口愈合不同，滤过手术的成功依赖于手术部位各种组织处于不同的愈合状态，即结膜切口完全愈合，结膜下、上巩膜组织及巩膜切口不全愈合，周边虹膜切口不愈合。房水通过不全愈合的巩膜切口引流到球结膜下，聚集形成滤过泡，功能性滤过泡的形成是手术成功的一种临床标志。

（一）滤过泡临床分类

根据滤过泡的功能、形态，很多学者对滤过泡进行分型，被大家认同的有以下几种。

1.Kronfeld 分类法：Ⅰ型：滤过泡为薄壁无血管、多囊状。Ⅱ型：扁平、弥散的滤过泡。Ⅲ型：失败的滤过泡。

2.北京同仁医院青光眼科根据临床实践，将滤过泡分为四型：Ⅰ型：薄壁无血管、多形微囊状，具有最好的滤过效应。Ⅱ型：扁平、弥散、苍白的结膜，相对壁稍厚，有良好的滤过作用，其安全不易破漏。Ⅲ型：无滤过泡或手术区球结膜变硬增厚呈微隆起多血管的外观，球结膜下结缔组织增生，紧紧地粘连在其下的上巩膜组织，属失败的滤过泡。Ⅳ型：包裹性囊样滤过泡，局限圆顶状，呈囊肿样增生，为致密的球筋膜空腔，无滤过功能，为一种特殊类型的失败的滤过泡。

（二）病理学表现

1. 功能性滤过泡　结膜下结缔组织排列疏松，光镜下可见到上皮下的清亮间隙，相当于球结膜的微水囊泡。电镜下可观察到这些疏松的结缔组织中包含有分散的正常胶原纤维以及穿过基质层的微细管道样的间隙，结膜上皮正常，细胞之间没有限制液体外流的连接。

2. 失败的滤过泡　Ⅲ型滤过泡表现为正常球结膜上皮下有异常增厚、致密的胶原结缔组织，其内有成纤维细胞及血管。Ⅳ型包裹性囊样滤过泡的壁为致密的薄而几乎没有血管的膜，由活跃的成纤维细胞增生的纤维组织薄片组成，其内有一层无细胞物质的衬里。

（三）超声表现

UBM 检查是唯一能在活体情况下观察滤过泡内部情况及形态变化的方法。已有一些学者根据 UBM 检查结果对滤过泡进行分类，并借此分析滤过泡功能、与抗青光眼术后眼内压改变的关系。Yamamoto 等根据 UBM 检查巩膜瓣下通道的清晰度、滤过泡内的反射强度等，从影像学上把滤过泡分为四型，见图 2-13-22。

1. L 型（低回声型）滤过泡：滤过泡内呈低

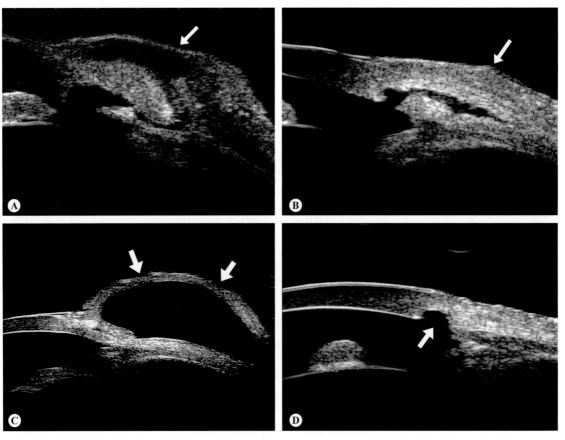

图 2-13-22　UBM 显示滤过泡形态
A.L 型滤过泡；B.H 型滤过泡；C.E 型滤过泡；D.F 型滤过泡

至中等反射回声强度，可见巩膜瓣下通道及小的液腔。

2.H 型（高回声型）滤过泡：滤过泡为高反射回声强度，巩膜瓣下通道多数可见。

3.E 型（囊样包裹型）滤过泡：为囊样液腔，周围包绕着中强回声薄壁。

4.F 型（扁平型）滤过泡：只见巩膜内口，而无巩膜瓣下通道。

（四）临床意义

UBM 检查能全面了解整个滤过通道的情况及滤过泡的形态变化，对于滤过手术失败的病例，可以找出失败的原因，指导进一步治疗。对小梁切除术后 3 ～ 6 个月的患者，按摩眼球前后的滤过泡形态进行 UBM 观察及按摩前后眼内压的对比，表明各组病例的眼内压于按摩后均有下降。L 型滤过泡于按摩后其高度有明显改变，证实了滤过术后按摩眼球的临床意义。

第七节　UBM 在青光眼早期诊断中的应用

一、暗室试验

由于 UBM 非侵入、无干扰、实时、动态对眼前段进行观察并记录的特点，这一技术也被用于青光眼的激发试验，如暗室试验。传统的暗室激发试验，其阳性结果的判断是基于眼内压的变化和暗室前后房角镜检查的房角变化。在暗室后的房角镜检查中，由于裂隙灯光线的刺激和房角镜的机械性干扰，不可避免地使已发生功能关闭的房角重新开放，因此使其阳性率大大降低，一般仅有 30% ～ 40%。

UBM 暗室试验　UBM 采用高频超声技术及水浴检查技术，能在自然状态下对眼前段活体结构进行观察，为房角的实时观察提供了一种有用的工具。UBM 暗室试验可以避免裂隙灯显微镜检查时，功能关闭的房角因受照明光线刺激和房角镜检查的机械性干扰而致的房角重新开放。只要暗室试验后房角发生功能关闭，不论其范围大小，UBM 均能观察到，见图 2-13-23。传统的暗室试验如果眼内压和房角镜的检查结果被判断为阴性，但在 UBM 下仍观察到不同程度的房角功能关闭。UBM 暗室试验则以眼内压升高和房角关闭二者均为阳性作为判断标准，但若只以眼内压这一指标为判断标准，其敏感性仅为 40.9%；但以 UBM 观察房角是否发生功能关闭为标准阳性率则达到 68.2%，不仅提高了暗室试验预测的敏感性，避免了仅以眼内压升高为标准所致的假阳性结果，提高了诊断的特异性。以暗室试验后房角是否功能关闭为判断阳性结果的标准，UBM 暗室试验与传统暗室试验相比结果显示其敏感性高于传统暗室试验结果。

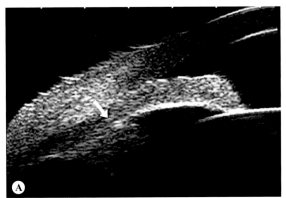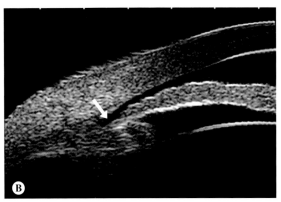

图 2-13-23　UBM 暗室试验声像图
A. 暗室下房角功能关闭根部虹膜遮挡巩膜突 ;B. 光照下房角增宽开放，房角入口呈隙状，未遮挡巩膜突

另外，以 UBM 暗室试验进行闭角型青光眼的筛选，同样可出现假阴性结果，这是房角的关闭是由多种原因引起。所以部分患者在暗室条件下，并不能诱发房角功能关闭。但并不能说明这些患者无房角关闭的风险，可能在其他的刺激条件下，也会出现房角关闭。

总之，UBM 暗室试验是采用 UBM 在自然状态下对暗室试验前后房角的变化进行观察，避免了传统的暗室试验仅以眼内压的变化和（或）房角镜检查结果判断阳性的缺点，使暗室激发试验的特异性和敏感性得到很大的提高。UBM 暗室试验结果将为决定是否治疗青光眼的高危眼提供更可靠的依据。由于闭角型青光眼危害性较大，故应以 UBM 暗室试验后是否发生房角关闭为判断标准，以决定是否对闭角型青光眼的高危眼进行及时有效的处理。

二、UBM 前房角检查

既往对房角及相关解剖结构的观察和评价建立在房角镜检查或病理解剖学基础之上。但是房角镜检查需光线的辅助，而不同强弱照明光均将影响瞳孔大小、进而影响虹膜及房角形态；房角镜检查需接触角膜，对房角形态产生机械性的干扰；房角镜也不能对后房及与前房角相关的解剖结构进行活体观察。病理解剖学检查所获得的标本在取材、切片制作过程的影响也是显而易见的。正是由于房角镜及病理解剖学检查存在的上述缺陷，限制了对房角及相关解剖结构的观察，特别是限制了在自然状态下对房角形态的实时、定量观察，使原发性闭角型青光眼房角关闭机制的研究受到限制。

UBM 采用的是高频超声，作为检测能源，可穿过透明及非透明组织（如虹膜、前段巩膜、角巩膜组织），不但能观察虹膜表面和房角表面的形态，而且可显示与房角形态相关的组织结构，从而完成房角的整体检测。UBM 进行房角检查

不依靠照明光，可以在自然照明条件下进行，消除了光线对房角检查结果的影响。UBM 房角检查探头在水浴中扫查，不会对眼前段产生机械性的干扰，房角形态检查的结果基本上是自然状态下的房角情况。正是因为 UBM 具有上述优势，克服了以往房角形态及相关解剖结构观察方法中的缺陷，为房角及相关解剖结构的实时观察测量提供了一种整体的、定量的重要工具。从而为研究原发性闭角型青光眼的房角及相关解剖结构提供了新的手段。

应用 UBM 检查房角与房角镜检查结果相比较发现用两种方法判别周边虹膜形态结果较不一致，原因在于用房角镜判别虹膜形态主要依赖虹膜前表面形态，但实际上有时由于虹膜前表面不规则，并不真正反映虹膜的整体形态。而虹膜后表面弧线则较为规则，能真正代表虹膜的整体形态，所以用房角镜判别周边虹膜整体形态时，可能会出现误差。

用两种方法检查房角时，对房角的入口及虹膜根部附着位置的测量及确定有较大的差别，尤其在窄房角时更为明显。引起此差别的原因可能是行裂隙灯房角镜检查时，由于光线的影响、房角镜的机械干扰，对眼球施加不同程度的机械压力，房角镜与眼球相对位置的轻微变化，均可使房角入口增宽，或导致贴附的房角重新开放，所以检测结果不能代表真正的自然状态下的房角（静态房角）。UBM 克服了上述缺点，观察到的为自然状态下的房角，据此可推论在狭窄房角时，由于受照明光及机械操作的影响，房角镜观察到的房角形态较实际状态稍宽。需要注意的是，在 UBM 检查中，光照条件对房角的狭窄程度和是否发生房角关闭也会产生影响。在常规光照条件下，由于操作时手和探头对光的遮挡，使其受到的光照减少，眼部光强度小于 0.1Lux，形成接近暗室的条件，有一部分窄房角的病例会出现房角关闭；而移开手臂后，眼部光强度为

1.7～2.5Lux，瞳孔轻度缩小，在低光照强度下房角关闭的病例中有约1/4病例房角开放。而对于暗室和常规光照条件下有功能性房角关闭的病例，在强光下检查常可见到房角重新开放。

房角顶点判断的差异，房角镜下房角入口的判断来源于小梁表面及其相对应的虹膜表面的假想线的交角，在窄房角时此交角往往难以被真正观察到，而多为推测。UBM检查时房角顶点是确定的，而改变的只是小梁网表面及其与相应虹膜的两根边线，此二者的夹角被定义为房角入口，所以房角宽度的测量更为客观。当宽房角时，由于在房角镜下可明确的观察到巩膜突，因此能较容易判断房角入口的大小，这与UBM检查房角的结果趋于一致。在窄房角时静态下用房角镜不能看到后部小梁和巩膜突，因此所获得的是假想的房角入口，通常比UBM所观察到的房角入口大。

在房角极窄时，房角镜下很难观察到房角深度，所以在此种状态下虹膜根部附着位置，则带有推测性，并多数评定为附着点靠前。然而采用UBM对极窄房角进行观察时，由于UBM所具有的特点，在极窄的房角不用任何机械性压迫，同样可以观察到自然状态下房角深部结构及相邻关系，所以在虹膜根部附着点的确定方面优于房角镜检查。

由于两种检查方法各有其优、缺点，所以无论是用UBM检查房角或是用房角镜检查房角，绝对不能相互完全取代，而应互为补充。当房角镜检查不能判断是否为功能关闭时，则可应用UBM检查房角；在用UBM检查不能确定房角是否有新生血管、出血等色泽性变化时，则应使用房角镜检查以确定病变。屈光间质混浊时的房角检查（角膜白斑、角膜水肿、房水混浊等）、各种特定照明度及不同用药条件下的房角检查，均可应用UBM，这样可充分扩大房角检查的范围。

（刘　磊　李栋军）

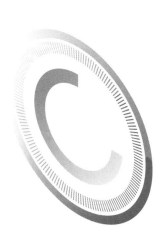

第三篇
眼球的生物测量
及人工晶状体
屈光度计算

第十四章

眼球的生物测量

1956 年 Mundt 和 Hughes 首先使用声波测量人眼的长度，自此有了眼球生物测量这一概念。眼球长度的生物测量就是应用各种相关的检查方法对眼球的结构参数进行测量，如角膜厚度、前房深度、晶状体厚度、玻璃体腔长度，以及眼球的轴长、眼外肌厚度、视神经直径、眶骨膜的厚度等，为眼部疾病的诊断和治疗提供依据。随着眼科新诊疗技术的发展，如白内障摘除联合眼内人工晶状体植入手术、屈光性角膜手术的开展，眼球的生物测量技术亦越来越受到广大临床医生的重视。准确获取眼球各个组成部分的准确生物学参数一直备受关注，因为任何微小的误差都可以影响获取理想的手术效果。文献报告 300μm 的测量误差就可以致手术产生 1D 的误差。

第一节 超声生物测量

一、基本原理

眼球的生物测量可以通过 A 型超声获得。如欲对探测组织进行测量，可根据不同界面产生 A 型超声波形的时间不同，选择声波在不同组织中的最适声速，根据公式"距离 = 速度 × 时间"获得相关组织的生物测量值。

二、应用适应证

（1）计算植入眼内人工晶状体的屈光度：

白内障摘除联合眼内人工晶状体植入手术，术前获得眼球轴长、前房深度等相关参数。

（2）眼球轴长相关疾病的诊断：如先天性青光眼、闭角型青光眼、近视眼、远视眼等。

（3）角膜厚度的测量应用：屈光性角膜手术前不仅需要测量角膜厚度，如条件允许应加测眼球轴长等相关参数。

（4）眼外肌相关参数的应用：肌源性眼球突出应用标准化 A 型超声测量与眼外肌相关的参数。

三、检查仪器

眼球的生物测量仪是应用 A 型超声测量前房深度、晶状体厚度和眼球轴长等生物学参数的载体，具有紧凑、高效、计算机化和全部的人工晶状体屈光度计算功能。

（一）探头

探头通过线路与仪器的主机相连，且在其前端有换能器。原始的固态探头主要用于间接浸润法测量眼球轴长。新型的薄式固态探头，既可以用于直接接触测量法，也可用于间接浸润测量法。直接接触测量法需要将探头对角膜的压力降至最低，更有一些探头可以通过附件将探头置于裂隙灯上，以减低探头对角膜的压力。半软式探头的前端有水，表面被覆一层薄膜，探头中央可见注水孔，检查前必须先将脱气水注入探头前部且不能混有气泡，检查过程中，如探头对角膜加压，位于探头内部的水可自注水孔溢出，减小因操作带来的误差。

（二）换能器

一般位于探头的顶端，由石英水晶制成。水晶有压电性，根据压电原理，换能器为声源发射脉冲波，石英的作用与它的形状、直径和厚度有关。

（1）A 型超声换能器为非聚焦换能器，有平坦的前表面。在检查过程中其敏感性在 10～20dB。换能器宽度的下降对眼球轴长的测量将更精确，采用平行的边缘可以对正常眼轴、短眼轴、长眼轴均有良好的识别能力。

（2）探头表面有凹面的为聚焦探头，主要用于诊断性 A 型超声。由于视网膜表面位于非聚焦区，但技术改进后的聚焦超声也能进行生物测量。正视眼因为视网膜正好位于聚焦点，可以获得精确的测量结果。如果眼轴过长或过短，由于视网膜不能位于聚焦点上，导致仪器对视网膜识别困难，测量的精确性相对下降。

（三）声束

超声波是一种高频率的声波，其频率超过每秒 20kHz，自声源发出的声波由于其频率、波长、速度和方向的不同而各不相同。

（1）频率：单位是赫兹（Hz），高频率提供高反射，低频率提供低反射。低频率有较好的穿透力，但其分辨力较差；高频率的穿透力差，但分辨力强。眼球轴长的测量需要较高的分辨力，故仪器的频率为 8～25MHz。

（2）波长：为两个区间相同的振荡区间之间的距离，在眼内组织，8MHz 探头的波长近似 0.19mm，而 10MHz 探头的波长近似 0.15mm。

（3）声波速度：是声波在介质中传播的速度，以米／秒（m/s）的方式表达。声波速度的大小与媒介物关系密切，在玻璃体和前房内的声速为 1532m/s，晶状体约 1641m/s，在固态组织约 1550m/s。在眼轴测量的过程中，应根据所测

量的组织选择相应的声速进行检查，以获得准确的测量结果。

（4）方向：声波的方向对检查也有一定的影响。测量时在显示器上依次出现角膜波、晶状体前囊波、晶状体后囊波、视网膜波直至眼眶。

（5）临床应用：眼球轴长的测量最重要的是对各解剖标志最大峰值的显示，由于各组织的声阻抗差不同，因此不同的组织之间可以产生回波，只有返回的声波携带组织最大的能量才能产生标志性波峰，这一点对于视网膜波的识别尤为重要。当探头沿着眼球的光学轴线（自角膜顶点至黄斑中心凹之间的连线）传播，声波垂直传播至视网膜表面并自视网膜表面携带最大的组织能量，视网膜波峰显示为与基线垂直的高波峰。如果探头没有沿着眼球的光学轴线传播，声波传播至视网膜表面为非垂直入射，则返回的声波不能携带最大的能量至探头，则视网膜表现为缓慢上升的非垂直波。

（四）显示器

显示器的作用是将眼内组织的不同波形清晰地显示，大多数的显示器配备有图像自动冻结单元，当仪器检测到眼球的各个组织回波波形时可以在图像冻结之后将其清晰地显示。

（五）增益的设定

每一台仪器都有增益调整的功能，通过对增益适当地调整，可以将角膜波、晶状体前囊波、晶状体后囊波和视网膜波清晰地显示。

（六）声速的设定

通过对不同组织最适声速的调整，以获得最准确的测量结果。仪器的平均声速设定：白内障眼一般设定为 1548～1556m/s；无晶状体眼一般为 1532m/s。可以根据测量组织的不同分别设定声速：前房一般为 1532m/s，白内障时晶状体的声速设定为 1641m/s，玻璃体腔的长度测量一般设定为 1532m/s，与前房基本相同。这些设定

可以通过仪器一次完成。

（七）电子门

一般仪器有 2～4 个电子门，最主要的两个门分别为角膜门和视网膜门，二者之间的距离为眼球轴长。测定声波通过角膜门和视网膜门的时间，乘以预先设定的声速值，可以计算出眼球的轴长。如果仪器有 4 个电子门，则在前述 2 个电子门的基础之上增加晶状体前囊门和晶状体后囊门，根据声波通过各个电子门的时间可以计算出前房深度、晶状体厚度和玻璃体腔长度。

（八）打印输出

一般的生物测量仪都配备有微型计算机用以分析 A 型超声测量的结果，用 1 个或多个公式对人工晶状体屈光度进行计算。通常仪器可以记录每一位患者的多次测量值，并回顾每一次的测量结果，还可以将检查结果删除重新测量。每一次的计算结果都可以打印输出，一般打印输出的内容包括以下几个方面：

（1）正视眼所需人工晶状体屈光度；

（2）相对于 −1.0D、−2.0D、−3.0D 屈光度的眼内人工晶状体度数；

（3）眼球各种屈光异常所需的人工晶状体屈光度；

（4）期望的手术后的屈光度及其相对应的眼内人工晶状体度数；

（5）不同公式的人工晶状体计算结果。

四、检查方法

（一）直接接触检查法

直接接触检查法就是探头与角膜直接接触的检查方法。将探头直接置于角膜表面，声波通过角膜顶点的中央，经晶状体中央、玻璃体直至黄斑中心，进行眼轴长度和相关的生物测量（图 3-14-1），检查步骤如下：

（1）首先应用表面麻醉剂对角膜进行麻醉，

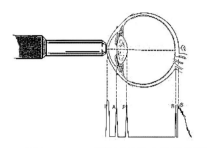

图 3-14-1　直接接触检查法示意图

以减低角膜的敏感性，利于检查。常用的表面麻醉剂有丁卡因、利多卡因等。

（2）探头的测试：应用模型眼对探头的准确性进行测定。如测定的范围在探头允许的误差范围之内，则探头的准确性是可靠的，可以应用。

（3）探头的消毒：每次使用探头前以及每检查 1 例患者前均应对探头进行消毒，以避免交叉感染。通常硬质探头可以用 75% 的酒精进行消毒，软质探头可以用过氧化氢或肥皂水进行消毒。但一定要注意探头上不要残留消毒剂，以免造成角膜化学烧伤。

（4）眼球状态的选择：一般仪器上都有多种眼球状态进行选择，如正常眼、晶状体致密眼、无晶状体眼、人工晶状体眼等。检查前应根据患者的眼球状态进行选择以利检查。如白内障的患者可以选择晶状体致密的眼球状态进行检查；白内障摘除术后或其他原因导致晶状体缺失的患者可以选择无晶状体眼的状态；白内障摘除手术联合眼内人工晶状体植入术后的眼球可以选择人工晶状体眼的状态进行检查。个别仪器还可以选择眼内人工晶状体不同材料类型的眼球状态。

（5）检查方式的选择：一般仪器自身有自动测量和手动测量两种检查方式，通常选择自动测量方式进行检查。自动测量时，仪器可以根据测量是否符合预设条件自动冻结图像并将结果保存。对于一些特殊的情况，自动测量方式无法满足临床需求时可以选择手动测量方式进行检查。在手动测量的状态下，由检查者根据仪器所显示的图像，人工冻结图像然后移动电子门进行测量。

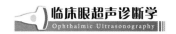

（6）检查方法：每个专用探头的顶端都有一个红色的注视灯，如果患者的视力能够注视，则在检查时嘱患者将受检眼注视红灯。探头逐渐接近眼球，在探头接触到角膜的瞬间，如果测量条件满足预设值，仪器自动冻结图像并显示测量的结果。如此重复测量 5 ～ 10 次，如果多次测量的误差在 0.1 以内，则可确定检查结果；否则，重复前述检查结果直到满足测量条件为止。

（二）间接浸润检查法

间接浸润检查法与直接接触检查法基本相同。区别在于检查前需要准备眼杯，眼杯有光滑的内、外缘，置于上下眼睑之间保持眼睑的开放状态。

1. 眼杯的放置方法　为减轻患者的痛苦，更好地配合医生检查，放置眼杯前可对受检眼进行表面麻醉，待麻醉充分后再将眼杯置入眼睑内。首先根据患者睑裂的大小选择合适的眼杯，检查者用双手将患者的眼睑分开，嘱患者眼球向下转，轻提上睑将眼杯的一侧置于上睑下，然后让患者向上转动眼球，将患者的下睑向下拉，暴露出患者的下穹隆，将眼杯完全置于患者的结膜囊内。一般不用开睑器协助放置眼杯，以免损伤眼部结构。

2. 检查时，先向眼杯内注入耦合剂（平衡盐溶液、人工泪液等均可作为间接浸润法的耦合剂），然后将探头置于耦合剂内，与角膜之间的距离在 5 ～ 10mm，通过移动探头获得最佳图像（图 3-14-2）。

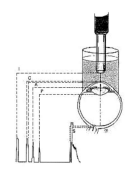

图 3-14-2　间接浸润检查法示意图

五、正常表现

正常眼球 A 型超声直接接触法的生物测量表现如图 3-14-3。自左向右依次为角膜波、晶状体前囊波、晶状体后囊波、视网膜波以及其后逐渐衰减的脂肪组织波。其中角膜波与晶状体前囊波之间为前房深度，晶状体前、后囊波之间为晶状体厚度，晶状体后囊波与视网膜波之间为玻璃体腔长度，前房深度 + 晶状体厚度 + 玻璃体腔长度 = 眼球轴长。

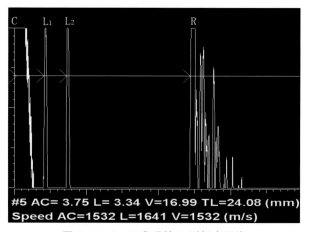

图 3-14-3　正常眼的 A 型超声图像

C：角膜波；L_1：晶状体前囊波；L_2：晶状体后囊波；R：视网膜波

六、困难眼的超声生物测量

（一）无晶状体眼

无晶状体眼的 A 型超声表现与正常眼基本相同，只是由于晶状体的缺如，在检查时只能探查到角膜波和视网膜波（图 3-14-4）。如果晶状体后囊存在或有膜存留在晶状体位，可探及一个饱和的单高波。由于缺少部分解剖标志的回声，故对图像的判定有一定困难。

一般情况下，声速的设定选择 1532m/s，部分选择 1534m/s。如果仪器只有 1550m/s 的条件，可以通过以下公式换算：眼球轴长（AXL）=1532/1550×（声速为 1550m/s 时的眼球轴长）。

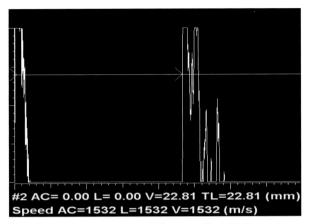

#2 AC= 0.00 L= 0.00 V=22.81 TL=22.81 (mm)
Speed AC=1532 L=1532 V=1532 (m/s)

图 3-14-4　无晶状体眼 A 型超声图像

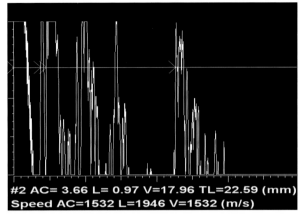

#2 AC= 3.66 L= 0.97 V=17.96 TL=22.59 (mm)
Speed AC=1532 L=1946 V=1532 (m/s)

图 3-14-5　人工晶状体眼 A 型超声图像

（二）人工晶状体眼

对于人工晶状体眼由于有各种不同的伪像，故缺乏典型的超声声像图特征，识别有一定的困难。检查时应将仪器的增益值降低，以免由于人工晶状体的伪像与真正的眼球壁回声均为强回声造成鉴别困难。一般人工晶状体眼的 A 型超声探查时，其角膜回声、视网膜回声与正常眼完全相同。人工晶状体植入眼内后，表现为晶状体为饱和单高波，其后有回声强度逐渐减弱的丛状波，为人工晶状体的声衰减所致（图 3-14-5）。

对于人工晶状体眼，Holladay 建议进行眼球生物学参数测量时，将声速设定为 1532m/s，然后根据不同材质人工晶状体的适宜声速对眼球轴长进行修正（表 3-14-1）。公式如下：

$$AXL=AXL_{1532}+CALF$$

式中，AXL 为实际的眼球轴长；AXL_{1532} 是声速为 1532m/s 时测量的眼球轴长值；$CALF$ 为修正系数。

通过人工晶状体的制造商可以得到不同人工晶状体的厚度（T_l）和声速（V_l）。

$$CALF= T_l \times (1-\frac{1532}{V_l}),$$

$$AXL=AXL_{1532}+ T_l \times (1-\frac{1532}{V_l})。$$

表 3-14-1　人工晶状体的声速与中心厚度值

人工晶状体材质	适宜声速（m/s）	中心厚度（mm）
PMMA	2660	0.6～0.8
硅胶	980	1.2～1.5
玻璃	6040	0.3～0.4
丙烯酸酯	2200	0.7～0.9

上述计算方法过于烦琐，也可以通过修改人工晶状体声速的方法进行测量：

PMMA 人工晶状体　　　　　　　2718m/s
丙烯酸酯人工晶状体　　　　　　1946m/s
硅胶人工晶状体　　　　　　　　1050m/s

如果用 1550m/s 的参数测量 PMMA、丙烯酸酯、玻璃的人工晶状体，其误差在 0.1mm 左右，但用此声速测量硅胶人工晶状体的误差可以在 1.0mm 以上。

（三）膨胀期白内障

根据 Bellow 的方法可以估算晶状体厚度，方法为以 4 为整数而年龄为小数。例如，53 岁的患者其晶状体的厚度为 4.53mm，6 岁的患者其晶状体厚度为 4.06mm。

随着晶状体混浊程度的增加，声波穿过晶状体的速度随之下降，可自 1641m/s 下降至 1590m/s。对于膨胀期的白内障晶状体含水量增加且厚度也增加（图 3-14-6）。如果晶状体厚度超过 5.0mm，适宜的声速自 1641m/s 下降为 1590m/s。如果对膨胀期白内障仍然采用 1641m/s 的声速，则最终的结果可以产生大于正常 0.15mm 左右的误差，术后屈光度的误差为 +0.4 ～ +0.5D。膨胀期白内障的病例最好采用平均声速法进行测量，将声速调整至 1549 ～ 1552m/s 所获得的结果将与核性白内障的测量结果十分接近。

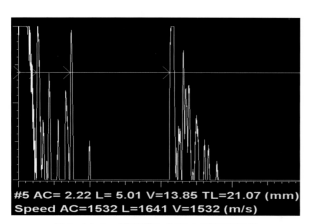

#5 AC= 2.22 L= 5.01 V=13.85 TL=21.07 (mm)
Speed AC=1532 L=1641 V=1532 (m/s)

图 3-14-6　膨胀期白内障 A 型超声图像

（四）硅油填充眼

硅油作为一种玻璃体内填充物，用于治疗视网膜脱离和预防增殖性玻璃体视网膜病变。应用 B 型超声检查，在二维图像上眼球出现假性扩张和非聚焦状态（图 3-14-7）。由于硅油的存在导致眼球呈远视状态，如果合并白内障则其生物测量方法值得注意。

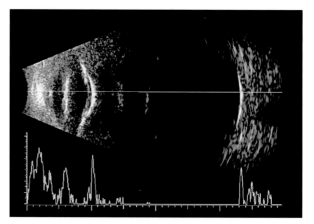

图 3-14-7　硅油填充眼的超声图像

例如某患者为眼内硅油填充术后，采用平均声速法进行生物测量结果如下：

前房深度为 3.01mm，晶状体厚度为 5.23mm，眼球轴长 35.86mm，可修正为

玻璃体腔长度 V_{1532}=35.86-3.01-5.23=27.62mm

实际玻璃体腔长度 $V=27.62 \times \dfrac{1}{1532} \times 980 = 17.67$ mm

实际眼球轴长 =3.01+5.23+17.67=25.91mm

如果仪器有分段测量设定的功能，可以在初始设置时将玻璃体声速设置为 980m/s，其测量的结果可以直接应用而无须修正。

事实上对硅油填充眼进行生物测量是十分困难的，因为如果在玻璃体腔内未完全填充硅油，采用仰卧位检查时硅油层未与视网膜紧密相贴而其间是正常液态的玻璃体层。声速将首先通过硅油层然后到达正常液态玻璃体，采用分段测量法十分必要，但实际操作上是困难的。对于这些病例，建议采用坐位检查。如果患者采用坐位，则硅油将上浮至玻璃体腔上方，在视轴上存留的将只有硅油，此状态则只应用硅油的声速而无须分段测量。此外，由于声波在穿过硅油的过程中被大量衰减，所以视网膜波将变得较正常回声低而不易识别，通过增加仪器增益可以克服上述困难。

不同制造商所生产的硅油黏度不同，自

1000 ～ 5000cSt 不等。眼球轴长的测量与硅油的黏度也有一定的关系，眼内填充 5000cSt 的硅油其屈光改变较填充 1000cSt 硅油大，1000cSt 硅油的适宜声速为 980m/s，5000cSt 硅油的适宜声速为 1040m/s。如果对高黏度的硅油采用低黏度硅油的适宜声速进行生物测量，将产生测量误差。所以对硅油填充眼进行生物学测定时一定要注意硅油的黏度。

有一部分患者硅油将在玻璃体腔内存在一定时间，对这样的病例应考虑对人工晶状体度数做一定的修正。Patel 和 Meldrum（1995 年）应用如下修正公式对硅油填充眼植入眼内人工晶状体度数进行计算：

$$IOL 度数 = \frac{N_s - N_v}{AXL - ACD} \times 1000$$

其中 IOL 为人工晶状体，N_s 为硅油的屈光系数 1.4034；N_v 为玻璃体的屈光系数 1.336，AXL 为眼球轴长，ACD 为前房深度。这样计算出的人工晶状体的增加值在 +3.0 ～ +3.5D 才能获得术后正视眼的状态。

如果患者白内障的混浊程度不重仍可窥见眼底，建议应用光学生物测量仪对眼球轴长进行测量，它的测量结果将较使用超声测量所得的数值更准确。

如果眼内填充气体，眼内被两种甚至三种物质填充，声波将被其完全反射。这样的患者建议采用坐位进行检查。如果玻璃体腔未被气体等完全填充，所以通过探头的移动可以回避气体的影响，便于进行眼球轴长的测量。

七、B 型超声的生物测量

尽管 A 型超声是全球公认的测量眼球生物学参数的标准方法，但是在一些特殊情况下，如由于患者不能固视所致视轴确定的不准确、球壁波显示欠佳仪器无法自动识别、眼内疾病干扰仪器对眼球壁的识别等，使 A 型超声检查存在一定困难。此外在下列情况下 A 型超声检查也可能产生测量误差。

1. A 型超声直接接触法测量，就会导致眼轴变短，增加人工晶状体度数，结果是手术后近视度增加。

2. 对于非正视眼尤其近视眼的病例，存在后巩膜葡萄肿的概率较高，导致 A 型超声测量困难。

3. 由于一些眼内病变的存在，如玻璃体变性、玻璃体积血、视网膜脱离、黄斑病变等，也可能令 A 型超声对黄斑区的识别非常困难。

应用 B 型超声可以对上述情况下的眼球轴长的测定提供帮助。B 超声引导的眼球轴长测量技术前提条件为间接浸润测量。其一，可以避免探头对角膜加压导致测量结果不准确；其二，可以更加清晰地显示眼前段结构，为准确识别测量点提供帮助。具体检查方法如下：

（1）对受检眼施行表面麻醉。

（2）按照睑裂的大小选择合适的眼杯置入眼睑内，注入对眼球无刺激性的接触剂。

（3）将 B 型超声的探头放在接触剂的表面，显示眼球结构。

（4）满足测量条件的 B 型超声图像为清晰地显示角膜、虹膜形态，晶状体的前、后表面回声，眼球壁回声等。测量线自角膜顶点经过瞳孔、晶状体中部穿过玻璃体直达黄斑区（水平切面视神经的颞侧）。

（5）注意仪器的调整尤其增益值的调整，对于清晰显示以上结构有帮助。

（6）重复上述检查步骤 5 次，取平均值即为测量的结果（图 3-14-8）。

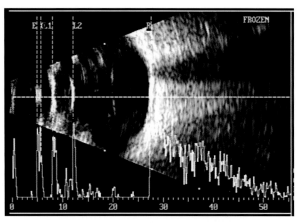

图 3-14-8 B 型超声生物测量图像

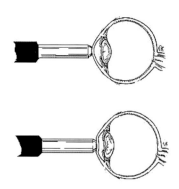

图 3-14-9 探头压迫眼球引起眼轴缩短示意图
上图：探头未对角膜加压，角膜形态正常；下图：探头对角膜加压，角膜局部变得平坦

八、如何避免测量误差

不论采用何种检查方法进行生物测量，检查结果是否准确都是至关重要的。如果眼轴长度产生 1.0mm 的误差，就可以导致计算的人工晶状体度数产生 2.5 ～ 3.0D 的误差，因此，在检查过程中如何克服各种人为误差，以及判断检查结果的准确性都是十分必要的。常见的产生误差的原因如下。

（一）探头压迫眼球

探头压迫眼球尤其压迫角膜的结果是导致测量结果较实际要短。在检查过程中，应避免探头对角膜施加压力。对于初学者，建议使用浸润检查法进行检查；如果采用直接探查法，检查过程中应注意避免探头对角膜施加压力，使用软质探头和支撑法进行检查较直接应用硬质探头容易避免产生误差。判断探头是否对角膜加压，可以通过观察每一次测量前房深度值是否有改变进行判断。如果前房深度值没有明显的改变，表明探头没有对角膜加压；反之，则表明探头对角膜加压，需要重新测量，见图 3-14-9。

（二）角膜和探头之间存在液体

如果在角膜和探头之间残留液体，液体也被误认为是眼轴长度组成的一部分，必然使测量结果较正常长（图 3-14-10）。残留液体产生的原因有两个，其一是角膜表面存在异常增厚的脂质物质；其二是结膜囊内存在过多的泪液或眼药水。为有效地避免前述问题，建议患者在检查前应避免使用富含油脂的滴眼剂，如果患者眼内泪液或眼药水含量过多，可嘱患者先将过多的液体拭去，保持眼内适当的水分即可。

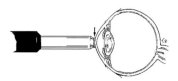

图 3-14-10 探头与角膜之间存在液体引起眼轴变长示意图

（三）声波方向是否与视轴相同

正常情况下，声波自角膜中央的顶点穿过前房、晶状体、玻璃体直到黄斑中心，即沿着视轴的方向进行测量。许多测量结果产生误差的原因是声波没有沿着视轴方向，对于正常人，这种测量的误差对结果的影响并不大，约 0.1mm，但是如果是高度近视或者合并后巩膜葡萄肿的患者，这样的误差将导致结果产生巨大的误差，影响患者术后的视功能恢复。可以用以下方法帮助判断声波是否沿视轴方向？

1.声波在视神经和黄斑区形成的都是饱和的垂直单高波，区别在于视神经后的单高波后为平段而位于黄斑区后的单高波伴随着逐渐减低的声波。之所以产生这样的差异，原因在于视神经后为整齐排列的神经纤维束，因此没有声衰减；而黄斑区后为脂肪组织，由于其排列错综复杂，因此在黄斑后可探及显著的声衰减（图3-14-11）。

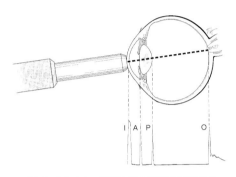

图3-14-11　声波穿过视神经示意图

2.晶状体波形异常：在检查过程中，如果声波没有沿着晶状体的中央通过，则可表现为晶状体后囊波形呈不饱和波或消失（图3-14-12）。

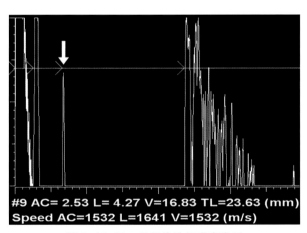

#9 AC= 2.53 L= 4.27 V=16.83 TL=23.63 (mm)
Speed AC=1532 L=1641 V=1532 (m/s)

图3-14-12　晶状体波异常声像图

3.视网膜波形异常：如果患者白内障程度较重导致对注视灯的观察不佳，亦可导致视网膜波回声不佳，表现为视网膜波不垂直基线，视网膜波的上升支有一个或多个结点，视网膜波较巩膜波回声低等（图3-14-13）。

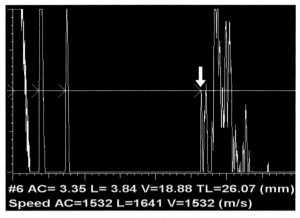

#6 AC= 3.35 L= 3.84 V=18.88 TL=26.07 (mm)
Speed AC=1532 L=1641 V=1532 (m/s)

图3-14-13　视网膜波异常声像图

4.电子门识别异常：一些仪器电子门有自动识别和手动识别两种状态。前房深度、晶状体厚度、玻璃体腔长度和眼球轴长的识别都与电子门位置的正确与否有关。如果某一个或多个电子门识别不准确，可以导致相关的误差（图3-14-14）。如果波形不好，可以通过手动识别的方式移动电子门的位置至正常，保证所有参数均在正常范围内。

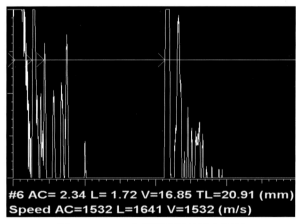

#6 AC= 2.34 L= 1.72 V=16.85 TL=20.91 (mm)
Speed AC=1532 L=1641 V=1532 (m/s)

图3-14-14　电子门识别异常声像图

（四）眼内疾病

1.黄斑疾病：如果黄斑区有异常病变，如出血、变性、脱离等直接导致测量时眼底的强回声缺如，自动测量功能无法实现。解决的办法之一是调整仪器的增益值到最高，看是否能得到眼底的饱和波；此外可以应用手动测量法，根据获得的 A 型超声图像进行分析获得的测量值。如果前述的测量方法无法获得测量结果，可以采用诊断性 B 超进行测量，见图 3-14-15。

2. 后巩膜葡萄肿：部分高度近视的患者合并后巩膜葡萄肿，尤其葡萄肿位于黄斑区时测量

就更加困难。可出现多次测量的结果不一致，尤其在自动测量的状态下，正确分辨就更加困难。对此类患者应采用自动、手动、B 型超声测量相结合的方法，力求获得最准确的测量结果（图 3-14-16）。

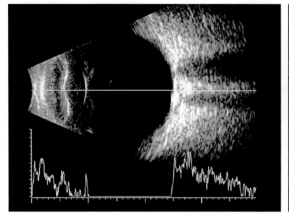
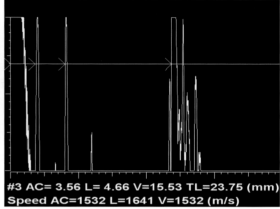

#3 AC= 3.56 L= 4.66 V=15.53 TL=23.75 (mm)
Speed AC=1532 L=1641 V=1532 (m/s)

图 3-14-15　黄斑病变声像图

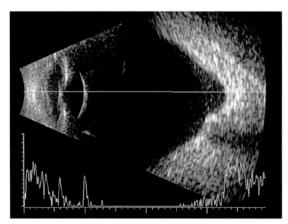
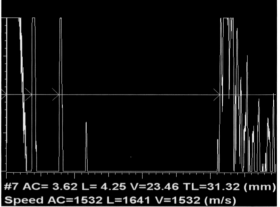

#7 AC= 3.62 L= 4.25 V=23.46 TL=31.32 (mm)
Speed AC=1532 L=1641 V=1532 (m/s)

图 3-14-16　后巩膜葡萄肿声像图

3. 玻璃体变性：当玻璃体变性存在时，由于变性为中强回声，A 型超声检查玻璃体内存在很多不规则中强的回声波，如果变性回声强甚至可达到与视网膜相同的回声强度，导致仪器识别错误。建议对此类患者检查时一定将增益值降低，因为在低增益状态下变性与视网膜波之间的声阻抗差增大，视网膜波将更容易识别，保证检查的准确性，见图 3-14-17。

4. 视网膜脱离：如果视网膜发生脱离尤其脱离在黄斑区附近，行生物测量时可以在球壁回声前出现饱和的中强回声，由于同为视网膜结构，故仪器可以将其认为是球壁导致测量结果较正常小。测量时一定注意识别，建议常规进行 B 型超声检查，波形与形态相结合保证诊断的准确性（图 3-14-18）。

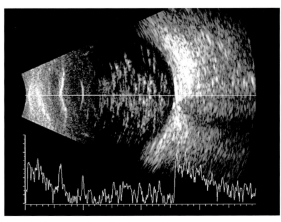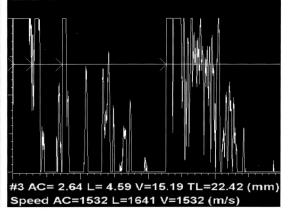

图 3-14-17　玻璃体变性声像图

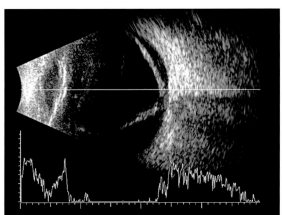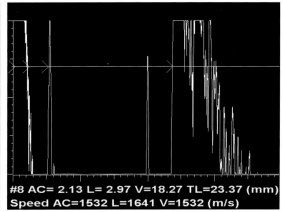

图 3-14-18　视网膜脱离声像图

九、测量数值可靠性的评估

对于异常数值的识别，仪器可以对异常参数进行反复测量，如下情况应警惕：

1. 眼球轴长小于 22mm，大于 25mm，或者同一患者左眼与右眼的眼轴相差大于 0.3mm。

2. 同一眼球至少 5 次以上测量的平均误差一般应控制在 0.05 以内，对于特殊病例也不应超过 0.1。

3. 如生物测量的结果误差超过以上范围，请务必结合 B 型超声生物测量结果对测量数值进行核查，必要时应结合受检者的其他检查结果进行可靠性评估，如屈光检查等，以确保检查结果的准确性。

十、仪器的维护及保养

探头在使用前首先应先用模型眼进行校正，只有当测量的结果在模型眼的确认范围内才可以应用其对患者进行检查。

每检查一例患者之前都应对探头进行消毒和清洁，目的有两个：一是清除探头表面的脂质，确保检查结果的准确；二是消毒探头，避免患者之间的交叉感染，对于应用直接接触检查法的患者尤为重要。

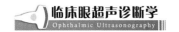
第二节　光学生物测量

1999 年 Carl Zeiss 公司首先向我们介绍了一种基于相干光学原理的非接触型生物测量仪，即 IOLMaster（CA），这是一款多功能合一的检查设备，可以完美地配合白内障手术前的检查，包括眼球轴长、角膜曲率、前房深度、水平的角膜直径等基本参数，以及多个人工晶状体计算公式输出最终的计算结果。

一、原理

部分相干干涉（PCI）原理也称为激光多普勒干涉原理。将此原理应用于光学生物测量被称之为激光干涉生物测量（LIB）或光学相干生物测量（OCB）。PCI 生物测量的原理是使用波长为 780nm 红外线双光束技术。干涉计具有短相干波（c=130μm）的二极管激光（LD）、分光计（BS1）、一面固定的反射镜（M_f）和一面运动的反射镜（M_m）共同制造出两束共轴光线 I_m 和 I_f。光线进入眼球内被不同的反射面反射回来，尤其在角膜（C）和视网膜（R）上。反射的光线经过另一个分光计（BS2）之后射向光感受器（PD）。如果两束光线的波长差在二极管激光的相干波长之内，即 2OPL－2d ≤ c，就会发生干涉，即亮度分布被感受器探测到。当运动镜（M_m）的位移（d）等于视路长度的时候，从视网膜反射的 I_f 以及从角膜反射的 I_m 就满足条件。这项测量技术的精确度高低就取决于 M_m 的位移所能达到的精度。既往的研究表明眼球的纵向移动不会影响到测量结果，而水平的运动将不能得到准确的测量结果。图 3-14-19 是其光学构造的示意图。

光学生物测量的优势在于患者是按要求注视时光线沿着视轴传播完成的。而视轴与晶状体表面并不成直角相交，因此沿着视轴不能检测到晶状体的反射，即不可能进行类似超声般的节段性测量。为了避免上述局限性，可以选择光轴进行测量，即被

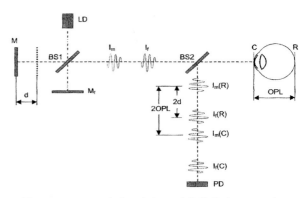

图 3-14-19　双光束平行相干成像的基本原理示意图

测眼的凝视点在距离测量轴约 5° 的目标。

主要的测量参数是视路长度（OPL），即沿视轴方向角膜前表面与视网膜色素上皮层之间的距离。这两个表面间的几何距离 AL_{PCI} 可由下式给出：

$$AL_{PCI}=OPL/n_{PCI}$$

$n_{PCI}=1.3549$ 为眼球屈光度的组平均值。

激光生物测量使用平均折射率的原理与声学生物测量使用平均声速是一样的。但与超声测量眼球轴长相比，光学生物的测量值要长 0.32 ± 0.21mm（－0.41mm 至 ＋0.91mm）。这是因为超声测量的点是视网膜内界膜（ILM），而 PCI 可以测量到视网膜色素上皮层（RPE）。

二、光学生物测量仪的调整

应用 A 型超声测量的眼球轴长是现代眼内人工晶状体计算公式的基础，为保持计算公式的一致性，应当将 IOLMaster 的眼球轴长测量值调整至与间接浸润测量法的检查结果一致。通过对 600 余只眼的测量得出校准曲线，将修正结果整合到光学生物测量仪器内，目前光学生物测量的测量结果与间接浸润测量法所得结果基本保持一致。

尽管光学生物测量目前尚不能对眼球做节段性生物测量，但具有测量前房深度的选项。这是通过图像分析软件对眼前段的裂隙图像分析实现的。结果的准确性同样被修正，并与间接浸润法

超声检查结果一致。

三、光学生物测量仪的附加功能

光学生物测量仪的设计是用单一仪器完成人工晶状体计算所需要的全部参数测量。除眼球轴长，角膜曲率或角膜屈光度也是选择合适的人工晶状体所必须的参数。

光学生物测量仪的 CCD 照相机将它们在角膜上的影像数码化，然后根据 LED 的位置得到角膜曲率。

光学生物测量仪的照相机得到的图像还被用来计算水平方向角膜白到白直径。分析光学生物测量仪上固定的 LED 的角膜影像对于确定视轴的位置也有帮助。

四、基于 PCI 的 IOL 计算

目前部分超声工作者已经接受了间接浸润法比直接接触法测量更准确的观点。但直接接触法因其快速、易操作等特点仍然被广泛应用。人工晶状体的制造商们当然也注意到了这一点，所以人工晶状体的 A 常数或 ACD 常数都是以直接接触法测量的数据作为依据。直接接触法的测量结果适用的 A 常数却不能完全适用于间接浸润法检查的同一只眼球的眼球轴长。通常前者较后者的测量值小 0.1 ~ 0.3mm，所选择的人工晶状体的屈光度大 0.3 ~ 0.9D。即间接浸润检法测定的人工晶状体常数需要比直接接触法大 1D 左右。由于光学生物测量仪是模拟间接浸润检查，上述推理也适用于光学生物测量仪。采用光学生物测量时重新计算晶状体常数对于任何公式来说都是必需的，这是由于这种方法测出的眼球轴长比其他方法的测量值大形成的。

五、光学生物测量的优势

（一）在近视眼中的应用

光学生物测量是沿着视轴完成的。近视眼眼

轴变长的病例中后巩膜葡萄肿和眼球后壁变形的情况很常见，PCI 的特点使它在这种情况下比超声测量更有优势。根据 Curtin 和 Karlin 的研究，眼球轴长为 27mm 时后巩膜葡萄肿的发生率是 1.4%，而眼球轴长为 33mm 时则为 69.2%。即使是正常眼和短眼轴眼偶尔也会因为眼球后壁的扭曲导致 PCI 和间接浸润检查法得到的眼球轴长不同。

（二）在屈光间质异常中的应用

屈光间质异常如人工晶状体眼或眼内硅油填充等情况时。A 型超声测量的并不是距离，而是声波的返回时间。与之类似的是光学生物测量的也不是距离，而是光路的长度。不论哪种情况，要从仪器上读出距离都必须先确定传播速度：A 型超声的声速和 PCI 的光速。（实际上，光束的速度就包含在传播介质的屈光度中，屈光度就是光线在真空中的速度和在介质中的速度之比）。声波在不同介质中的速度，比如在人工晶状体材料中的速度，差别比光速要显著得多。所以应用光学方法所得的测量结果比超声检查法的误差小得多。如果使用 PMMA 材质的人工晶状体眼被当作正常眼用超声波进行眼球轴长的测量，由于声波在人工晶状体材料中传播速度较晶状体快而更短时间返回仪器。所得的测量结果比正常的短。因此，为了补偿声波在晶状体中的高传播速度，就必须对得到的数据在"晶状体模式"里进行修正，选择与之相适应的声速进行测量。不仅仅是近视眼和人工晶状体眼可以从光学测量中受益，硅油填充的患者也是一样。研究表明硅油填充前后的眼球轴长的相关性可以达到 98%。

（三）儿童

光学测量的另一个优势体现在对儿童眼球轴长的测量上。应用光学生物测量的儿童年龄最小的仅 1.5 岁。相当多的婴幼儿都避免了因为检查所需要的全身麻醉。

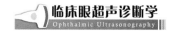

六、光学测量与声学测量的对比研究

必须指出 PCI 还是不能完全替代超声检查技术。既然是光学测量，光线就必须穿过眼球，到达视网膜并且反射回光感受器。这条通路上的任何阻碍，例如角膜瘢痕、成熟白内障、玻璃体积血、玻璃体内机化膜形成等都会致使测量失败。此外，患者的配合也非常重要。被检者测量时需要保持凝视状态约 0.4 秒。因此，黄斑病变、呼吸困难、眼球震颤或者颤抖都会给测量带来麻烦。

究竟有多少患者不适用光学生物测量仪进行测量是一个重要的问题。最初的研究发现约 9%（58/678）的病例不能进行测量。通过比较测量中每一次扫查定位返回的信号，即使将信噪比降低，一些先前认为不能测量的病例中可以得到有用的信息。通过对检测程序作适当修订，如在行其他检查之前作光学测量；让严重屈光不正的患者配戴眼镜检查；让光线绕开正中混浊的晶状体从其他路线通过等也可以取得同样效果。

计算眼内人工晶状体屈光度时眼球轴长的测定是最重要的一环，激光相干测量技术的出现使这一工作不论对于患者还是检查者都变得更加简便和舒适。作为非接触性测量技术，首先它没有通过检查造成医院内感染的危险；其次它不需要对眼球局部麻醉；再次不需要暗室环境；最后同一台仪器可以完成角膜曲率和眼球轴长测量工作，具备人工晶状体度数计算的全部条件。但是其局限性是在现有条件下尚不能对眼球做节段性测量。

七、总结

建立 PCI 技术之上的光学生物测量已经证明了自己在眼球轴长测量方面可以替代超声生物测量。PCI 的准确性与高精度浸润性超声检查相当，二者都明显优于接触性超声检查。激光相干测量技术在儿童、近视眼、人工晶状体眼和硅油填充

眼患者的测量中占有绝对优势。5%～10%不能使用该项技术进行测量，因而超声检查还将继续在这些患者和其他一些检查项目中发挥作用。

第三节　角膜曲率的测量

角膜曲率的测量是仅次于眼球轴长测量的第二影响人工晶状体屈光度计算的因素。1D 角膜屈光度测量的误差可以带来接近 1D 的手术后的测量误差。现将常用的角膜曲率测量方法介绍如下。

一、手动角膜曲率仪

手动角膜曲率仪因其使用简便、价格经济，测量的结果对正常屈光力（40～46D）的规则角膜准确性高、可重复性好等特点而成为一种临床常用的角膜曲率测量仪器。

（一）成像原理

利用角膜前表面反射的特征测量角膜曲率。即在角膜前特定位置放置一特定大小的物体，该物体经过角膜前表面反射成像（Purkinje 像），通过测量此特定像的大小，通过公式 $n-1/r$ 换算出前角膜的屈光度。因物象测量采用的近轴光学，反映的是瞳孔中心 3mm 直径光学区的角膜屈光度。

（二）检查方法

常用的手动角膜曲率仪包括 Javal-Schiötz 和 Bausch&Lomb 两种。但都是通过对相距 90°的 4 个点的角膜曲率进行测量。以 Bousch&Lomb 角膜曲率仪为例介绍具体检查方法。

1. 调焦　将十字游标调整到受检眼的视野中心，找到 3 个环。将右下环套在十字游标的中心，右下环完全重叠，表示对焦准确，见图 3-14-20。

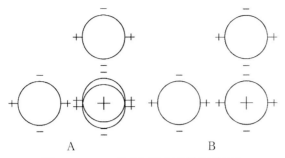

图 3-14-20　手动角膜曲率调焦示意图
A. 未对焦；B. 对焦完成

2. 散光度的测定　将上下与左右环周围的"+"号和"−"号与相邻的符号重叠，此时，曲率仪内的 H、V 下的数字分别为水平轴和垂直轴对应的角膜曲率。如果散光轴不在 90°或 180°时，"+"号和"−"号将不会完全重叠，通过旋转散光轴把手至"+"号和"−"号完全重叠，此时的轴位即为散光的轴位。记录为 45D@100°/44D@10°。通过不同子午线的角膜屈光度的差值，计算角膜散光度。

二、自动角膜曲率仪

自动角膜曲率仪一般为电脑验光仪的一个组成部分，可以提供精确、客观、可重复性的角膜曲率检查结果。

检查时嘱患者将下颌及头部与仪器紧密贴合，受检眼注视仪器内的红色注视灯，检查前让患者瞬目尽可能保持光滑的泪膜，仪器一般被设定自动测量 3 次相同位置的角膜曲率，取平均值打印最终检查结果。

三、角膜地形图仪器

角膜形态分析系统不仅可以测量中央角膜曲率，而且可以测量周边角膜曲率。角膜屈光度的大小以不同的颜色表示，故称为角膜地形图仪。对于规则的角膜，角膜地形图仪可以得到良好的测量结果，对于不规则的角膜，角膜地形图仪同样可以获得满意的测量结果，尤其在以下几个方面：

1. 当角膜屈光度小于 40D 或者大于 46D 时。

2. 手术者希望更准确地评估受检者存在的手术前散光时。

3. 当角膜形态不规则时，例如眼外伤后或有圆锥角膜存在时。

4. 角膜屈光手术后，测量角膜曲率。

四、屈光性角膜手术后角膜曲率的修订

角膜屈光手术作为一种矫正眼球屈光不正的方法越来越多地被大众所接受，而且目前多以年轻人为接受手术的主要人群。但是，当这些人的年纪到四、五十岁时，既往通过手术获得的良好视力可能会因为白内障或其他原因而逐渐减退。这一患者群体对视力有特殊的要求，正如他们年轻时希望通过角膜屈光手术摘掉眼镜一样，到了中年的他们如果再次行白内障手术时同样会对视力有极高的要求，这对眼科医生提出一个严峻的挑战，如何保证他们手术后得到良好的视力？

一般而言，经过角膜屈光手术的患者进行人工晶状体度数计算时，如果将手术后的角膜曲率值直接代入公式的结果将是远视。研究结果表明，角膜屈光手术后的角膜屈光度数较实际角膜屈光度值高，即手术后的角膜曲率值不能真实地反应角膜的屈光状态，它必须被修正后才可以代入人工晶状体计算公式。

（一）角膜屈光度的修正

不论患者采用放射状角膜切开术（RK）、准分子激光角膜切除术（PRK）、激光原位磨削术（LASIK）等，手术后的角膜屈光度都需要修正。

1. 原始数据获得法

对患者进行屈光手术前的各项参数进行回归计算可以得到手术后的修正值。公式如下：

$$K_{c,\ hd}=K_{pre} - CR_c$$

这里 K_{pre} 为手术前的角膜屈光度，CR_c 为手术前后角膜屈光度的差。

临床应用举例　某病例右眼白内障需要手术治疗，但数年前曾行 LASIK 手术，可以得到如下信息：

手术前屈光度 $R_{s.pre}=-11.25Sph$

手术后屈光度 $R_{s.post}=-2.25Sph$

手术前角膜屈光度 $K_{pre}=42.00D$

手术后角膜屈光度 $K_{post}=36.00D$

根据以上信息对手术后的角膜屈光度进行修正如下：

$R_c=R_s/(1-0.012R_s)$

则 $R_{c.pre}=-11.25/[1+(0.012\times11.25)]=-9.91D$

$R_{c.post}=-2.25/[1+(0.012\times2.25)]=-2.19D$

根据 $CR_c=R_{c.post}-R_{c.pre}$

$CR_c=-2.19+9.91=7.72D$

则 $K_{c.hd}=K_{pre}-CR_c$

$K_{c.hd}=42.00-7.72=34.28D$

2. 屈光参数分析法

如果只知道手术后的角膜屈光度可以用以下公式对手术后的角膜屈光度进行修正：

$K_{c.rd}=K_{post}-0.23CR_c$

临床应用举例　某患者因白内障需要手术治疗，但其数年前曾行 LASIK 手术，可以得到如下参数：

手术前屈光度 $R_{s.pre}=-11.25Sph$

手术后屈光度 $R_{s.post}=-2.25Sph$

手术前角膜屈光度为未知数

手术后角膜屈光度 $K_{post}=36.00D$

根据以上信息对手术后的角膜屈光度进行修正如下：

$R_c=R_s/(1-0.012R_s)$

则 $R_{c.pre}=-11.25/[1+(0.012\times11.25)]=-9.91D$

$R_{c.post}=-2.25/[1+(0.012\times2.25)]=-2.19D$

根据 $CR_c=R_{c.post}-R_{c.pre}$

$CR_c=-2.19+9.91=7.72D$

则 $K_{c.rd}=K_{post}-0.23CR_c$

$K_{c.rd}=36.00-(0.23\times7.72)=34.22D$

3. 临床参数分析法

这是一种基于临床参数的回归获得相关参数修正值的方法。

$K_{c.cd}=1.14K_{post}-6.8$

这里的 K_{post} 为屈光手术后的角膜屈光度。这种方法是一种只根据角膜屈光度而与手术前后的近视程度无关的分析方法，主要适用于那些屈光参数不详的病例。

临床应用举例　某患者因右眼白内障要求手术治疗，5 年前曾经行 LASIK 手术矫正近视，已知参数如下：

手术后屈光度为 $-2.25Sph$，手术后角膜屈光度 $K_{post}=36.00D$。

根据如上公式进行计算矫正的角膜屈光度

$K_{c.cd}=1.14\times36-6.8=34.24D$

则计算结果 34.24D 可以代入公式进行人工晶状体度数的计算。

4. 接触镜过矫法

应用已知的固定屈光度的角膜接触镜置于眼内，如果此时患者的屈光度保持不变，说明角膜曲率与固定屈光度的角膜接触镜的屈光度一致。如果出现高度近视则根据此时的屈光度与固定屈光度的角膜接触镜之间的变化对角膜屈光度进行计算。公式如下：

$K_{c.cl}=C_{lc}+(C_{lorp}-R_{ef})$

其中 C_{lc} 为基本的角膜曲率值（一般选择 41D 的角膜接触镜），C_{lorp} 过矫角膜接触镜的屈光度，R_{ef} 手术后屈光度。

临床应用举例　某患者因右眼白内障要求手术治疗，他 5 年前曾经行 LASIK 手术矫正近视，如下参数已知：

手术后屈光度为 $-2.25Sph$，手术后角膜屈光度 $K_{post}=36.00D$。

将 41D 的硬性角膜接触镜置于眼内，根据如上公式进行计算矫正的角膜屈光度经过屈光检查此时患者的屈光度仍然为 −2.25D。假设屈光度仍为 −2.25Sph，即角膜曲率值与所佩戴的硬性角膜接触镜度数相同，在这个病例其屈光度为 −8.75Sph，则矫正后的 K 值为：

$$K_{c.cl}=41 + (−8.75− (−2.25)) =34.5D$$

（二）人工晶状体位置的修订

屈光手术后角膜屈光度进行修正的同时，不能忽略有效人工晶状体位置（ELP）对屈光度的影响，即角膜前表面与人工晶状体前表面平行线之间的距离。对于正常的病例，如果患者的前房浅，则其 ELP 值也相应减小，人工晶状体度数也减小。角膜屈光手术后角膜较正常平坦，但其 ELP 没有改变。如果用手术后的角膜屈光度代替手术前的数值代入人工晶状体计算公式计算 ELP 将会产生误差，1mm 的误差将对计算结果产生近 1.5D 的屈光误差；当然这还不包括由于角膜屈光度改变产生的误差。为了避免手术后远视的出现，综合现代的人工晶状体计算公式，认为 Hoffer Q 公式较其他公式更适合屈光手术后的患者。

（三）Hoffer Q 公式的应用

研究结果表明，Hoffer Q 公式较其他的人工晶状体计算公式对于平坦角膜病例的人工晶状体度数的计算更精确，因为它不需要对 ELP 进行修订。

举例说明　患者女性，62 岁。右眼白内障 3 年，曾经行 LASIK 手术，相关的检查参数如下：

屈光检查 −2.75−1.00×110° ＝20/70

角膜屈光度 K=38.00D/39.00D（平均 38.50D）

修正后的角膜屈光度 $K_{c.cd}=1.14K − 6.8=1.14×38.5 − 6.8=37.09D$

眼球轴长 AXL=26.96mm

其他信息不详。

应用 Hoffer Q 公式计算植入囊袋的正视眼人工晶状体度数为 19.69D。预计手术后视力为正视，故囊袋内植入 19.5D 丙烯酸酯人工晶状体，手术后 3 个月屈光检查为 −0.50×110° ＝20/25，相当于 −0.25Sph。

第十五章
人工晶状体屈光度计算

第一节　人工晶状体计算公式

一、回归公式

回归公式是根据手术后大量数据的采集并通过计算进行统计分析得出的。

（一）正视眼回归公式

$$P=A-BL-CK \qquad (3-15-1)$$

其中 P 为正视眼植入人工晶状体度数；L 为眼球轴长，单位毫米（mm）；K 为平均角膜屈光力，单位度（D）；A、B、C 为常数。

SRK 公式为最通用的回归公式，其中 B 等于 2.5，C 等于 0.9。则公式改变为：

$$P=A-2.5L-0.9K \qquad (3-15-2)$$

A 常数由所选择人工晶状体的制造商提供。

（二）手术后屈光度误差的计算公式

$$E=0.67 (P-I) \qquad (3-15-3)$$

其中 E 为术后屈光度误差，P 为理论上植入眼内结果为正视眼的人工晶状体度数，I 为实际植入眼内人工晶状体的度数。这个公式通过对 2500 多例病例的分析，表明理论上与实际植入眼内人工晶状体度数差在 1.5D 时，可以导致术后产生约 1D 的屈光误差。通过对 SRK 公式与理论公式进行对比研究发现，经典理论公式与 SRK 回归公式对正视眼人工晶状体度数计算的不同。当眼球轴长在 23～24mm 时，二者之间无明显差异；但 SRK 公式对眼球轴长过长的病例，其计算的正视眼度数较经典理论公式计算的数值偏大；对眼球轴长过短的病例，其计算的正视眼度数又较经典理论公式计算的数值偏小。

二、修正公式

（一）SRKII 公式

针对眼球轴长过长或过短的病例，应用理论公式对经典公式进行修正，得出 SRK II 公式。SRK II 公式的原型为 SRK 公式，即

$$P=A-2.5L-0.9K \qquad (3-15-4)$$

其中 P 为正视眼人工晶状体度数（D），L 为眼轴长度（mm），K 为平均角膜屈光力（D），A 为特殊常数通常由人工晶状体的制造商提供。

如果患者的眼球轴长测量结果在正常范围内即 22～24.5mm，SRK II 公式与 SRK 公式之间无差异。如果眼球轴长较 22mm 短，SRK 公式计算的正视眼人工晶状体度数较实际的结果低，根据如下条件进行修正：

如果眼球轴长在 21～21.9mm，在测量结果上加 1D；

如果眼球轴长在 20～20.9mm，在测量结果上加 2D；

如果眼球轴长低于 20mm，在测量结果上加 3D。

如果眼球轴长较 24.5mm 长，SRK 公式计

算的正视眼人工晶状体度数较实际结果高，其修正方法为在计算结果上直接减去 0.5D。

（二）SRK II 公式的回归计算或手术后屈光度的计算

$$I=P-（R_t×R_f）\qquad(3-15-5)$$

I 为目标屈光度需植入人工晶状体的度数，P 为正视眼人工晶状体度数，R_t 为手术后屈光度，R_f 为屈光系数。对于 SRK 公式，R_f 对于正视眼即人工晶状体度数为 14D 或术后视力为 1.0 时等于 1.25。还有一些对 SRK 公式进行修正的公式，力图使计算的结果更准确，如 Thompson、Maumenee 和 Baker 计算公式，Donzis，Kastl 和 Gordon 计算公式等，但因其很少应用而不再介绍。

三、现代眼内人工晶状体度数计算公式

现代眼内人工晶状体度数的计算公式较原始理论公式和修正公式都更加完善，最大的不同之处在于其更加注意判断有效人工晶状体的位置（ELP）以及手术后前房深度的改变。表现在以下几个方面：

第一，原始理论公式，ELP 为固定值。

第二，现代人工晶状体计算公式中，ELP 的值随眼球轴长的改变而改变，眼轴较正常短的病例其 ELP 值下降；反之眼轴长的病例其 ELP 值增加。

第三，现代人工晶状体计算公式其 ELP 值不仅与眼球轴长有关，而且与角膜屈光度有关。前房深的病例角膜屈光度变化大，前房浅的病例角膜较平坦。

值得一提的是，手术后前房深度的改变与手术前前房深度值无相关性，与眼内人工晶状体的植入位置有关，即与人工晶状体在前房内、睫状沟抑或是囊袋内有关。ELP 的变化与植入眼内人工晶状体的结构及光学中心的位置有关，由于光学中心位置的关系，单凸人工晶状体的光学中心较双凸人工晶状体的光学中心的数值小。

SRK 公式为我们提供了 A 常数的概念，A 常数不仅与前房深度有关而且与其他相关系数之间有密切联系。如原始理论公式中设计的各个常数、眼球轴长的测定、眼内人工晶状体的设计方式以及手术技巧等。不同的 A 常数可以提供不同的眼内人工晶状体度数的计算结果，为新的计算公式提供帮助。著名的现代眼内人工晶状体计算公式 Holladay 公式、SRK/T 公式、Hoffer Q 公式等在下面的论述中逐一讨论。

（一）Holladay 和 Holladay II 公式

1.Holladay 公式为修正的理论公式，它基于以下三个方面进行修正：

（1）数据的确认　如果对数据的测量出现以下情况，一般要求检查者重新进行检查：

①眼球轴长短于 22mm 或大于 25mm；

②平均角膜屈光度小于 40D 或大于 47D；

③正视眼人工晶状体计算度数对于特殊类型的人工晶状体度数之间相差 3D 以上；

④双眼角膜屈光度相差 1D 以上或眼球轴长相差 0.3mm 以上，预计正视眼人工晶状体度数相差 1D 以上的病例。

（2）更精确的手术后前房深度预测　手术后前房深度的预测就是 ELP 值，ELP=aACD+S，见图 3-15-1。其中

$$aACD=0.56+R\left[R^2-\left(AG^2\frac{1}{4}\right)\right]^{-2}\qquad(3-15-6)$$

在此 R 为角膜曲率半径，AG 为前房直径，由如下公式计算得出：

$$AG=AXL×12.5×\frac{1}{23.45}\qquad(3-15-7)$$

对于人工晶状体眼，ELP=aACD+S，ELP 为角膜顶点至眼内人工晶状体光学中心之间的距离；aACD 为解剖前房深度值即自角膜顶点与人工晶状体眼状态下虹膜平坦部之间的距离；S 为手术参数，为虹膜平坦部与眼内人工晶状体光学

第十五章　人工晶状体屈光度计算

237

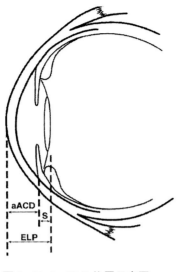

图 3-15-1　ELP 位置示意图

中心之间的距离。

（3）个性化的手术参数设计

尽管理论上 SF 值为测量得出的数值，但通过对 SF 值的计算可以解决许多计算公式中的不确定因素，如手术后变化的角膜屈光度和眼球轴长测量值、植入眼内人工晶状体度数、手术后屈光度等。与 A 常数类似，与人工晶状体类型、人工晶状体制造商、手术技术和测量设备等有关。其关系由如下公式计算：

$$SF=（A×0.5663）-65.6 \qquad (3-15-8)$$
$$SF=（ACD×0.9704）-3.595 \qquad (3-15-9)$$

从上述公式不难看出 SF 值与前房深度值之间的密切关系（接近 1:1），如果 SF 值有 1 个单位的改变则前房深度也会有 1 个单位的改变，而手术后屈光度的改变一般将产生 1.5D 左右的影响。

2.Holladay II 公式与 Holladay 公式最大的不同就在于其对 ELP 的计算更加精确。ELP 值除与眼球轴长、角膜屈光度有关外，还需要测量角膜白到白直径、有晶状体眼前房深度、有晶状体眼晶状体厚度等参数，此外还与患者的性别、年龄等有关。截止到目前，Holladay II 公式尚未完全公开，但它的一部分研究成果被应用于角膜

屈光手术如 LASIK 手术等。

（二）SRK/T 公式

SRK/T 公式与 SRK 公式及 SRK II 公式不同，是基于 Fyodorov 公式参考手术后屈光系统改变的理论修正公式。包括前房深度、视网膜厚度修正系数和角膜屈光系数等。

1.最佳的手术后前房深度预测

前房深度（预测）= 角膜高度 + 补偿值

补偿值 = 恒定的前房深度值 - 3.336

它假定人工晶状体与虹膜平面之间距离恒定，可以通过 A 常数进行计算。

恒定的前房深度值 =0.62467×A-68.747

其中角膜高度指角膜顶点与虹膜平面之间的距离。SRK/T 公式与 SRK II 公式的 A 常数相同，A 常数的大小与人工晶状体的制造商、人工晶状体类型、人工晶状体在眼内的位置、手术技巧和测量技术有关。

2.根据视网膜厚度对眼球轴长进行修正

眼球的光学轴长（LOPT）需要在所测得的眼球轴长（AXL）值加上视网膜厚度值（RT）。

$$LOPT=AXL+RT \qquad (3-15-10)$$
$$RT=0.65696 - （0.02029×AXL） \qquad (3-15-11)$$

3.角膜屈光系数

角膜曲率半径 r 用毫米（mm）表示，则

$$r=337.5/K \qquad (3-15-12)$$

其中 K 为平均角膜屈光度值（单位 D）。

（三）Hoffer Q 公式

Hoffer Q 公式是基于 Hoffer 公式进行的修正，Colenbrander 采用新的前房深度预测方法为其特点。Hoffer 通过对前房深度与眼球轴长之间关系的研究发现，用切线关系替代直线关系，应用多种数学方法对曲线进行修正，特别注意以下问题：

1.个性化的前房深度值随着眼内人工晶状体样式的不同而变化。

2．前房深度系数的改变与眼球轴长的增加或减少成正比。

3．当眼球轴长过长（大于 26mm）、过短（小于 22mm）时，其前房深度变化显著。

4．A 常数与前房深度有关。如果前房深度的测量有 1mm 的误差，则手术后对于近视眼的患者可产生 1D 的误差，如果是正视眼可产生 1.5D 的误差，如果为远视眼最多可产生 2.5D 的误差。

（四）不同公式之间的比较

当眼球轴长在 23.5mm，角膜屈光度值在 43.5D 时，所有的人工晶状体计算公式的计算结果都是基本类似的。当眼轴小于 21mm、角膜屈光度大于 47D 或眼轴长大于 26mm、角膜屈光度小于 41D 时，Holladay 公式是不适用的。如果眼球轴长为 21mm，角膜屈光度为 41D 的各公式的计算结果相差 2D，而角膜屈光度大的病例（47D）则差 0.2D。当眼球轴长为 26mm 时，角膜屈光度为 41D 时不同公式计算结果相差 0.5D，而角膜屈光度为 47D 时则差 1.3D。以下几点特别提醒请注意：

1．所有的现代公式都较原始理论公式和修正公式先进。

2．在平均眼球轴长的状态下，Holladay 公式、SRK/T 公式和 Hoffer Q 公式的计算结果无显著差异。Holladay II 公式对于眼轴短的病例较 Holladay 公式更精确，SRK/T 公式对于眼轴较长的病例更加准确。

3．公式中的常数 不同的人工晶状体计算公式应用不同的计算系数。Hoffer Q 公式应用的是前房深度系数，与手术后前房深度的预测值有关；Holladay 公式应用 SF 值，与角膜前表面和虹膜平坦面之间的距离有关；SRK/T 公式则与 A 常数有关。所有这些常数的发展都有个性化和适应计算公式的趋势，对人工晶状体的计算结果影响越来越大，对临床的要求也越来越高。如相同的

手术者、相同的手术技术（角膜缘、巩膜、角膜切口；囊外摘除还是超声乳化术；晶状体位于囊袋内、睫状沟内；伤口的缝合方式为放射状、水平状或无缝合；手术后类固醇类药物的应用等）、相同的测量仪器和检查方法、相同角膜屈光度检查和读数方法、相同制造商生产的眼内人工晶状体等，所得结果可能仍不相同。

通常以上常数由人工晶状体的制造商提供，如果你需要自己重新计算以上参数，一般应选择眼球轴长在 23～24mm 的病例，并需要如下条件：手术前的眼球轴长用 mm 单位表示，角膜曲率半径用 mm 表示，注意人工晶状体计算公式的选择、人工晶状体度数的选择、手术后散光和使用人工晶状体之间的关系等。通过计算机对常数进行回归计算，取最终的平均值。

如果手术计划发生改变一定注意常数的改变。一般这些常数都是以人工晶状体植入囊袋内进行计算的，如果因各种原因人工晶状体不能植入囊袋内，注意常数应随植入位置的改变而变化。

各常数之间的计算关系如下：

ACD＝（A 常数 ×0.5836）－63.896；

SF＝（A 常数 ×0.5663）－65.6。常用常数见表 3-15-1。

表 3-15-1　常用常数之间换算表

A 常数	前房深度系数	SF 值
115.0	3.21	－0.48
115.2	3.33	－0.36
115.4	3.45	－0.25
115.6	3.56	－0.14
115.8	3.68	－0.02
116.0	3.91	0.20
116.2	4.03	0.32
116.4	4.15	0.43
116.8	4.27	0.54
117.0	4.38	0.66
117.2	4.50	0.77

续表

A 常数	前房深度系数	SF 值
117.4	4.62	0.88
117.6	4.73	1.00
117.8	4.85	1.11
118.0	4.97	1.22
118.2	5.08	1.34
118.4	5.20	1.45
118.6	5.32	1.56
118.8	5.43	1.68

四、介绍几个特殊公式

（一）Haigis 公式

Haigis 公式使用三个常数项即 a_0、a_1、a_2 建立晶状体光学前房深度与眼球轴长相关性的模型，用一条曲线而不是从等式中直接计算的数值计算人工晶状体屈光度。手术前前房深度就是眼球轴长的一个因变量，所以等式定义的 d（Haigis）是眼球轴长的函数。最后得到曲线的形状是由 a_0、a_1、a_2 的取值决定的。

对于某种特定的人工晶状体，这三个常数的取值通常是由以 d 为因变量，以前房深度和眼球轴长为自变量的二元线性回归公式计算得到的。d 是手术后屈光度的光学前房深度，这就需要用到手术后的数据，因此必须有一种方法来确定 a_0、a_1、a_2 三个常数。

在标准模型眼中，假设 $a_1=0.4$，$a_2=0.1$，根据人工晶状体生产商提供的前房深度常数（ACD_{const}）算出 a_0：

$$a_0=ACD_{const}-0.4mean(AC)-0.1mean(AL) \quad (3-15-13)$$

mean（AC）=3.37

mean（AL）=23.39[20]

利用 ACD_{const} 和 A 常数的标准转化，公式 3-15-13 等同于下式：

$$a_0=0.62467 \times A\text{-const} - 72.434 \quad (3-15-14)$$

综上，Haigis 公式形如等式 3-15-15，其中 $n_c=1.3315$，L=AXL（超声或光学生物测量测出的眼球轴长），并且可以从等式 3-15-15 推导出 d=d（Haigis）。

$$D_{L=\frac{n}{L-d}-\frac{n}{\frac{n}{Z}-d}} \text{ with } Z=D_c+\frac{R_x}{1-R_{x \times d_x}} \text{ and } D_c=\frac{n_c-1}{R} \quad (3-15-15)$$

其中，L 为眼球轴长，R 为角膜曲率半径，R_x 为折射系数，$n=1.336$，$d_x=12mm$。

$$d（Haigis）=d=a_0+a_1AC+a_2AL \quad (3-15-16)$$

常数的优化　由于没有手术后的数据用于计算公式所需的三个常数，Haigis 公式必须在标准模式下使用：两个常数被设为缺省值，第三个常数通过生产商提供的经典的晶状体常数（如 A 常数）计算出来。因此，如果有了确定的手术后屈光度检查的结果，就可以计算出个性化晶状体的常数，达到公式的优化。有两种方法可以实现这个目的，一种为只个体化一个常数，即 a_0；另一种为优化所有三个常数（a_0、a_1、a_2）。

1. 单一优化（只优化 a_0）

如果只优化 a_0，与其他公式的常数优化就有了可比性：对于某组给定的患者，这个数值（这里指 a_0）被调校至平均预计误差为 0。

$$\Delta Rx=Rx_{true}-Rx_{calc}=0 \quad (3-15-17)$$

这里的 Rx_{true} 表示达到最好矫正视力的稳定术后屈光度的球镜值，Rx_{calc} 是根据如下公式计算的屈光度：

$$R_x=\frac{q-D_c}{1+d_x \times (q-D_c)} \quad (3-15-18)$$

$$q=\frac{n \times [n-D_{l \times}(L-d)]}{n \times (L-d)+d \times [n-D_l \times (L-d)]} \quad (3-15-19)$$

优化 a_0 和光学前房深度 d 与眼球轴长相关性的曲线是同样的道理，都上下浮动直到平均预计误差为 0（等式 3-15-17），就像修正其他公式的 A 常数如 pACD 或者 SF 值一样。应该注意到这里对于所有的晶状体都是使用同一条曲线。应该注意的是，一种公式对于某种人工晶状体可能非常适用，但是对于另一种人工晶状体却不一定适用。

2. 三重优化（优化 a_0、a_1、a_2）

上面提到的优化最终回到用二元回归计算出手术后人工晶状体眼的声学前房深度与手术前前房深度、眼球轴长相关性的阶段。但是光学前房深度的计算已经被用于回归公式中替代超声测量的前房深度。

首先计算每个患者光学前房深度的 d 值作为植入人工晶状体屈光度的测量值。为了实现这个目标，经过简单的代数转化后很容易地从薄晶状体公式中得到了一个关于 d 的二次方程：

$$D_l \times d^2 - D_l \times (L + \frac{n}{z}) \times d + \left[n \times (L - \frac{n}{z}) + D_l \times \frac{L_{xn}}{z} \right] = 0$$
(3-15-20)

$$d = \frac{1}{2 \times a} \times (-b - \sqrt{b^2 - 4 \times a \times c})$$ (3-15-21)

$$a = D_l$$

$$b = -D_l \times (L + \frac{n}{z})$$

$$c = \left[n \times (L - \frac{n}{z}) + D_l \times L \times \frac{n}{z} \right]$$

计算出每个患者的 d 值之后，以 d 为因变量，前房深度和眼球轴长为自变量作二元回归，在完成等式 3-15-16 的同时也得到了 a_0、a_1 和 a_2。

如果注意到优化程序决定 d－AXL 曲线，很明显眼球轴长的范围应该尽可能地宽。把 AXL<21mm 和 AXL>25mm 的病例包括在内，这意味着优化必须有足够的样本含量（至少 n>50）。如果只用小样本的数据作为优化的基础，就只能得到相应范围内得到优化结果，而超出样本数据范围的眼球轴长则很容易导致错误的结果。

简而言之：未经个体优化的 Haigis 公式，与其他理论公式不分伯仲；优化一个常数的 Haigis 公式，在长眼轴和短眼轴的情况下表现好于其他公式；三重优化后的 Haigis 公式，对于所有的眼球和晶状体状态都有良好计算结果。

（二）Olsen 公式

Olsen 公式是在 20 世纪 80 年代末研发的，当时的回归公式是主流，而光学公式则被认为是非主流的计算公式。Olsen 公式通过对已知条件精准进行分析而产生的人工晶状体计算公式。其目的是发展新的计算方式即在 Gaussian 光学模型上应用更少的假设，并使这个模型适用于人工晶状体眼的光学特征。Olsen 公式主要解决了四个方面的问题。角膜曲率的计算、眼轴长度的测量、前房深度预估以及人工晶状体光学特征。

1. 角膜曲率计算　在人工晶状体屈光度计算中，首先要解决的问题是如何计算角膜曲率。因为传统的角膜曲率仪只测量角膜前表面的曲率，并将其视为角膜唯一的折射面。角膜后表面的曲率则被忽视，大多数角膜曲率仪仍在使用虚拟的"屈光指数"（n=1.3375）进行折算。但这并不是基于角膜的真实屈光状态设计的，而仅仅因为它的漂亮的数字：假定曲率半径为 7.5mm，角膜屈光度则为 45D。这就是角膜曲率仪上二者之间的对应关系。

角膜双折射系统屈光度计算公式如下：

（1）简化的角膜曲率计算公式与单球面曲率的计算公式相类似，即：

D=（n_2-n_1）/r　　　　(3-15-22)

公式中的 D 为屈光度，n_2=第二种介质（角膜）的折射率，n_1 为第一种介质（空气 n=1.0）的折射率，r 为曲率半径（单位 m）。

（2）双屈光系统的屈光度可以根据以下公式进行计算：

$D_{12}=D_1+D_2-t \times D_1 \times D_2$　　(3-15-23)

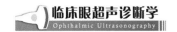
D_{12}为总屈光度，D_1为第一系统的屈光度，D_2为第二系统的屈光度。t为两个折射系统之间的距离（单位m）。其计算公式如下：

$$t = T/n \qquad (3-15-24)$$

t为实际厚度（单位m），n为折射系数。

（3）主要平面的计算公式如下：

$$p_1=D_2×t/D_{12} \qquad (3-15-25)$$
$$p_2=D_1×t/D_{12} \qquad (3-15-26)$$

如果假设角膜后表面的曲率是与前表面曲率呈固定的比值，就像Gullstrand模型眼（曲率比=6.8mm/7.7mm=0.883）一样，实际屈光指数为1.376，其等价的"折射指数"是1.3315。此指数比Binkhorst公式所应用的1.3333明显低，以及其他常用公式的屈光指数1.3375也低得多。

之所以使用4/3（1.3333）系数用在Binkhorst公式，并不是因为它符合角膜的真实屈光指数，而是因为应用此公式的年代人工晶状体植入手术采用的是大切口技术，此系数与大切口后的角膜形态扁平是相吻合的，因此在一段时间都被认为是准确的。但是目前的超声乳化技术白内障摘除手术为小切口，手术对角膜形态的影响很小。如果分别用1.3315和1.3375为屈光指数用Olsen公式进行角膜曲率的计算，其结果的误差与正常角膜相比相差接近1D，计算出的人工晶状体屈光度也将相差接近1D。因此，在角膜曲率的计算过程中，不经意间就引入一个显著的影响人工晶状体屈光度的因素。

由Dunne等研究正常人的后角膜曲率数值，结果表明较Gullstrand的研究结果更陡峭，正常人的角膜前、后表面曲率的比值为0.823，折合屈光指数为1.3283。以此指数计算的人工晶状体屈光度与既往的公式计算结果相差接近0.4D。

综上所述，进行人工晶状体计算时所需的角膜曲率值应该兼顾角膜的前、后曲率值，从而获得更接近受检者真正的屈光状态的数值，进而得到准确的人工晶状体计算数值。

2.眼轴长度的测量　用超声测量的眼球轴长不是真正光学意义上的眼球轴长。第一，超声检查的"视网膜"波是视网膜的内界膜波，但实际上这个波距离视网膜外层神经节细胞还有一定的距离。第二，如果使用直接接触法测量眼球轴长，有可能因为测量时探头对角膜的加压导致测量结果较实际变短。所以视网膜厚度的概念被引入早期的理论人工晶状体计算公式（包括Olsen公式），希望能以此弥补上述理论和实际操作过程中所带来的眼轴测量的误差。

对于眼轴过长过过短的病例，现有的人工晶状体计算公式的计算结果产生显著的误差，这一误差在理论公式上产生的误差较回归公式更为显著。现在的研究结果表明产生这一误差的结果与前房深度的预估不足有关，因此，需要我们换一个方式思考如何规避这个误差，比如对超声测量的声速进行修订。

一般情况下，使用平均速度即1550m/s测量自角膜表面到视网膜前的距离。这是基于前房深度、玻璃体应用1532m/s、晶状体应用1640 m/s的速度分段测量眼球轴长的基础进行测算的结果。在极端近视或远视的情况下，平均声速并没有根据眼球的相应变化而变化。对于短眼轴的病例，由于晶状体占据眼球的比例较正常眼轴更大，因此，原有的1550m/s的平均速度需要相应增加，反之亦然。如果晶状体的厚度是一样的，那么声速将很容易修正，但事实并非如此，因为晶状体在眼轴长的患者一般比正常眼变薄，在眼轴短的患者一般较正常内变厚。

因此，要根据每个个体的晶状体厚度的不同使用相对应的速度测量晶状体的厚度。基于大量数据的分析，包括晶状体厚度、前房深度和玻璃体腔的长度等，下面的回归公式是修正晶状体厚度（单位mm）公式。

$$LThick=6.44-0.082×Axl \qquad (3-15-27)$$

RealAxl＝（Axl/MeanVel－LThick/LensVel）×AqueousVel+LThick　　（3-15-28）

RealAxl 代表真实眼球轴长，Axl 为使用平均声速法测量的眼球轴长，MeanVel=1550m/s，LensVel=1640m/s，AqueousVel=1532m/s。

应用光学相干光测量获得眼球轴长所得结果将较超声生物测量的结果更加准确，因为光学相干测量的目标是视网膜的色素上皮层，其测量的结果较超声测量到视网膜内界膜的距离更长。但是如果将光学相干测量的结果应用于 Olsen 公式，视网膜的厚度仍然需要修正才能厚度准确的计算结果。

3. 前房深度的修正　　早期的理论公式的局限性在于缺少实际应用的结果进行检验公式的准确性。Binkhorst 公式所应用 ACD 这一参数是依据眼球轴长根据如下公式计算出来的。

ACDpost=ACDmean×Axl/23.45

（3-15-29）

公式中的 ACDmean 为平均前房深度（也称为 ACD 常数）是依据人工晶状体的类型和眼球轴长计算出来的（Axl<26mm）。

为了减小人工晶状体屈光度计算的误差，前房深度与眼球轴长之间的相互关系十分重要。一般而言，手术前眼轴长的病例在手术后的前房深度较深，反之如果将短眼轴的病例预测为手术后深前房或者长眼轴的病例预测为手术后浅前房，结果将导致短眼轴的患者手术后近视（过矫）而长眼轴的患者手术后远视（欠矫）。这也提出这样一个问题？如果手术后的前房深度可以被准确地预估，我们还有必要对前房深度进行修订吗？

通过下面的研究回答以上问题。通过对大量病例的手术后前房深度的测量，用实际测量的前房深度值替代预估的前房深度值，结果表面二者的计算结果之间没有误差。即不需要对 A 常数进行修订即可进行人工晶状体屈光度的计算，而只需要准确地预估人工晶状体的位置就可以获得理想的计算结果。

ACDpost=a+b_1×H+b_2×ACDpre+b_3×Lthick+b_4×Axl　　（3-15-30）

H 为角膜的直径，ACDpre 为手术前的前房深度，Lthick 为晶状体厚度，Axl 为眼球轴长。b_1、b_2、b_3、b_4 为回归系数，a 为偏执系数，可以通过平均值导出。由此上述公式变形为：

ACDpost=ACDmean+0.12×H+0.33×ACDpre+0.30×Lthick+0.10×Axl-5.18

这里的 ACDmean 为应用超声测量样本病例的平均前房深度值。这个计算公式只能用于有晶状体眼且为正常眼前段解剖的病例，如果是人工晶状体眼或者无晶状体眼，则修订系数将发生改变。

角膜直径指的是一侧角巩膜缘到对侧角巩膜缘的距离，可以通过角膜曲率和角膜半径计算，也可以理解为角膜白到白距离。此数值最早为 Fyodorov 计算虹膜支撑型人工晶状体的屈光度所应用，随后为 Olsen 计算前房型人工晶状体屈光度所使用。对于后房型人工晶状体，相对于眼球轴长、手术前前房深度和晶状体厚度的准确性而言，角膜直径测量准确与否退居其次。但 Holladay 在计算手术因素（SF）时将此概念再次引入，即 SF 为角膜直径平面与人工晶状体的光学平面之间的距离。随着连续环形撕囊技术日臻成熟，人工晶状体被准确地植入囊袋内，对于手术后前房深度的预测空间也越来越小。

随着生物测量技术的改进和手术操作的标准化，人们对人工晶状体屈光度的精确程度的要求也越来越高。更多的新人工晶状体计算公式都意识到前房深度的预估较眼球轴长的测定更重要，见表 3-15-2。

表 3-15-2　不同人工晶状体计算公式使用的计算参数

公式	年代	Axl	Cheight	ACDpre	Lthick
BinkhorstII	<1980	Y	N	N	N
SRKI/II	1981，1988	Y	N	N	N
SRK/T	1990	Y	Y	N	N
Olsen	1987—1995	Y	Y	Y	Y
HolladayI	1988	Y	Y	N	N
HolladayII	1996	Y	Y	Y	Y
Haigis	1996	Y	Y	Y	Y

超过 500 例的病例研究结果表明，导致人工晶状体计算误差的主要因素有以下 3 各方面：眼球轴长的测量（54%）、角膜曲率（8%）的计算和前房深度的预估（38%）。如果应用修订后的前房深度重新进行人工晶状体屈光度的计算，则因为前房深度导致的测量误差下降了约 50%，总体影响因素下降了约 20%。如果眼球轴长测量的准确性得以提高，则前房深度的修订结果将有更大幅度的提高。

4. 人工晶状体光学　根据 Gaussian 的光学模型我们知道手术之前预估人工晶状体的理论位置是十分重要的，人工晶状体的制造商通常根据人工晶状体的前、后曲度以及其他相关的理论参数制造出相应屈光度的人工晶状体。例如光学结构为 1:2 的 22D 的 PMMA 材质人工晶状体（即人工晶状体前、后表面曲度的比例为 1:2），如果将其换算为相同材质、相同眼内位置但光学结构改为 2:1，则这枚人工晶状体可以产生 0.5D 以上的误差。这一结论是根据 SRK 公式对应的 A 常数计算所得。

5. 计算公式的优化　尽管我们的生物测量设备在过去的十多年中有了极大地改善，但是在手术后仍然出现人工晶状体位置差异的问题。这种个性化的人工晶状体常数的修订，可以根据手术后的随访病例的屈光状态与预估数值之间的差异研究得到。

最早的个性化手术修订参数的概念来源于广泛应用的人工晶状体计算公式 SRK，由于这个公式的计算相对简单，可以根据手术后的屈光误差直接加减对 A 常数进行修订，而且参考的参数只有眼球轴长和角膜曲率相对简单。

（三）屈光公式

屈光公式是一种单纯依靠眼屈光度变化而不考虑眼球轴长变化的人工晶状体度数的计算方法，一般用于以下三种情况：有晶状体眼的人工晶状体植入手术，即在正常的晶状体前再植入人工晶状体以矫正患者的屈光误差；无晶状体眼二期人工晶状体植入手术前眼内人工晶状体度数的计算；用于计算 piggback 眼内人工晶状体植入，即在原有的人工晶状体前再植入人工晶状体以矫正原有人工晶状体的屈光度误差。

1.Holladay 屈光公式

对于正常眼人工晶状体度数的计算，由于屈光间质清晰，患者矫正视力良好，计算人工晶状体度数需要一定的技巧而无须测量眼球轴长，一般只需如下参数即可。

K 用 D 为单位的角膜屈光度；

PreRx 手术前眼镜的屈光度，用 D 表示；

DpostRx 手术后修正的屈光度，用 D 表示；

V 眼镜与角膜顶点的距离，用 mm 表示；

ELP预计的人工晶状体位置,ELP=3.74+SF,

用 mm 表示，其中 3.74 为解剖前房深度，SF＝（A 常数 ×0.5663）－65.6。

计算公式如下：

$$p = \frac{1336}{\dfrac{1336 - ELP}{\dfrac{1000 + K}{1000 - V}}} - \frac{1336}{\dfrac{1336 - ELP}{\dfrac{1000 + K}{1000 - V}}}$$
$$\qquad\quad \Pr eR_x \qquad\qquad DpostR_x$$

临床应用　如果某患者需要植入人工晶状体矫正屈光误差，测量如下参数：

PreR$_x$＝－8.25Sph；DpostR$_x$＝－0.75Sph；K＝44.12D；V＝13mm；SF＝－1.027（A 常 数＝114）。

通过如上公式计算 p＝－8.00D

2.Gills 屈光等式

为 piggback 眼内人工晶状体植入手术的计算公式。

P＝（Errorx1.4）＋1D

Error 为再植入人工晶状体前的眼球屈光误差。这个公式的局限性在于其与 A 常数无关，对不同 A 常数的眼内人工晶状体计算有一定的局限性；此外对术后为近视的误差矫正尚不完善。

3.Shammas 屈光等式

对于 piggback 眼内人工晶状体植入的病例，研究表明采用两种不同的方法计算人工晶状体度数，可以将手术前已有的 －5D ～ ＋5D 的误差修正到 －0.5D ～ ＋0.5D 的误差。这两个等式的优点在于十分简单，只需要有屈光度和 A 常数就可以计算，而眼球轴长和角膜屈光度则不是必须参数。

对于远视眼$P = \dfrac{+Error}{0.03(138.3 - A)} - 0.5$

对于近视眼$P = \dfrac{-Error}{0.04(138.3 - A)} - 0.5$

临床应用：

（1）白内障术后，术后最终误差为 ＋4D，

计划植入 A＝118.4 的丙烯酸酯的人工晶状体，根据公式计算

$$P = \frac{+4}{0.03(138.3 - 118.4)} - 0.5 = 6.7 - 0.5 = 6.2$$

（2）某患者需要再植入人工晶状体，现有误差 －7.5D，拟植入眼内人工晶状体的 A 常数为 114，根据公式计算

$$P = \frac{-7.5}{0.04(138.3 - 114)} - 0.5 = -7.72 - 0.5 = -8.22$$

第二节　人工晶状体的选择

截止到目前尚无任何一种仪器或检查方法可以完全避免眼球轴长测量时产生的误差，但以下几项建议对于我们在检查过程中避免误差有一定帮助。

1．检查应由经过系统培训的专业医生、技术人员完成。最好使用间接浸润检查法，以避免人为对眼球加压。每只眼必须检查 5 ～ 10 次以上并保留每一次的检查结果，一般每次测量值相差不超过 0.1mm，功能性人工晶状体的测量值相差应不超过 0.05mm，两眼的轴长值相差一般不超过 0.3mm。任何关于探头、声速的选择，测量技术的变化都可左右测量结果的准确性。

2．准确设定各项检查参数确保检查仪器能够准确识别各种眼内组织。

3．手术者需复核检查结果，尤其注意相关参数的设定和选择。对于大多数的病例其两眼选择人工晶状体的度数相差一般不超过 0.5D。

4．远视眼的轴长一般较 23mm 短，近视眼的轴长一般在 24mm 以上，两者之间一般为正视眼。手术者应注意结合临床分析，必要时重复检查或结合 B 超的测量结果。

一、人工晶状体目标屈光度的选择

人工晶状体度数的选择对于手术是一个非常必要的过程，不能省略。它应当在手术前几天经仔细推敲得出，而不应在实施手术前的几分钟决定。手术前与患者良好的交流是选择人工晶状体度数的基础，根据患者的工作环境、职业特点、对视力的期望程度等决定手术后屈光度范围，使医患双方手术后均得到满意的结果。

一些医生建议对所有的患者都选择手术后为正视眼的人工晶状体度数，但也有一些医生建议给患者选择轻度近视的人工晶状体度数。研究的结果表明轻度的近视、散光可以增加人工晶状体眼的聚焦深度，手术后的视力达到 20/30，得到远视力和近视力都好的状态，而且不需选择佩戴眼镜。但是，并不是所有的患者都能得到同样的结果，手术医生一定要了解患者的需要和期望，参照患者对侧眼的屈光度选择目标屈光度是正视、近视抑或为远视。

一般而言，对于年轻人选择术后正视的屈光度是无可厚非的，对于老年人或需要近距离工作的患者，可以选择术后有轻度近视的屈光度。但是对于手术医生而言，务必了解理论上的正视眼度数并非术后没有一点误差。患者可以接受手术后存在轻度近视但对远视一般不能接受。

二、特殊情况的处理

晶状体囊破裂合并玻璃体脱出病例的人工晶状体度数选择。

对于大多数的手术者都希望将可折叠人工晶状体植入晶状体囊袋内，但如果在手术过程中囊袋破裂将改变手术计划，一般有以下三种情况：

（一）囊袋破裂但无玻璃体外溢　这种情况下手术者一般将计划植入囊袋内的人工晶状体改为植入睫状沟内，如果植入相同屈光度的人工晶状体，则手术后可能产生 −1.0D 的近视。这是由于人工晶状体位置前移所致。

（二）囊袋破裂合并玻璃体外溢　这种情况折叠型人工晶状体可能无法使用，可以考虑改用 PMMA 的非折叠人工晶状体，如果是相同的屈光度且将晶状体植入睫状沟内，手术后可能产生 −2.0 ～ −2.5D 的误差。这不仅存在人工晶状体位置的前移，而且 PMMA 人工晶状体一般为单凸，可折叠型人工晶状体为双凸，PMMA 人工晶状体的光学中心较可折叠人工晶状体位置靠前的缘故。

（三）囊袋破裂且剩余部分无法分辨　这种情况一般选择植入前房型人工晶状体。如果仍按照后房型人工晶状体度数植入，术后可能产生 −3.0D 的近视，这与人工晶状体位置前移有关。

如何避免上述问题？举例说明如下。

例1. 假设某患者需要植入 22D 丙烯酸酯后房型人工晶状体，手术后预计为正视眼。但在手术过程中晶状体后囊破裂且玻璃体外溢，手术者当时没有仪器根据新的眼球状态重新计算人工晶状体度数，可以根据以下公式进行计算：

1. 如果将人工晶状体植入睫状沟内　用睫状沟替代囊袋内植入，晶状体位置将前移 0.5 ～ 0.75mm，理论上位置如果改变 1mm 对最终屈光度的影响为 1.5D，因此为避免手术后近视的出现，应将人工晶状体度数减小 1D，对于本病例即植入 21D 的人工晶状体即可弥补由囊袋内植入改变为睫状沟内植入所带来的屈光度差。

但是对于那些高度近视的病例要改变植入人工晶状体的位置，如果植入 10D 人工晶状体可以达到术后正视眼，则手术者只需减少 0.5D 即植入 9.5D 的人工晶状体即可；更困难的是那些眼轴短的病例，如果计划植入 28D 的人工晶状体达到正视眼，手术者必须减去 1.5D 即植入 26.5D 人工晶状体才能满足手术后正视。

2. 如果欲植入 PMMA 的人工晶状体替代丙烯酸酯人工晶状体　大多数的 PMMA 人工晶状体为单凸型人工晶状体，较丙烯酸酯人工晶状体的光学中心前移而且 A 常数也不同。一般情况下，A 常数与所需人工晶状体度数之间有相关性，即如果 A 常数变化 1 则人工晶状体度数也变化 1。

如果 A=118.4 为丙烯酸酯人工晶状体植入囊袋内所需，A=116.4 为 PMMA 人工晶状体植入植入睫状沟所需，二者相差 2，表明使用 PMMA 人工晶状体替代丙烯酸酯人工晶状体度数为 −2D，对于这样的病例需要植入 20D PMMA 人工晶状体即可。

对于高度近视的病例，只需减去 1.5D。如预计在囊袋内植入 10D 丙烯酸酯人工晶状体，改为睫状沟内植入 PMMA 人工晶状体为 8.5D。

对于远视的病例，则需要减去 2.5D。如果预计在囊袋内植入 28D 丙烯酸酯人工晶状体，改为睫状沟内植入 PMMA 人工晶状体为 26.5D。

3. 将后房型人工晶状体植入术改为前房型人工晶状体植入　大多数 PMMA 前房型人工晶状体为单凸的且聚焦中心前移、有更小的 A 常数。一般情况下，A 常数与所需人工晶状体度数之间有相关性，即如果 A 常数变化 1 则人工晶状体度数也变化 1。

如果 A=118.4 为丙烯酸酯人工晶状体植入囊袋内所需，A=115.3 为 PMMA 前房型人工晶状体植入所需，二者相差 3.1，表明使用 PMMA 人工晶状体替代丙烯酸酯人工晶状体度数为 −3.1D，对于这样的病例需要植入 19D 左右前房型 PMMA 人工晶状体即可。

对于高度近视的病例，只需减去 2.0D。如预计在囊袋内植入 10D 丙烯酸酯人工晶状体，改为前房型 PMMA 人工晶状体为 8.0D。

对于远视的病例，则需要减去 3.5D。如预计在囊袋内植入 28D 丙烯酸酯人工晶状体，改为前房型 PMMA 人工晶状体为 24.5D。

三、儿童人工晶状体屈光度的选择

出生时儿童的眼球轴长测量值约 15mm，到

2 岁时眼球轴长可以达到 21mm。在此后的很长一段时间，儿童眼球轴长增长缓慢直至达到平均眼球轴长 23.5mm。其角膜屈光度也由出生时的 51D，变化为 2 岁时的 44D 左右，至成年有 0.5D 左右的变化。

如果在 2 岁前进行白内障摘除手术并植入人工晶状体，由于眼球发育，眼球轴长和角膜屈光度的改变，按照手术时年龄测量的各项参数计算的人工晶状体度数植入眼内可能导致患儿今后高度近视。为避免此现象的出现，许多手术医生都避免在 2 岁前植入人工晶状体，而在手术后为患儿佩戴眼镜或角膜接触镜矫正视力。

如果在 2 岁以后进行人工晶状体植入手术，根据此时的眼球状态计算的人工晶状体的度数。随着儿童年龄的增加眼球轴长的变化一般都引起手术后近视。一般与眼球轴长的增长有关在 4～6D。根据临床经验建议手术者选择人工晶状体时减少 3D 的人工晶状体度数，以避免儿童发育后的近视出现。但在手术后同样可因双眼屈光度的不同导致双眼视像不等或屈光参差的出现。对于儿童手术后的误差可以在其成年后通过眼镜、角膜接触镜或屈光角膜手术矫正。

由于儿童不能很好地配合眼轴测量、角膜屈光度测定等检查，必要时可在全身麻醉状态下进行检查以保证检查结果的准确性。

四、手术后非期望值出现的处理

由于采用更加精确的计算公式，手术者与患者对手术后眼球屈光度改变的要求更高。25 年前如果手术后出现 ±3D 的误差，与手术后不植入人工晶状体的屈光误差相比较患者是可以接受的，但是如今，尽管所有的计算公式均通过数学等式结合临床结果进行修正，计算结果仍可产生较大的误差，会出现医生和患者都不期望出现的结果。通常手术后的屈光误差在 2～5D，如果大于 5D 则患者一般不能接受，需要进行修正。

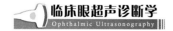
（一）误差较大　一般而言，手术后屈光度的误差大于 5D，可以考虑重新置换眼内人工晶状体。导致产生如此巨大误差的原因一般如下：

对眼轴过长或过短病例测量不准确　单眼近视的病例是眼球轴长测量失误的主要原因。通常患者年龄在 50 岁以上且未进行过眼科检查，本次以白内障为主丧失视力。由于患者双眼视像不等，且从未佩戴过眼镜，或者由于屈光间质混浊检查时误将机化膜当作视网膜且结果与对侧眼相接近。

人为因素　一般正视眼的病例选择眼内人工晶状体度数在 18～22D，近视眼的病例一般在 18D 以下，远视眼病例一般在 22D 以上。如果计算结果不在此范围，应注意复查避免人为误差。

误用人工晶状体　由于选择人工晶状体时未注意 A 常数（SF 值或 pACD 值等），可能导致人工晶状体标签度数一样但实际度数不一样的结果。

（二）降低手术后近视

如果出现非预期的手术后近视（-1～-5D），可以考虑以下原因：

植入的人工晶状体度数与计算值不同　为了避免此错误的出现，建议手术者在手术前仔细核对各项参数，以避免人为误差。

眼球轴长的测量值较实际眼球轴长短　测量时对角膜加压所致，如何避免，见前述。由于眼球轴长较实际短，用它计算的人工晶状体度数将比实际所需度数大，手术后的屈光度应为远视，故较手术前的近视度下降。

角膜屈光度的测量不准确和植入眼内的人工晶状体位置变化。

（三）减小手术后远视

手术后出现非期望的远视，可能与如下因素有关：

人为误差，如度数核对不仔细造成的误差等。所以手术前一定要多人核对选择人工晶状体的度数、A 常数与预计值是否一致，手术者自己也要亲自核查以免人为误差。

坚持双眼检查的原则。在部分白内障的病例，可能存在屈光参差，双眼的眼球轴长有较大的不同，避免以习惯认为双眼轴长应接近，将相对长眼轴测量值与相对短的眼轴测量值中和而产生误差，导致计算结果改变。

对于角膜平坦的病例应多次重复测量。白内障手术后角膜平坦出现的概率极低，除非有眼球外伤存在。

对于短眼轴的病例，现有的人工晶状体计算公式几乎都无法做到准确地计算人工晶状体屈光度。如果应用 SRK 公式或 SRK II 公式进行计算所得的晶状体数值较实际值小将导致手术后远视。一般采用 SRK/T 公式对此类病例进行计算。

（四）手术后屈光误差的矫正

对于手术后出现的非预期结果，如近视、远视、双眼视物不等情况时，可作如下考虑：

对有误差的眼球进行屈光检查，如有可能，则佩戴眼镜或角膜接触镜。

给非手术眼佩戴角膜接触镜。

做角膜屈光手术。

人工晶状体置换。

Piggyback 人工晶状体植入手术。

当然这些选择需要与患者认真商讨的前提下，说明各自的优点和局限性后进行选择。

（宋旭东　王子杨）

第四篇
眼眶疾病

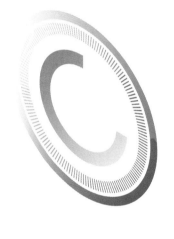
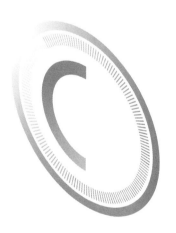
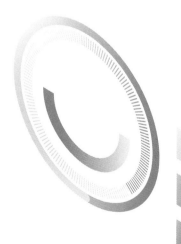

第十六章
眼眶超声检查基础

一、眼眶超声检查适应证

眼眶疾病应用超声检查有自己的特点。既往 Ossoinig 曾经应用标准化 A 型超声诊断眼眶疾病，获得丰富的诊断经验。应用二维超声检查，可以更好地实时、动态观察病变的形态、边界、大小、内部回声以及内回声与正常眶组织回声之间的对照关系；通过对病变做压缩实验，可以根据实验结果确定病变内是否含有液体的特性；结合彩色多普勒超声检查可以得到病变内的血流情况、病变内的血流与正常眶血管之间的关系等。

但是，受到超声诊断自身特点的限制，如位于眶尖部的病变应用超声检查因为穿透性的影响，可能得到假阴性的结果。受到超声对骨质穿透能力的影响，超声检查对眶内病变与周围组织之间的关系等的观察也存在一定的局限。

因此，为获得全面的眶内病变的诊断结果，必要时，需要综合应用超声、CT、MR 等检查手段，互相得到与临床更符合的影像学诊断结果。一般认为，超声适用于以下眼部症状的检查。

1. 单侧／双侧眼球突出
2. 眼球内陷
3. 眼球异位
4. 眼睑畸形
5. 上睑下垂
6. 眼睑退缩
7. 肿胀
8. 瘀斑
9. 明显的或可见的肿块
10. 球结膜水肿
11. 眼球运动障碍和复视
12. 疼痛
13. 视盘水肿
14. 视神经萎缩
15. 视网膜脉络膜皱褶

二、眼眶超声检查目的

1. 鉴别眶内占位病变的性质　超声检查可以明确病变的性质，是囊性、实性或是囊实混合性病变。同时，由于超声检查为实时动态检查，可以在一次检查获得病变的多个切面，叠加血流信号后可以观察到病变内的血流情况。

2. 验证 CT、MR 的诊断结果　CT 和 MR 的检查结果与超声检查相比，范围更广，病变与周围组织之间的关系更加清晰准确，对于病变是否造成骨质破坏 CT 检查更有独到的优势。但 CT、MR 检查均为相对静态检查方法，且所获得的图像均为标准体位，对于病变的一些特殊征象的观察存在局限性。

3. 观察病变内的血流　应用彩色多普勒超声检查可以实时观察到正常及病变时眼眶内的血流情况。如扩张的眼上静脉、眶内占位病变内的血流情况等，均可不用造影剂即获得相应的检查结果。

4. 随访　超声检查简便、易行、无创，因此为患者随访的最佳选择。

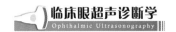

三、眼眶的超声检查方法

眼眶的超声检查目的主要有以下几方面：眶内软组织情况的评估；眼外肌的评估和球周视神经及视神经旁组织的评估。眶内结构包括眶内软组织、脂肪、连接组织膈膜、肌肉、视神经和血管等。其中眶软组织、脂肪、膈膜等二维超声表现为中强回声；肌肉的二维超声表现为中低回声；视神经和血管则表现为低回声。应用B型超声结合彩色多普勒超声检查可以很好地区别上述组织。

（一）眼眶常规超声检查方法

常用的眼眶超声检查方法有经球扫查和球旁扫查两种方式。经球扫查主要用于眼眶后部的病变，而球旁扫查用于眼球周围浅层的眼眶病变（常在眶周围可触及肿块，如鼻旁窦和泪腺等）。

应用B型超声行眼眶检查时，应首先做轴位扫查。此方法可观察病变与眶内正常结构（如眼外肌），眼球和视神经的关系。如病变体积较大，很难在一个位置全面了解病变整体情况，此时可移动探头观察病变全貌。如病变位置靠前，可采用球旁扫查或将病变压向眶内做经球扫查，以显示病变。

1. 经球扫查　与眼球的超声检查方法相同，同样是横切扫查和纵切扫查两种基本检查方法，并据此确定病变在眼眶内的位置。与眼球超声的不同在于观察的重点在眼眶内，需要注意是否存在眶内异常的低回声区、高回声区；病变与视神经之间的关系等。

2. 球旁扫查　球旁扫查是为了显示前部病变与眼球和眶壁的关系，声束不经眼球，也分横扫查和纵扫查。

（1）球旁横扫查　探头置于患者闭合眼睑，眼球和眼眶之间，探头声束平行于眶缘和眼球，如探头置于眼睑横扫6：00子午线，称球旁6：00横扫查。如前所述，横扫查时标志向鼻侧，垂直扫查时标志向上，见图4-16-1。

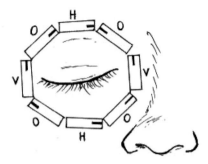

图4-16-1　球旁横扫查探头标志位置

横扫时水平位置（H）标志向鼻侧；垂直时（V）标志向上；斜行时（O）标志向上

（2）球旁纵扫查　探头置于眼球和眶缘之间眼睑上，与横扫查垂直90°，同时显示眼球周边和前部病变。此方法保证所有病变均显示在适当解剖位置。即眼球上方病变显示在上方，眼球下方病变显示在眼球下方。如探头置于1：30，则称球旁1：30子午线纵扫查。扫查3点与9点子午线时，标志向骨壁，扫查下部眼眶时，标志向眼眶中央，见图4-16-2。

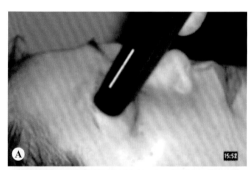
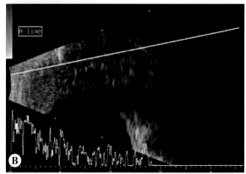

图4-16-2　球旁纵扫查示意图

A. 纵扫时水平及上方扫查探头标志向眶缘，下方扫查标志向眼球。探头位于上睑；B. 眶上部肿瘤（T）显示在图像上方，眼球在下方（E）。

经球横扫查主要是观察病变的左右范围、形状和厚度。而经球纵扫查主要是显示病变的纵切面长度，此方法同时显示病变形态和眶深部病变后界。不论哪种检查方法，都需对病变的以下特点进行观察。

形态　B 型超声的作用是对病变形态做出估计，为眼眶病变检查的重要部分。然后依据病变的位置做经球或球旁扫查。

位置和大小　病变位置在鉴别诊断中非常重要，不同的位置可出现不同的病变，如泪腺、眼外肌、肌锥内等。另外病变的位置不同，可能涉及手术入路选择。

边界　在超声扫查中病变的边界可分为：清楚、不清楚。病变边界清楚者在 B 型超声上显示为光滑，轮廓规则，有包膜等。不清楚者表现为病变与正常组织之间界限不清。

内回声　病变的内部回声是超声诊断的优势，可以确定病变为无回声、低回声、等回声、中强回声和强回声。还可以确定病变内部回声的一致性，如均匀一致或是以中低回声为主间有囊样无回声区等。并以此检查结果确定病变的性质。

压缩性　应用超声检查，发现眶内病变后，一定要做压缩实验。即首先在无压力状态下检查病变的大小，然后通过探头直接对病变进行加压，如病变的大小发生变化，即压缩实验阳性。压缩实验阳性，说明病变内含有液态物质，在压力的作用下液态物质在病变内移动产生压缩经线病变大小和形态的改变。反之，说明病变为实性且内部没有液态物质存在。

（二）泪腺的超声检查

检查时需要双眼对称检查。首先应用直接检查法将探头置于眼眶外上方的泪腺区观察泪腺，如果泪腺没有病变，一般不易将泪腺显示清晰。应用经球探查法即将探头置于眼球的鼻下方探头方向指向颞上方显示泪腺，如果没有异常病变亦无异常发现。

（三）视神经的超声检查

视神经为眼眶的解剖标志，由于扇形扫查有放大作用，所以视神经被显示为类似英文字母的倒"V"形低至无回声区，与眶内其他组织之间界限清晰。所以应用超声检查对视神经的宽度进行测量其准确性值得商榷。

（四）眼外肌的超声检查

眼外肌的超声检查比较困难。正常的眼外肌检查需要结合其解剖位置进行确定，一般只检查内直肌、外直肌、上直肌和下直肌。肌肉一般表现为眶内自眼球壁向视神经方向走行的带状中低回声区，边界清晰，边缘较内回声强。

（五）眶脂肪的超声检查

眶脂肪是眼眶的主要组成部分，表现为回声强度一致的中强回声，受探头穿透能力的影响一般只能显示眼球壁后 20 ～ 30mm，形态不确定。

（杨文利　李栋军）

第十七章

眼眶肿瘤

一、炎性假瘤

炎性假瘤一词用来描述一组炎性病变，它可累及眶内所有结构，如泪腺、脂肪、眼外肌、视神经、骨膜，甚至骨壁和眼球。病变可位于眼眶任何位置，可局限增生，也可弥漫性不规则生长。在病理上此类病变主要由淋巴细胞构成，间有少许纤维结缔组织和其他细胞。

（一）临床表现

炎性假瘤以中年人多见，男性多于女性，双侧患者约占25%。常累及眼眶内多种组织，如侵及眼眶蜂窝组织、泪腺和眼外肌等。所有体征均与眶内组织炎性水肿、细胞浸润有关，如眶周疼痛、眼球突出和移位、眼睑水肿、结膜充血、视力下降、眶内触及肿块、眼球运动障碍等。复视多为暂时性，球结膜充血多沿直肌分布为本病特点。激素治疗有效，但减量或停药可导致复发。

（二）超声表现

1.B型超声表现　眼眶内不规则形病变、内回声低、无压缩性，病变可累及眼外肌、泪腺、视神经等结构，合并T形征有助诊断，见图4-17-1A。

2.CDFI表现　炎性假瘤内无血管结构，因此CDFI病变内未见异常血流信号，见图4-17-1B。

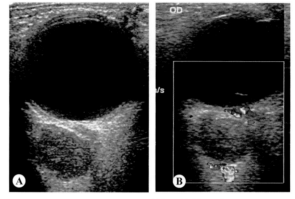

图4-17-1　肿块型炎性假瘤

A.眶内椭圆形病变，内回声欠均匀，以中低回声为主；B.CDFI病变周围可见血流信号，病变内未见异常血流信号

（三）鉴别诊断

超声鉴别炎性假瘤与淋巴瘤需要结合临床检查和临床表现、体征和影像学诊断。如反复发作的眼球突出，眼睑红肿，眶周硬性肿块，局部压痛等。激素治疗有效但减量或停药可导致复发都是鉴别点之一。当炎性假瘤主要由纤维组织构成，超声检查病变不规则，内回声低，无明显可压缩性与淋巴瘤的鉴别更加困难。在炎性假瘤的超声诊断中，如发现筋膜囊水肿即"T"形征对病变诊断和鉴别诊断是非常重要。

二、淋巴瘤

淋巴瘤为眼眶恶性肿瘤，男性多于女性，

50～60岁为好发年龄组，病理上多为分化好的B细胞型淋巴瘤，多无包膜，多数病例起病缓慢，自觉症状轻微，疼痛不著，眼球突出不明显。

（一）组织病理学

眼眶淋巴瘤从病理上多为非霍奇金氏淋巴瘤，它又分三类：良性反应性淋巴增生、非典型淋巴细胞增生和恶性淋巴瘤。但它们从临床和超声诊断上非常相似，因此被认为是同一类疾病。肿瘤外观呈灰白色，鱼肉状，有包膜但不完整，质脆。镜下以增生的不成熟的淋巴细胞为主，并可见核分裂，缺乏淋巴滤泡，与炎性假瘤相比，淋巴细胞增生更显著。

（二）临床表现

淋巴瘤以老年人多见，临床表现为无痛性单侧或双侧眼球突出，眼球移位、眼睑及球结膜水肿，眶前部可触及肿块，尤以眼眶外上方的泪腺多见。部分病例可见不规则形病变，复视，流泪，异物感。典型者可见结膜下粉红色扁平肿物即"鲑肉斑"，这是眼眶淋巴瘤特征性发现。

（三）超声表现

1.B型超声表现　显示病变呈不规则形、扁平形或椭圆形，边界欠清楚，内回声低，无压缩性。可以是一个病灶，也可以是多个病灶。一般包绕在视神经周围，见图4-17-2A。如同时合并有眼内病变，可见视网膜脱离的表现，视网膜下为均匀弱点状回声，无运动。

2.CDFI表现　病变内有丰富的血流信号，频谱为低速动脉型血流频谱，见图4-17-2B。

3.超声造影表现　病灶完全被造影剂填充，时间强度曲线为快进快出型。

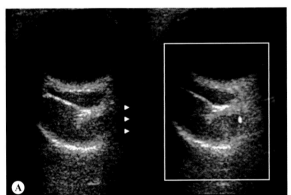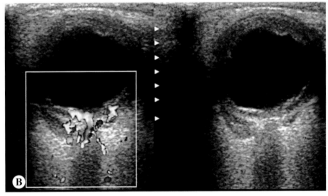

图4-17-2　眼眶淋巴瘤
A．B型超声显示眶内不规则低回声性病变；B.CDFI病变内可见较丰富的血流信号

（四）鉴别诊断

主要是与炎性假瘤相鉴别，必要时需活检方可诊断。

三、横纹肌肉瘤

横纹肌肉瘤是一种常见的好发于儿童原发眼眶，由不成熟横纹肌细胞组成的恶性肿瘤。常迅速导致眼球突出，其恶性程度高，病情发展快，如不得到及时诊断和治疗，死亡率较高。

（一）组织病理学

此病是由一种分化程度不同的横纹肌母细胞所构成的高度恶性肿瘤。瘤体呈块状，灰白色，质脆，无明显包膜，部分瘤内可有坏死。病理上分为三

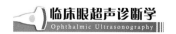

型：胚胎型、腺泡型和多形性，以胚胎型多见。

（二）临床表现

本病多见婴幼儿或青少年，平均发病年龄8岁，起病急，进展快。眼球突出或眶缘肿块为主诉，好发于鼻上方或下方，位于提上睑肌的肿瘤可引起上睑下垂；肌锥内发病可累及视神经，引发视力减退和视盘水肿。部分病例可见眼球突出突然加快，甚至突出于睑裂致角膜暴露。进展性眼球突出为其典型临床特征。

（三）超声表现

1. B型超声表现　典型病例为眶内低回声实性病变，无明显声衰减。肿瘤边界较清楚，光滑，形状不定，可呈圆形或椭圆形，也可呈扁平形。由于病变增长较快，常压迫眼球致眼球变形或视神经移位，见图4-17-3。部分病例在病变内可见无回声区。

2. CDFI表现　肿瘤内有较丰富的彩色血流，并多呈动脉型血流频谱。

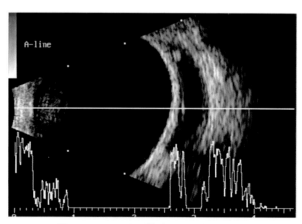

图4-17-3　眼眶横纹肌肉瘤超声图像
B型超声显示椭圆形占位病变，边界清晰，内回为无回声区

（四）鉴别诊断

约1/3患者合并眼部外伤史，常常易误诊为眼眶血肿，所以儿童时期眼球突出，增长较快时应考虑横纹肌肉瘤的可能。另外易和此病混淆的是眼眶绿色瘤，这是一种白血病的眼眶病变，早期类似横纹肌肉瘤，增长也较快，超声上也有类似的特征，必要时活检明确诊断。

四、绿色瘤

绿色瘤为儿童时期常见的造血系统的恶性肿瘤，严重威胁患者的生命和健康。白血病瘤细胞直接浸润眼眶或软组织，为急性骨髓性白血病和慢性粒细胞性白血病的一种局部胚细胞危象的特殊类型。本病多见儿童和青少年，男性多于女性。临床以未成熟的粒细胞组成侵袭性新生物为特征，可以出现眼球局部瘤样隆起或眼球突出，因而常在眼科首诊。

（一）组织病理学

肉眼观察病变，由于肿瘤内含有髓性过氧化酶使肿瘤呈绿色故称绿色瘤。其特点为在空气中及日光中绿色随即消退，在亚硫酸溶液或过氧化氢中又可恢复。病理所见细胞核呈椭圆形伴有纤细的核膜和空泡状核浆，弥散增生的肿瘤组织内可见髓细胞前体。

（二）临床概述

典型的临床表现为快速进行性眼球突出并向一侧移位，可以伴有炎症的临床改变，如结膜充血、水肿、睑裂闭合不全等。眼球运动可以受限甚至固定，眼眶内软组织可有肿块，可以出现与病变相应部位的溶骨性骨质破坏。

（三）超声表现

1. B型超声　眼眶内不规则形病变，边界清晰，内回声低，无压缩性，见图4-17-4。

2. CDFI检查　病变内可见较丰富的血流信号，频谱分析为动脉型血流频谱。

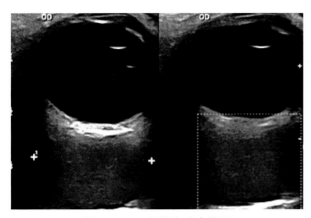

图 4-17-4　眶绿色瘤声像图

（四）鉴别诊断

临床上需要与以下疾病相鉴别。

1. 横纹肌肉瘤　多单侧发病，病变主要在眶上或鼻上，超声检查病变内回声低。

2. 神经母细胞瘤　多双侧发病，但腹部超声检查可发现原发病灶。

3. 炎性假瘤　多单侧发病，病程长，进展慢，激素治疗有效。

五、神经鞘瘤

神经鞘瘤是神经鞘膜细胞增生形成的一种神经外胚叶良性肿瘤。可发生在任何年龄，以成年人（30～50岁）多见，肿瘤生长缓慢，初期缺乏典型体征；随病程发展可见复视、视力下降、球壁压迫等，肿瘤与多发性神经纤维瘤有关（1.5%），肿瘤可以位于脊锥内亦可位于脊锥外间隙。

（一）组织病理学

雪旺细胞是一种周围神经的胶质细胞，为轴突提供支持并形成髓鞘。其功能极其活跃，可分泌多种活性物质，如神经营养因子、细胞外基质及黏附因子等。其分泌的物质对于维持神经纤维的存活、生长和再生具有重要意义。眼眶中有许多神经末梢，包括眼外肌的运动神经、交感神经、副交感神经、三叉神经的眼神经分支等。这也是神经鞘瘤可以在眶内多处生长的原因。

（二）临床表现

起自运动神经或位于眼肌附近，眼外肌运动障碍和复视；起自睫状神经，常诉眼痛、头痛或侧卧时发生牵引性疼痛；起自眼眶边缘空隙，相当长的时间内不引起临床症状；起自眶尖，肿瘤很小时，影响到运动神经和视神经。眼球固定、视力丧失、视野改变（中心暗点）但眼球突出不明显。

（三）超声表现

1. B型超声表现　病变呈椭圆形、圆形或分叶状。边界清晰、光滑、有一定弹性。病变以中低回声为主，内部组织结构规则，常有囊性变，形成大小不等的囊腔。有中度声衰减。病变一般不伴有骨质压缩，见图4-17-5。

2. CDFI检查　病变内可见血流信号。

（四）鉴别诊断

见表4-1-1，眼眶常见肿瘤的鉴别诊断表。

六、神经纤维瘤

神经纤维瘤是眶内重要的周围神经良性肿瘤，属神经外胚叶肿瘤，青年人多见，男性多于女性。细胞成分复杂，除神经鞘细胞之外，还有胶原纤维束、成纤维细胞核神经轴突。瘤体内纤维组织大量增生，还有数量不等、大小不一的血管，粗大的神经。瘤组织外无包膜，瘤体内各种神经组织成分弥漫增生。部分病例可见眶上壁骨质缺损，为颅内搏动性传导所致。

眼球突出为常见体征，扣诊有搏动性，身体可见咖啡斑。

（一）超声表现

神经纤维瘤分为孤立型、弥漫型，各型的超声表现不同。

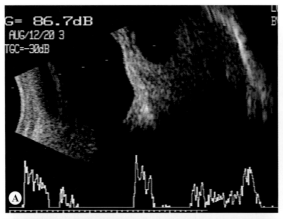

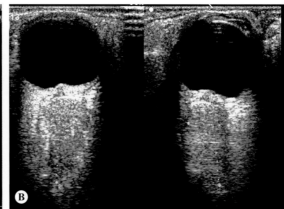

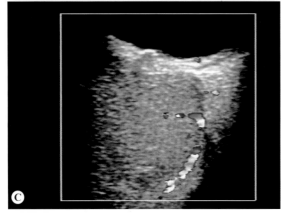

图 4-17-5　神经鞘瘤超声图像

A.二维超声球后可见不规则形实性病变，内回声不均匀，可见囊样无回声区，后部球壁回声局限内区，为肿瘤压迫所致。B.二维超声球后类椭圆形病变，与视神经紧密相连，视回声局限隆起。C.CDFI病变周边可见血流信号

1. 孤立型超声表现　病变多位于眼球颞上方，呈椭圆形，边界清晰。病变内回声低，可见声衰减。质硬无压缩性。CDFI检查病变内血流信号不丰富。

2. 弥漫型超声表现　病变为渗出性、形态多样、无包膜。病变质软，有压缩性。部分病例内回声不规则，可有局部强回声，伴有声衰减，并可累及眼外肌。CDFI检查病变内可见丰富的血流信号，见图4-17-6。

（二）鉴别诊断

见表4-17-1，眼眶常见肿瘤的鉴别诊断表。

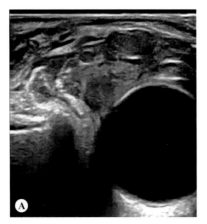

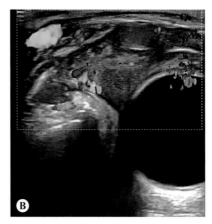

图 4-17-6　神经纤维瘤超声图像

A.二维超声上睑内不规则实性病变，内回声欠均匀，呈多灶性；B.CDFI病变内可见丰富的血流信号

表 4-17-1　眼眶常见肿瘤鉴别诊断表

名称	形态	边界	内回声	内部结构	声衰减	血管	硬度	骨质
炎性假瘤 / 淋巴瘤	多变	多变	中低	规则	弱	+/−	硬	正常
横纹肌肉瘤	多变	多变	中低	不规则	适中	+	硬	正常 / 受损
神经鞘瘤	椭圆形	边界清晰	中低	规则，囊	适中	+	硬	正常 / 受损
神经纤维瘤								
孤立型	圆或椭圆	边界清晰	低	规则	弱 / 适中	+/−	坚硬	正常
丛状型	不规则形	边界欠清	高	不规则	弱	+	软	正常

七、基底细胞癌

眼睑基底细胞癌为眼睑最常见的恶性肿瘤，发病约占所有眼睑恶性肿瘤的 85%～95%。一般认为本病的发生与紫外线、电离辐射、化学致癌物以及人类乳头状瘤病毒有关。以下睑多见，其次为内眦、上睑和外眦。基底细胞癌为低度恶性肿瘤，一般局部发病，通常不发生转移。

（一）临床概述

基底细胞癌多见 50～70 岁人群，男性多于女性。病变局部呈透明半隆起的透明结节，随病

程的发展，结节缓慢增大，局部突起质硬，周边有曲张的血管围绕。病变的中央可以出现溃疡，呈火山口样。如果病变含有色素，应注意与黑色素瘤相鉴别。

（二）超声表现

1.B 型超声表现　病变形态不规则，边界欠清晰，内回声欠均匀以低回声为主，见图 4-17-7A。

2.CDFI 表现　病变内可探及较丰富的血流信号，以动脉型血流为主，见图 4-17-7B。

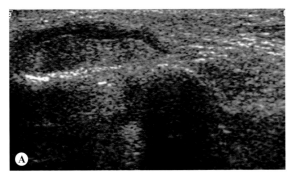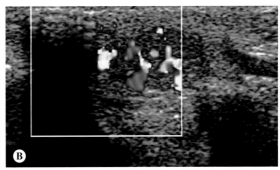

图 4-17-7　基底细胞癌声像图

A．二维超声，眼睑内可见不规则形实性病变，内回声欠均匀；B.CDFI 病变内可见血流信号

八、睑板腺癌

睑板腺癌为眼附属器高度恶性肿瘤，起源于上、下睑板和皮质腺。其发病率仅次于基底细胞癌。

（一）临床概述

平均发病年龄在 50 岁以上，女性多于男性，上睑较下睑好发。早期表现为质地较硬的结节，

经常复发。典型病例眼睑弥漫性增厚，病变呈乳头状突出，表面溃烂成菜花状。

（二）超声表现

（1）B 型超声表现　病变形态不规则，内回声欠均匀，以低回声为主，见图 4-17-8A。

（2）CDFI 表现　病变内可探及较丰富的血流信号，见图 4-17-8B。

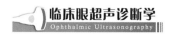

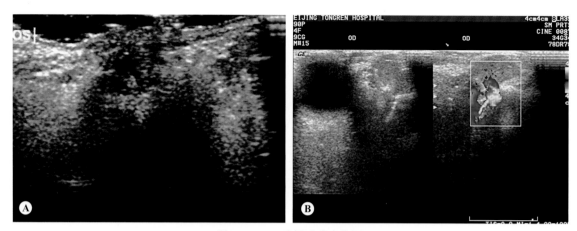

图 4-17-8　睑板腺癌声像图

A. 二维超声眼睑内可见不规则形实性病变，内回声以低回声为主。边界欠清晰；B.CDFI 表现，病变内可见血流信号

（杨文利　李栋军）

第十八章

泪腺疾病

泪腺分为主泪腺和副泪腺。主泪腺被提上睑肌腱膜将其分为位于眶缘上方的眶部泪腺和位于外眦部上穹隆的睑部泪腺两部分。正常泪腺为扁平分叶状物，颜色淡黄色为主，间有红色，较眼眶脂肪暗。位于眼眶外上方的眼睑深部，眶膈之前，借一薄层脂肪与眶膈及眼轮匝肌相接，上方位于泪腺窝内，后与眶脂肪紧密连接。眶部泪腺呈扁平有凹的豆形，平均大小 20mm×12mm×5mm，与泪腺窝的骨膜相贴近，下面与提上睑肌肌腱紧密相连并被上直肌的肌间腱膜将其与眼球隔开。由于眶部泪腺在眼球和泪腺凹之间的狭小腔隙内，腺叶密集，故恶性肿瘤容易累及眶骨壁。

睑部泪腺位于提上睑肌肌腱之下，外侧结膜囊上穹隆部。睑部泪腺只有眶部泪腺的 1/3～1/2。

副泪腺位于上、下穹隆睑结膜的固有层内。

二者结构相似，但主要疾病均发生于主泪腺。

泪腺动脉是眼动脉的一个主要分支，其静脉注入眼上静脉最终汇入海绵窦。淋巴管主要分布在泪腺表面，经眼睑和结膜的淋巴管注入耳前淋巴结。

泪腺的主要成分是腺管、腺泡等上皮成分，间质较少。泪腺肿瘤中以原发性上皮性肿瘤较为多见，中胚叶肿瘤即淋巴系统肿瘤比较少见。

一、正常泪腺的超声表现

B 型超声直接探查泪腺表现为较眼睑回声低的结构，形态不规则，类似椭圆形，病变的前界清晰而后界显示欠清晰，有轻度地压缩性。经球探测一般无法探及。线阵探头 B 型超声泪腺表现为类似三角形结构，内回声均匀，较眶内脂肪的回声略低见图 4-18-1A，CDFI 显示泪腺的内部无异常血流信号，周边可见点状血流信号，见图 4-18-1B。

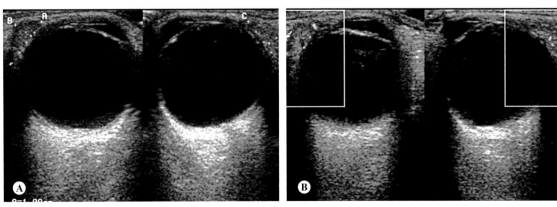

图 4-18-1　正常泪腺声像图

A. 线阵二维图像，眶外上可见类三角形泪腺，内回声均匀，大小双侧对称；B.CDFI 图像，泪腺内可探及点状血流信号

二、良性混合瘤

良性混合瘤又称多形性腺瘤是最多见的泪腺良性上皮性肿瘤。大多数病例发生在眶部泪腺，很少累及睑部泪腺。病变一般向球后生长，可以压迫脉络膜、眼球壁及眶壁的骨质。如果病变只累及睑部泪腺，病变一般向眼前段生长且内有骨质受累。

（一）组织病理学

肿瘤大体呈圆形或椭圆形，表面常有结节，一般包膜完整。肿瘤灰白色，质脆，切面细腻。镜下肿瘤由分化的上皮细胞构成的大量管状结构及形态各异的细胞巢构成，散在透明样、黏液样、软骨样结构。因肿瘤内含有中胚叶间质成分和外胚叶上皮成分，且形态多样，称为泪腺混合瘤。

（二）临床表现

多见于成年女性，表现为眼球突出和内下方移位，眶外上方可触及硬性肿物，一般无眼睑肿胀和压痛。受病变的影响可导致眼球形变，引起屈光系统改变，导致部分病例伴有视力下降。眼球向上运动受限。

（三）超声表现

1.B 型超声表现　病变呈圆形或类圆形和椭圆形，边界清楚，内回声较多，分布均匀，声衰减中等。此肿瘤多压迫局部骨质，B 型超声显示病变后界呈明显向后突出，骨壁回声光滑，这是泪腺皮性肿瘤的较典型特征，也是和其他泪腺区肿瘤鉴别要点之一。偶尔可见肿瘤内有液化腔，见图 4-18-2。

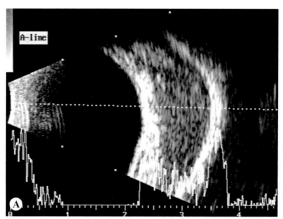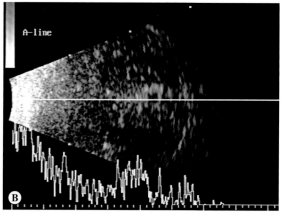

图 4-18-2　良性混合瘤 B 型超声图像
A. 经球探查；B. 直接探查
B 型超声显示球后椭圆形病变，内回声中等，分布较均匀，眼球壁局限受压

线阵探头二维图像可以将睑叶和眶叶泪腺病变完整地显示，病变形态不规则，类似椭圆形，内部回声不均匀，以中强回声为主，间有小的囊样无回声区，压缩性阴性。

2.CDFI 表现　CDFI 检查病变内可见较丰富的血流信号，病变的周边可探及点状、条带状血流信号。脉冲多普勒频谱分析为中速动脉型血流频谱，见图 4-18-3。

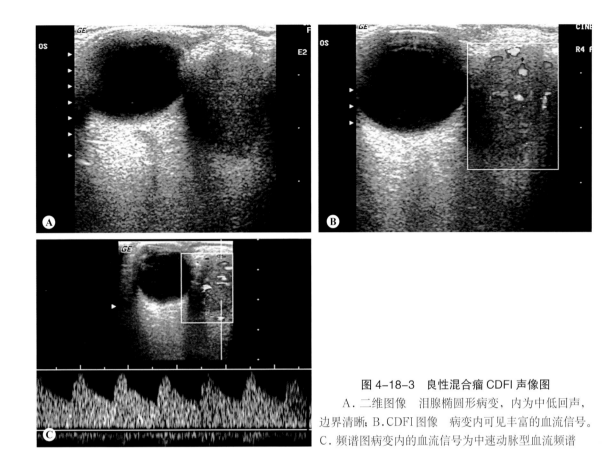

图 4-18-3 良性混合瘤 CDFI 声像图

A. 二维图像 泪腺椭圆形病变，内为中低回声，边界清晰；B.CDFI 图像 病变内可见丰富的血流信号。C. 频谱图病变内的血流信号为中速动脉型血流频谱

（四）鉴别诊断 泪腺位于眼眶外上方，除了泪腺本身的肿瘤外，还可发生表皮样囊肿、炎性假瘤等。有时此位置的表皮样囊肿和多形性腺瘤有非常类似的 B 型超声图像，鉴别困难，必要时应参考 CT 图像。在超声上和此瘤类似的是海绵状血管瘤，后者很少发生于泪腺区。泪腺常见疾病的超声诊断及鉴别诊断见表 4-18-1。

表 4-18-1 泪腺常见病变超声鉴别诊断表

名称	形态	内回声	内部结构	声衰减	血管	硬度	单侧或双侧
炎性假瘤 / 淋巴瘤	纺锤形	中低回声	规则	弱	+/−	正常	均可
良性混合瘤	圆形或椭圆形	中高回声	规则	中等	−	正常 / 压缩	单侧
腺样囊性癌	不规则形	中高回声	不规则	中强	−	压缩 / 缺失	单侧

三、恶性多形性腺瘤

恶性多形性腺瘤男性多于女性，良性混合瘤恶变者平均年龄 39 岁，起病即为恶性混合瘤者平均年龄 55.6 岁，平均病程 2.2 年，发展快者半年内即失明，很快发生耳前或颈部淋巴结转移。

（一）临床表现

根据临床表现分为三型：一种是多次复发的良性混合瘤病变，由于手术未将肿瘤完全切除，患者带瘤存活 10 ~ 20 年，肿瘤突然迅速增大，在半年到 1 年中转变为腺癌、腺样囊性癌或鳞状细胞癌；另一种是未行手术治疗的良性肿瘤突然增大，症状剧烈，手术证实为恶性混合瘤；还有一种起病即为恶性肿瘤者，表现为急性眼球突出，眼眶外上方触及肿块，有粘连及压痛。

（二）组织病理学

一部分有典型良性混合瘤结构，另一部分为腺瘤或腺样囊性癌、鳞癌细胞。在腺癌区可见导管样结构和黏液分泌。在标本中，不仅可以见到癌组织浸润性生长、癌细胞的异形性增大和核分裂象增多外，还可见到癌细胞浸润血

管、神经的现象。

（三）超声表现

1.B型超声表现　直接探查病变形态不规则，内回声弱，甚至为无回声。经球探测眶内可探及不规则形实性病变，内回声低，透声性好，声衰减显著。压缩性阴性，但病变可压迫眼球形态局部内陷。

2.CDFI检查　病变内可探及丰富的血流信号，脉冲多普勒表现为低速动脉型血流，见图4-18-4。

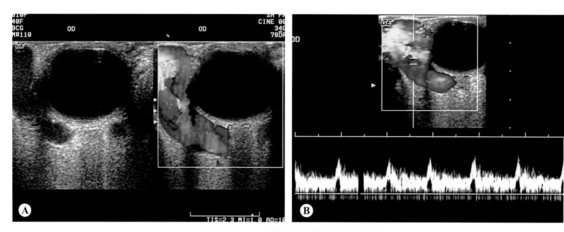

图4-18-4　恶性多形性腺瘤声像图

A.二维图像　显示泪腺区不规则形实性病变，内为无回声区，CDFI显示病变内丰富的血流信号；B.频谱图　病变内的血流信号表现为动脉型血流频谱

四、腺样囊性癌

腺样囊性癌以前称圆柱瘤，是泪腺最常见的恶性肿瘤，恶性度高、高复发率和死亡率一直受到临床医生关注。

（一）组织病理学

肿瘤呈梭形，灰白色实体肿块，内部可有坏死，肿瘤表面有结节，无明显包膜。镜下由群集的细胞巢或条索状肿瘤细胞构成，并可见大小不等的囊腔，形成典型的筛状结构。

（二）临床表现

与良性多形性腺瘤不同在于，本病除有眼球

突出和移位外，常有自发性疼痛，且病程较短。泪腺区常可触及硬性肿物，压痛。晚期病变侵及骨质，可见眼眶外上方明显隆起，因病变可囊性变压迫局部呈囊性感。晚期CT或MRI常发现骨质破坏。

（三）超声表现

1.B型超声表现　腺样囊性癌呈浸润性增长，尤其是沿神经和骨膜向眶尖生长，所以在超声上肿瘤形状为扁平形或不规则形，内回声不均，声衰减较明显，见图4-18-5A。

2.CDFI表现　肿瘤内常可发现血流信号，见图4-18-5B。

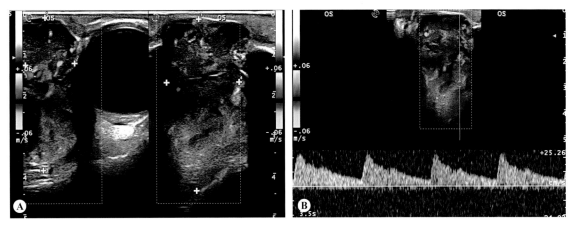

图 4-18-5　泪腺腺样囊性癌超声图像

A.B 型超声显示病变形状不规则,内回声不均,CDFI 其内可见丰富的血流信号;B.CDFI 病变内的血管为动脉型血流信号

（四）鉴别诊断

需要鉴别的是泪腺区的其他肿瘤,如泪腺炎性假瘤、皮样囊肿,这也是泪腺区常见肿瘤。炎性假瘤因主要由炎细胞构成,病变内回声低与多形性腺瘤有明显区别。但皮样囊肿,尤其是表皮样囊肿因肿物内充满脱落上皮,有时回声增强,甚至类似海绵状血管瘤和多形性腺瘤。

五、泪腺炎

泪腺炎分为急性泪腺炎和慢性泪腺炎。其中急性泪腺炎较少见,常由全身或局部感染所引发,睑部泪腺更易累及,可单侧发病亦可双侧同时发病。抗菌素治疗效果显著。慢性泪腺炎多为原发性,多双侧发病,常因局部膨胀引起肿胀感或隐痛。临床检查除眼球外上运动受限外,还有上睑下垂和复视等。

（一）分类

根据病因可以分为

1.结核性慢性泪腺炎　单侧或双侧泪腺受累,伴有耳前淋巴结肿大。有全身结核感染病史者,多血行播散而来,有耳前淋巴结肿大。

2.泪腺肉样瘤病　为一种原因不明的以侵及肺、脾、皮肤和淋巴组织为特点的网状内皮系统肉芽肿病。多青壮年发病,可侵及泪腺、腮腺和虹膜组织,引发上述组织炎症,称为 Sjogren-Mikulicz-Heerfordt 综合征。泪腺肿胀,无痛性结节形成。

3.Mikulicz 病　是一种原因不明的双侧性腮腺、泪腺肿大为特点的慢性炎症。临床主要以唾液分泌减少,口、鼻、咽、喉干燥为特征。

（二）超声表现

1.B 型超声表现　直接探查法可见轻度的泪腺炎症,不易发现。炎症显著时病变侧泪腺较对侧正常泪腺增大,增大的幅度与炎症的程度有关。通过双眼对照检查可以准确地显示病变。一般病变侧的泪腺回声强度较正常侧减低。内回声均匀但边界欠清晰。经球探测一般无异常发现。

2.CDFI 表现　在泪腺的周边可探及较丰富的血流信号,但病变的内部未见异常血流信号,脉冲多普勒频谱分析以动脉型血流频谱为主,见图 4-18-6。

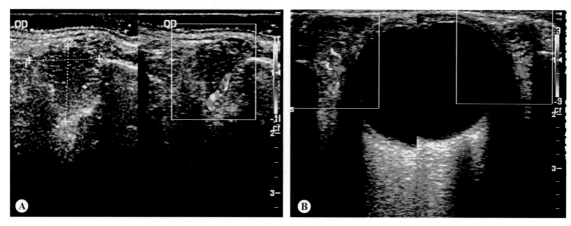

图 4-18-6　泪腺炎声像图

A.B 型超声直接探查显示泪腺回声较正常增大，内回声减低，边界前清晰，CDFI 显示病变周边可见血流信号；B. 直接探查泪腺内可见血流信号

六、泪腺脱垂

泪腺脱垂是一种有遗传性的先天性疾病，以青年女性多见，为常染色体显性遗传病。解剖因素包括泪腺过大、泪腺支持韧带及眶膈发育不良，后天因素包括眼睑和结膜的慢性炎症、肥胖、血糖过高及甘氨酸代谢紊乱等。

（一）临床表现

双眼上睑饱满、松软、轻度下垂，外上眶缘眼睑和皮肤微红光泽增加，触诊皮下可触及分叶性肿块，可移动回泪腺窝内。泪腺外及间质有慢性炎症细胞浸润，但无纤维增生。

（二）超声表现

1.B 型超声表现　直接探测泪腺睑叶回声轻度增大，内回声无显著改变，边界欠清晰。经球探查无异常发现。线阵探头二维图像可以探及泪腺回声增大，脱垂严重的病例可见泪腺回声向眼睑下延续，延续的范围与脱垂的程度相关。一般内回声双侧一致无显著差异，边界清晰。

2.CDFI 表现　病变内一般无异常血流信号发现，见图 4-18-7。

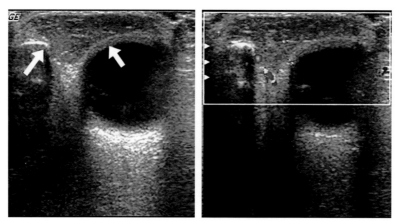

图 4-18-7　泪腺脱垂声像图

泪腺回声较正常显著增大，以眼睑下为主，内回声轻度下降，CDFI 泪腺内可见点状血流信号

（杨文利　李栋军）

第十九章

眼眶血管病变

一、海绵状血管瘤

海绵状血管瘤是成年时期最常见的眼眶原发性良性肿瘤。由于肿瘤由充满血液的管腔构成，是一种特殊的组织结构，间隔为纤维结缔组织，从而在超声上显示出一种较特殊的超声特征。

（一）组织病理学

海绵状血管瘤瘤体多呈圆形、椭圆形、肾形，偶尔呈分叶状，紫红色，包膜完整，但肿瘤表面有较小的突起。镜下肿瘤主要由大小不等、形状不同的血窦构成，间质为纤维组织。海绵状血管瘤体积较大，多在 2cm 以上，大者可达 4cm。肿瘤以单发为主，偶尔可见一眶多发肿瘤。

（二）临床表现

海绵状血管瘤主要见于成年人，平均发病年龄接近 40 岁。主要临床表现为轴位眼球突出，无自发性疼痛。晚期可引起视力下降和眼球运动障碍。肿瘤长期压迫可致视神经萎缩、脉络膜皱折。如肿瘤原发于眶尖早期可视力下降；肿瘤位于眶前部时可触及有弹性肿物，表面光滑。

（三）超声表现

1.B 型超声表现　海绵状血管瘤主要位于肌锥内，呈圆形或椭圆形，边界清楚，光滑，一般不与眶内正常结构粘连，除非肿瘤原发于眶尖。由于肿瘤包膜完整，病变边界清晰，内回声强，内部组织结构分布均匀。肿瘤内含有液体，压缩

实验阳性，见图 4-19-1A。如果肿瘤位于眶尖部且体积较小，超声检查可能出现假阴性。

2.CDFI 表现　多数肿瘤内缺乏血流，可能是血流较慢的原因，见图 4-19-1B。

3.超声造影检查　病变内可见造影剂填充，为自病变的一端逐渐填充全部病变，缓慢消退，见图 4-19-1C、D。

（四）鉴别诊断

临床上最容易和海绵状血管瘤相混淆的是神经鞘瘤，两者均发生于肌锥内，但后者发病率稍低。在超声诊断上，海绵状血管瘤是中强回声，而神经鞘瘤是中低回声。另外，在 B 型超声与海绵状血管瘤相似的是良性多形性腺瘤，但后者主要发生于眼眶外上方的泪腺区，因肿瘤质地较硬，常引起局部骨质凹陷，在 B 型超声显示肿瘤后界向后突出，为海绵状血管瘤所不具备的超声特征。

（五）临床意义

超声诊断眼眶海绵状血管瘤其定性准确性可高达 90%，其对于手术入路的选择非常重要。

二、毛细血管瘤

毛细血管瘤是眼睑原发性血管瘤为错构瘤，分为两型：一型为先天性出生即发现，肉眼观如毛细血管瘤、火焰痣；一型为发育性待青年时才显现，肉眼观呈海绵状。

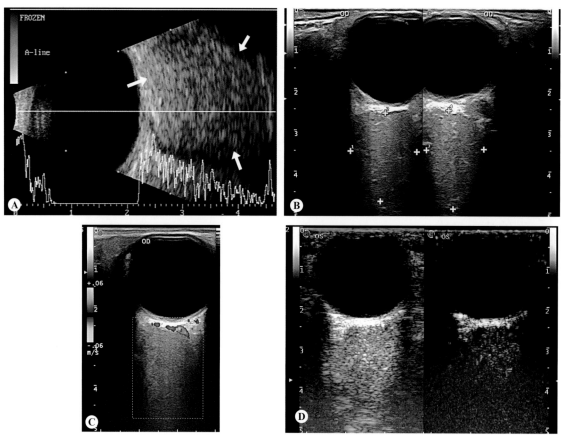

图 4-19-1　眼眶海绵状血管瘤

A.B 型超声显示病变边界清楚（箭头），内回声均匀；B.巩膜和骨壁之间为规则中强回声病变；C.CDFI 在病变的周边可见血流信号；D 超声造影可见病变被造影剂完全填充

（一）临床概述

毛细血管瘤见于眼睑，一般在出生后 1 ~ 2 周内即可发现。典型病例为紫红色，隆起于皮肤表面，表面有小凹陷，可以累及整个眼睑甚至延至结膜和眼眶。

（二）超声表现

1. B 型超声表现　病变隆起度较高的病例 B 型超声可以显示，表现为形态不规则病变，边界欠清晰，病变内血管壁的间隔将病变分隔为多巢状，强弱相间，内回声不等，压缩性一般为阳性。

2. CDFI 表现　病变内可探及较丰富的血流信号，广泛地分布在整个病变内，频谱特点不一，

一般以动脉型血流为主，间有低速静脉型血流，见图 4-19-2。

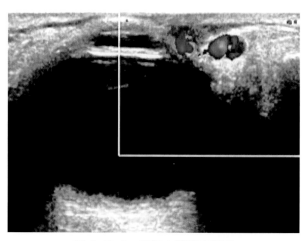

图 4-19-2　毛细血管瘤声像图

（三）临床意义

本病一般可以自行消退，可以随访观察。如果病变发展迅速影响患者的视功能时，可以采用相应的治疗。超声检查尤其应用 CDFI 检查对眼睑血管瘤的诊断具有简便、可重复性好的特点，同时可以将眼睑以及病变是否累及眼眶均清晰地显示，是一种较好的检查手段。此外，对于随访观察也有很大帮助。

（四）鉴别诊断

见表 4-19-1，血管性疾病鉴别诊断表。

表 4-19-1　血管性疾病鉴别诊断表

名称	形态	边界	内回声	内部结构	声衰减	血管	硬度
海绵状血管瘤	圆形／椭圆形	清晰	高	规则	适中	－	硬／软
毛细血管瘤	不规则	欠清晰	高	不规则	可变	＋	软
淋巴管瘤	不规则	欠清晰	低	不规则	可变	－	软／硬
血管外皮细胞瘤	圆形／椭圆形	清晰	中等	规则	适中	＋	坚硬

三、颈动脉海绵窦瘘

颈动脉海绵窦瘘是海绵窦内颈动脉因外伤或其他原因引起的瘘，导致眼眶静脉扩张，动脉化及所有眼眶软组织充血。颈动脉海绵窦瘘多是单侧，但双侧也可见。临床上常将病变分为高流瘘（流速快）和低流瘘（流速慢）。一般讲，流速快者多是颈内动脉海绵窦瘘所致，而流速慢的常合并硬脑膜海绵窦交通。

（一）颈内动脉海绵窦瘘

1.组织病理学改变

颈内动脉海绵窦段的血管壁常有较薄弱区或病变，如动脉硬化、动脉瘤等，当某些原因（多为外伤后）引起动脉破裂时，动脉血向静脉系统流入，致邻近血管高度扩张如眼眶内血管，而后致静脉动脉化，引起一系列眼科症状，如搏动性眼球突出、眼部血管杂音、结膜血管扩张等。

2.临床表现

常因严重头外伤引起，部分可自发于动脉瘤的破裂，由于特征性的临床表现较容易诊断。体征包括：浅层巩膜静脉扩张、搏动性眼球突出、结膜水肿、眼部听诊有杂音，部分病例合并眼内压增高。长期者引起眼底静脉压增高、出血。

3.超声表现

（1）B 型超声表现　眼上静脉扩张是本病的特征表现。眼上静脉位于上直肌与视神经之间，呈圆形或管状低回声。扩张的眼上静脉自鼻上方向眶上裂方向延伸。用探头压迫可见扩张的血管明显搏动，压迫同侧颈动脉可使搏动消失。眼上静脉依瘘内的血液速度和瘘口的大小呈轻度或中高度扩张，严重时可扩张至 10mm 以上。部分病例可同时显示眼下静脉扩张。其他的超声所见有眼外肌增厚、视神经增粗及少见的脉络膜脱离，见图 4-19-3A。

（2）CDFI 表现　扩张的眼上静脉内可见红蓝相间的血流信号，频谱为动脉化的静脉型血流频谱，伴有显著的血管杂音，见图 4-19-3B、C。

4.鉴别诊断

临床引起眼上静脉扩张的疾病除本病外，还有许多病变，但扩张程度较低，如硬脑膜海绵窦瘘、眶尖肿瘤、甲状腺相关眼病、炎性假瘤。除硬脑膜海绵窦瘘与本病只是程度较轻而各种表现均很类似外，其他病变均有相关超声发现，如眶内肿块、眼外肌肥厚等。

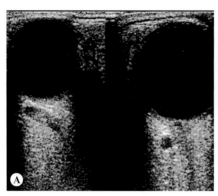
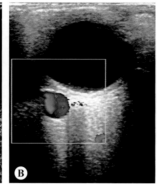
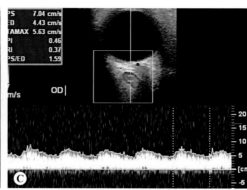

图 4-19-3　颈动脉海绵窦瘘

（二）硬脑膜海绵窦瘘

硬脑膜动脉海绵窦也称红眼短路综合征。多自发于中老年妇女，导致眼眶软组织充血。临床表现为浅层巩膜静脉扩张、充血，轻度眼球突出和眼内压增高。一般没有或轻度眼球搏动及杂音。

超声表现特征

（1）B型超声表现　可见轻、中度眼眶软组织充血，脂肪垫扩大，眼外肌和视神经轻度增厚。

常发现眼上静脉轻度扩张，也可见正常粗细未扩张的眼上静脉，这是其与颈动脉海绵窦瘘不同之处，甚至没有扩张眼上静脉的搏动，见图 4-19-4。

（2）CDFI表现　部分病例可以发现扩张的眼上静脉，部分病例可能为正常所见。

需要引起临床注意的是并非所有硬脑膜海绵窦瘘都能发现眼上静脉扩张，少部分眼上静脉可能正常。此时需要与眼眶其他疾病区别，如甲状腺相关眼病等。

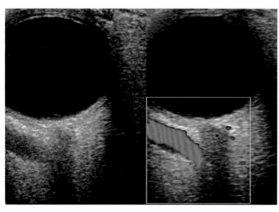
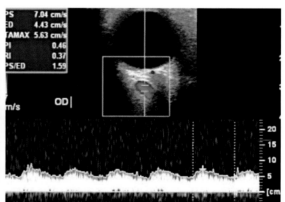

图 4-19-4　硬脑膜海绵窦瘘超声图像

四、静脉曲张

静脉曲张是发生于眼眶内的静脉畸形扩张，可为囊状或多腔性。此种病变多认为是先天所致，但多在青年时期发病。

（一）组织病理学

病变为一条或多条或囊状扩张的静脉构成，

病变常包绕眼眶正常结构如视神经、眼外肌等。血管腔大而壁薄，较大血管含有弹力纤维。畸形血管内可见血栓形成，导致血栓，然后钙化，最终形成静脉石。

（二）临床表现

典型的体征为体位性眼球突出，即直立时眼

球内陷或无突出，当头低位、Valsalva 实验等动作时，眼球即突出。随即出现一系列急性眶压增高的症状，如头痛、恶心、呕吐、视力下降，严重者因短期眼球不复位致视力丧失。一般当头高位或直立后，或压迫眼球数秒钟眼球恢复原位。长期病变不断压迫球后脂肪引起脂肪萎缩，眼球内陷。

（三）超声表现

1. B 型超声表现　当颈部加压或患者低头时，眶内畸形血管充血，可见球后脂肪随之变大，正常球后脂肪内出现一个或多个低回声占位，呈圆形、椭圆形或不规则形；眼眶静脉曲张的病变内常有静脉石出现，对诊断非常有帮助，见图4-19-5。

2. CDFI表现　CDFI可提供血液动态图像，彩色多普勒对发现和定位畸形病变的导血管有参考意义。由于颈部加压后，血液向眶内充盈，可显示眶尖或眶上裂部位出现红色血流信号，表明血流方向朝向探头；当压力消失时，血液向颅内回流，血流信号由红色变为蓝色，表明血流方向背离探头。

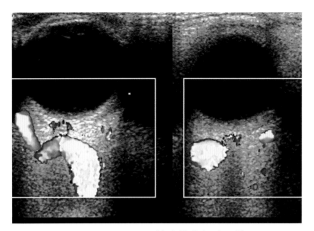

图 4-19-5　眼眶静脉曲张超声图像

（四）鉴别诊断

静脉曲张有典型的体位性眼球突出，一般容易诊断，但在超声上和静脉血管瘤等病变类似。此病诊断仅靠体位性眼球突出后眶内出现的占位病变即可诊断，超声的意义在于定位病变范围、是单囊性或多腔性、与眼眶正常结构的关系，为手术提供依据。

（杨文利　李栋军）

第二十章

视神经病变

视神经指视路中自视神经乳头到视交叉的一段，是由视网膜节细胞所发出的轴索在视盘处汇集，经过巩膜筛板穿出眼球变成有髓神经所形成。视神经的全长 35 ～ 55mm，分为眼内段、眶内段、管内段和颅内段四部分。任何部分的疾病均可表现为视力减退及视野改变等不同程度的视功能损害，最终引起视神经萎缩。

一、视盘血管瘤

视盘血管瘤为血管组织构成的错构瘤。包括毛细血管瘤、海绵状血管瘤和动、静脉畸形。这里主要介绍视盘毛细血管瘤。

毛细血管瘤可以发生在视盘边缘，沿视神经发展或发生在其他部分视网膜。为常染色体显性遗传病，为 Von Hipple-Lindau 综合征的一种。

（一）临床和病理特点

临床以无痛性视力下降为主要表现，部分病例可以同时发生玻璃体积血和新生血管性青光眼，分为内生型和外生型两种。以内生型多见，肿瘤向玻璃体内生长，橙色或淡红色，边界清晰可侵及整个视盘和临近的视网膜。外生型肿瘤位于视网膜深层，境界欠清晰，自视盘边缘向外伸展，与视网膜下新生血管相类似。

（二）超声表现

1.B 型超声表现 视盘前球形、半球形实性病变，内回声均匀为中强回声，边界清晰。

2.CDFI 表现 病变内可观察到与视网膜中

央动脉、静脉相延续的血流信号，血流频谱为动脉－静脉伴行的血流频谱，与视网膜中央动脉、静脉完全相同，见图 4-20-1。

3. 超声造影检查 病变完全被造影剂填充，时间强度曲线为快进慢出型。

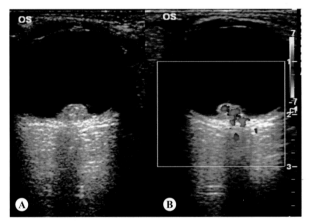

图 4-20-1 视盘血管瘤超声图像

A. 二维超声视盘前可见半球形实性病变；B.CDFI 病变内可见与视网膜中央动、静脉相延续的血流信号

二、视盘黑色素细胞瘤

视盘黑色素细胞瘤为良性黑色素性肿瘤。

（一）临床和病理特点

临床检查可见视盘灰色或黑色实性病变，可侵及临近的视网膜的神经纤维层，有明显的纤维增生样边缘。一般小于 2PD，隆起度一般不超过 2mm。可以伴发视盘水肿，可能与轴浆流障碍所致轴突肿胀所致。本病多为良性，但是有文献报道有低分化黑色素瘤，提示病变有向恶性转化的

潜在性。

（二）超声表现

1．B型超声表现　视盘前实性病变，内回声均匀为强回声，病变形态多为半球形，隆起度不高，与正常组织之间界限清晰。

2．CDFI表现　病变内无异常血流信号发现，见图4-20-2。

3．超声造影表现　病变内可见造影剂，为完全充盈。

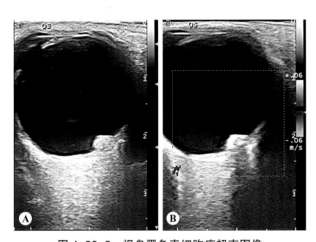

图 4-20-2　视盘黑色素细胞瘤超声图像
A．二维超声视盘前半球形突性病变，内回声均匀。
B.COFI病变内未见异常血流信号

（三）临床意义

由于视盘黑色素细胞瘤为良性病变，所以超声检查重在对病变的定量测量和随访观察上。嘱患者定期检查且每一次检查均需仔细测量病变大小的改变，及时发现恶变倾向，以便采取相应的治疗措施。

三、视盘水肿

1908年Parsons首先应用视盘水肿描述颅内压升高引起的视盘肿胀。研究表明视盘水肿是视盘被动性水肿，无原发性炎症改变，早期无视功能异常。产生视盘水肿的原因很多，最常见的是颅内压升高。

关于视盘水肿的发病机制，轴浆流受阻学说已经得到公认。颅内压升高可以引起大脑蛛网膜下腔的压力增高，这是产生视盘水肿的根本原因。仅有脑室内脑脊液压力增高并不引起视盘水肿，而视神经鞘内脑脊液的压力增高是产生视盘水肿的先决条件。由于视神经鞘内脑脊液压力升高，视神经组织压力升高压迫轴突，视盘内的轴浆流快相和慢相将发生阻滞。快相传递的轴浆物质大量堆积在筛板区，整个视盘轴突发生肿胀，这是产生视盘水肿的主要机制。

（一）致病原因

颅内压增高是引起视盘水肿的最常见原因，颅内肿瘤、炎症、畸形等都是致病因素。

眶内因素压迫视神经，阻碍血循环均可引起视盘水肿，尤其压迫视网膜中央静脉时更易引起视盘水肿。

眼内因素以眼内压降低特别是眼内压的突然降低可引起视盘水肿。此外急剧的眼内压升高由于视盘周围的血管因眼内压发生闭塞而缺氧，也可导致视盘水肿。

全身因素多出现在全身疾病严重的情况下，如贫血、白血病、恶性高血压、妊娠高血压综合征等。

（二）临床表现

视盘水肿初期视力可以完全正常，即使水肿显著、发病时间长，其中心视力和周边视野仍可无显著变化。生理盲点同心性扩大是视盘水肿的重要特征。眼底形态可以随发展阶段的不同而不同，视盘肿胀和视神经纤维条纹是视盘水肿初期的客观指征。典型的眼底表现为视盘扩大、边界模糊、充血及毛细血管扩张，视网膜中央静脉充盈、扩张、纤曲，视盘表面和临近的视网膜上可有出血和白色渗出斑点，黄斑部可见不完全的星芒状渗出。视盘水肿晚期进入继发性视神经萎缩阶段，肿胀的视盘逐渐平复，由于神经胶原的增生和血管的闭塞使视盘颜色变成灰白，血管管径变细，视功能损害加重，中心视力减退，周边视野缩小，最终完全失明。

（三）超声表现

1.B型超声表现　视盘前可探及半球形、帽状实性隆起，与视盘回声紧密相连，边界清晰，内回声均匀。

2.CDFI表现　视盘前的隆起内一般无异常血流信号发现。根据致病的原因视网膜中央动脉的血流参数可有相应的变化，一般以视网膜中央动脉的收缩期、舒张期血流参数下降为主要特点，其他血流参数的变化结合病情，见图4-20-3。

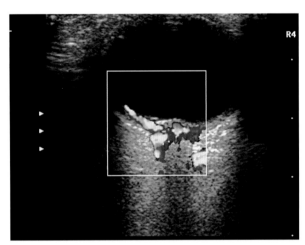

图4-20-3　视盘水肿声像图
二维超声视盘回声隆起，CDFI其内可见血流信号

（四）鉴别诊断

根据形态改变主要与视盘血管瘤和视盘黑色素细胞瘤相鉴别。如果结合眼底检查可以将其明确鉴别。

四、视盘玻璃疣

视盘玻璃疣可以见于任何年龄，多为双侧发病，亦可为单侧，视力多正常，一般无自觉症状。由于疣体内的反射性刺激引起血管痉挛，可以有阵发性视力模糊，如果合并眼底出血，可有不同程度的视力减退。

（一）临床特点

视盘玻璃疣大小不一，可呈小点状至1/4乳头大小不等，色白或淡黄，发亮，透明或半透明，形状为圆形、椭圆形或不规则形，凸向玻璃体内。玻璃疣在视盘表面的部位不定，多在视盘的鼻侧或鼻下方，也可被覆整个视盘甚至扩张至视网膜的表面。如果疣体位于视盘的深部，可见视盘扩大、隆起、边界模糊、生理凹陷消失，形成假性视盘水肿。

组织病理学检查疣的化学成分，主要为类白蛋白或各类白蛋白的衍生物、碳水化合物及少量的核糖核酸等。疣内为均匀透明呈同心排列的板层物质，无细胞结构或囊膜，无炎症反应或色素沉着，可有钙质沉着甚至完全钙化。

（二）超声表现

1.B型超声表现　视盘内或视网膜下可探及局限的强回声，形状规则，呈薄片状，后有声影，见图4-20-4。为更好显示病变，检查时需注意增益的调整。

2.CDFI表现　病变内无异常血流信号发现。

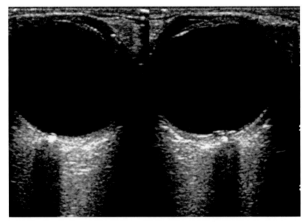

图4-20-4　视盘玻璃疣声像图
双眼视盘内均可见斑块状强回声

五、牵牛花综合征

牵牛花综合征是一种特殊类型的视盘缺损，

合并特有的视网膜血管异常、神经胶质增生和转化以及视盘周围色素性改变。其发病可能与胚裂的最上部分未闭合，视盘和周围区域的组织向后脱出有关。

（一）临床特点

牵牛花综合征比较少见，一般单眼发病。眼底检查视盘较正常大，周边有粉红色，视盘呈漏斗形深凹，中心有致密而无明显结构的白色质块如花蕊，深部血管的走行被其遮挡。视盘周围有典型的灰白或灰黑色突起环，伴有散在的色素沉着、视网膜脉络膜萎缩、视盘边缘有 20～30 支血管呈放射状分布，径直出入于视盘。畸形的视盘形状如牵牛花状故称牵牛花综合征。其最常见的并发症为视网膜脱离，认为与病变内异常的神经胶质牵拉。牵牛花综合征的患者视力差，伴有斜视、小眼球、房角劈裂综合征、永存玻璃体动脉等。

（二）超声表现

1.B 型超声表现　视盘呈盛水容器样凹陷，边缘清晰，与视网膜回声之间界限清晰。合并视网膜脱离的病例可以同时合并视网膜脱离的超声形态特征，见图 4-20-5。

2.CDFI 表现　视盘凹陷内无异常血流信号发现。

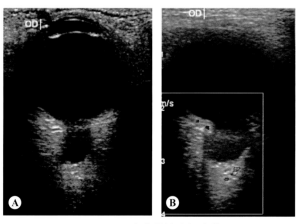

图 4-20-5　牵牛花综合征声像图
A.二维超声视盘回声局限后凹；B.CDFI 未见异常血流信号

（三）鉴别诊断

视盘凹陷　由于青光眼等其他原因也可导致视盘凹陷增大，但其增大的程度远不及牵牛花综合征。结合临床的眼底检查可以得到更准确的诊断。

六、缺血性视神经病变

缺血性视神经病变是由于视神经的营养血管发生循环障碍引起的营养不良性疾病，一般以视网膜中央动脉进入视神经为界（眼球后 7～12mm）分为前部缺血性视神经病变和后部缺血性视神经病变。

实验研究表明，视盘的血供来自睫状后动脉，其分支呈分区性供应视盘。各种原因引起的视神经营养血管发生循环障碍均可引起视神经的营养不良即缺血性视神经病变。

（一）临床和病理特点

前部缺血性视神经病变主要是由于后睫状动脉缺血引起视盘梗死、产生相应的视野缺损。产生缺血的原因，不仅有睫状后动脉阻塞，此外睫状后动脉的灌注压和眼内压之间的不平衡也是致病因素之一。眼内压的升高和灌注压的降低都是发生睫状动脉供血不足的原因。

临床检查急性病例可见视盘水肿，如果是缓慢发生的缺血可以产生视神经萎缩。

（二）超声表现

1.B 型超声表现　一般球内可见视盘回声隆起，隆起的程度与病变程度相关。余无异常发现。

2.CDFI 表现　眼动脉的各项血流参数一般无显著改变，统计学亦无显著差异。睫状后短动脉的血流参数多有不同程度的下降，以收缩期血流速度下降显著。视网膜中央动脉的血流参数改变与疾病自身有关，多数有一定程度的下降，但

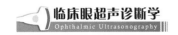

不如睫状后短动脉的血流参数下降明显，如果视盘水肿显著或者合并眼内压升高者其视网膜中央动脉的血流参数下降显著。

（三）临床意义

前部缺血性视神经病变继发于睫状后动脉循环所致的视神经乳头血供不足，主要依靠眼底荧光血管造影检查、视野检查、病理学检查等。彩色多普勒超声对其亦有重要的诊断意义。应用彩色多普勒超声诊断技术对眼部血管的相关血流参数进行测定，其睫状后短动脉的收缩期峰值血流速度、舒张末期血流速度和时间平均最大血流速度均较正常对照组下降，表明视盘和脉络膜的血流灌注有障碍。而根据发病机制我们知道，视网膜中央动脉的血液供应在前部缺血性视神经病变中不起主要作用，所以，视网膜中央动脉血流参数的改变一般认为与视盘水肿、眼内压升高等因素有关。

七、视神经萎缩

视神经萎缩为外侧膝状体以前的视纤维、神经节细胞以及轴索因疾病或外伤所致退行性改变和传导功能障碍，视盘颜色苍白并出现浅凹陷。如果视神经萎缩是由视盘、视网膜或脉络膜疾病引起者，称为上行性视神经萎缩；由外侧膝状体以前突触的神经纤维萎缩所致的称为下行性视神经萎缩。

（一）临床和病理概述

临床上视神经萎缩分为原发性和继发性两类。原发性视神经萎缩眼底无其他视网膜疾病或视盘水肿、炎症等改变；继发性视神经萎缩可以继发于炎症、变性、血管和影响视神经营养的疾病等，眼底检查除视神经萎缩外还可见其他眼底病变。

下行性视神经萎缩对视盘的影响早期在检眼镜下不明显，但随着视神经纤维变性的进展，眼底镜下可见视盘苍白和变平坦。组织学检查可见神经纤维丧失，但大多数神经胶质细胞和毛细血管保留，所以凹陷不明显。

（二）超声表现

1. B 型超声表现　如果视神经萎缩伴有明显的视盘凹陷，B 型超声检查可见视盘凹陷增大，但无特异性。

2. CDFI 表现　根据疾病的不同时期可有不同的表现。在疾病的前期，一般视网膜中央动脉的血流速度下降，幅度在 30% 以内。随病变的发展其血流参数可恢复至正常状态，但视功能的恢复不与之同步。在病程的晚期，可以出现视网膜中央动脉、睫状后动脉的血流参数均降低的情况，且随病程的发展有逐步降低的趋势。

（三）鉴别诊断

1. 青光眼和视网膜中央动脉阻塞　视神经萎缩一般仅累及神经纤维层和神经节细胞层。但是青光眼和视网膜中央动脉阻塞不仅影响神经纤维层和神经节细胞层，同时对内丛状层和内核层都有影响。而且他们的血流特点没有降低－正常－再降低这一过程，而是与病程、神经细胞的损害等直接相关，一般是血流参数随病程的发展一直下降，尤其以舒张末期血流速度的下降更为典型。

2. 前部缺血性视神经病变　在疾病的晚期也可引起视神经萎缩，在眼底上二者很难鉴别。但 CDFI 的研究结果表明，前部缺血性视神经病变的血流改变是视网膜中央动脉和睫状后动脉同时受累，但是否有明确的鉴别诊断价值还需进一步的观察。

八、视神经胶质瘤

视神经胶质瘤是发生于视神经胶质细胞的良性或低度恶性肿瘤。肿瘤起自视神经孔附近，可发生于眶内或颅内，儿童较成人多见，多为单侧发病，病变进程缓慢。

（一）临床表现

视神经胶质瘤表现为视力下降、眼球向正前方突出、视神经水肿或萎缩等。且视力下降多发生在眼球突出之前。对于肿瘤较大的病例，眼底可见放射状条纹。如果肿瘤向颅内蔓延，可以引起视神经孔增大。晚期肿瘤增大，眼球高度突出，由正前方变为向眼球的外下突出，可在眼眶的内上触及质地坚硬的肿块。眼底检查可见明显的视神经萎缩，是本病与其他肌锥内肿瘤相鉴的重要特点。不引起血行和淋巴转移。

（二）病理组织学表现

视神经胶质瘤可见肿瘤呈梭形肿大，表面光滑，包膜完整。肿瘤呈灰白色，部分可液化。

肿瘤较大的病例，眼底可见放射状条纹。如果肿瘤向颅内蔓延，可以引起视神经孔增大，眼底无明显改变。

（三）超声表现

1.B 型超声表现　视神经呈病变呈梭形、卵圆形，替代正常视神经的位置。病变内回声低，增粗的视神经边界清楚。视神经可呈扭曲状态，有中度声衰减。视盘回声受到肿瘤的影响可以向眼球内突出，与视神经水肿也有关。

2.CDFI 表现　病变内血流信号不丰富，见图 4-20-6。

九、视神经鞘脑膜瘤

视神经鞘脑膜瘤起于视神经鞘蛛网膜细胞的肿瘤，为良性肿瘤，但可恶变。肿瘤生长缓慢，但恶变后发展迅速。

（一）临床表现

本病成年人多见，女性多于男性，年龄越小

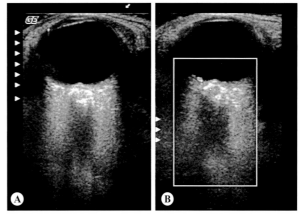

图 4-20-6　视神经胶质瘤超声图像

A．二维超声图像　视神经回声较正常增宽，内回声减低，视盘回声隆起；B.CDFI 图像　病变内未见异常血流信号

恶性程度越高。由于肿瘤逐渐生长，眼球多向正前突出，晚期可向外下突出且眶缘可触及病变。未发生眼球突出之前视力正常，发生眼球突出之后视力逐渐下降。由于视神经受到机械性压迫，可见视盘慢性水肿、血管扩张、出血、黄斑区星芒状渗出等。晚期病例可见视神经萎缩。

（二）病理组织学表现

视神经鞘脑膜瘤是由脑膜细胞发生的肿瘤，视神经周围为三层脑膜包围，所以视神经鞘膜发生的肿瘤称视神经鞘脑膜瘤。大体标本上视神经呈管状、不规则形增粗，因肿瘤侵及脑膜，表面不光滑。

（三）超声表现

1．B 型超声表现视　神经呈管状、锥形增粗，视神经的宽度增加，边界清晰。视神经内回声低且不均匀，增粗视神经内常有强回声光斑或钙化，声衰减明显。因声衰减显著病变的后界一般显示欠满意 ，见图 4-20-7A、B。

2．CDFI 表现　病变内血流信号丰富，频谱以动脉型血流信号为主，见图 4-20-7C。

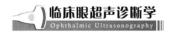

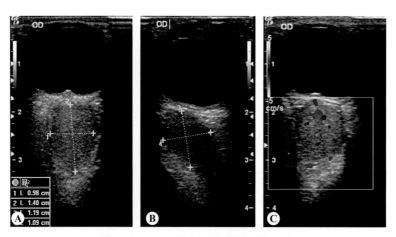

图 4-20-7 视神经鞘脑膜瘤超声图像

A、B.二维超声不同切面视神经呈锥形增粗，视神经的宽度增加，边界清晰；C.CDFI病变内可见血流信号

（杨文利　李栋军）

第二十一章

囊性肿瘤

一、黏液囊肿

黏液囊肿是一种因鼻旁窦慢性炎症而引起的囊肿。

（一）病理组织学表现

一般认为鼻旁窦黏液囊肿多因慢性炎症或自然窦口狭小所致，也可因外伤等因素。因鼻窦长期受压，骨壁变薄扩张。

（二）临床表现

由于鼻旁窦与眼眶邻近，仅由一层薄骨壁相隔，一旦发生囊肿常侵及眼眶，引起眼球突出。鼻旁窦黏液囊肿主要来自额窦、筛窦。此种囊肿主要见于成年，临床表现为眼球突出、眼球向外或外下移位，眶内上方可触及硬性肿物或囊性肿物。多数患者有副鼻窦炎史。眼球运动障碍，严重时眼底可有压痕。如合并炎症，可出现类似眼眶蜂窝织炎的外观，眼睑红肿，压痛，视力下降等症状。

（三）超声表现

B型超声表现　圆形或椭圆形、不规则形占位病变，内回声极低，如能发现明显的骨缺损是超声诊断的关键。球旁扫查时可发现眶内上方较大的囊性肿物。眼眶内上方或内侧任何囊性病变均应首先考虑是黏液囊肿的可能，见图4-21-1。

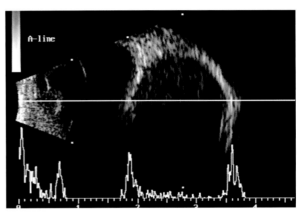

图4-21-1　黏液囊肿超声图像

经球B型超声显示病变类圆形，边界清晰，内回声低

二、皮样囊肿和表皮样囊肿

皮样囊肿和表皮样囊肿是一种先天性囊肿，两种囊肿只是在病理学结构上的不同，但临床上基本是一种疾病。

（一）病理组织学表现

皮样囊肿和表皮样囊肿是一种先天性病变，可能是胚胎时期表面上皮的残余物被夹在骨缝中，病变不断脱落形成囊肿。囊肿在镜下由薄的角化鳞状上皮衬里及典型的脱落角质填充于囊腔内，囊壁没有附件结构，而皮样囊肿含有皮样附属物。

（二）临床表现

由于肿瘤主要发生于眼眶外上方泪腺区，出

现类似泪腺肿瘤的症状和体征如眼球突出并向内下移位，如病变表浅可于眼眶外上方触及囊性肿物，一般无自发性疼痛，但患者常主诉头痛。

（三）超声表现

1.B型超声表现　病变边界清楚，但与骨壁邻近处常因骨质被侵及呈波浪状，这是囊肿的典型表现。如囊肿为液体，则表现为典型囊性肿物特征即圆形或椭圆形或不规则形，边界清楚，内回声呈液性暗区；如病变内既有液体又含脱落上皮团时，显示典型的液性回声包绕着团状回声

或上方液性暗区，下方回声光团。因为病变起自骨膜下，病变常侵及骨质造成骨壁破坏不平，显示病变后界呈波浪状，这是较典型的眼眶皮样囊肿的超声特征。有时病变内有两种成分即油质和脱落上皮，后者较重而沉积的病变的下部，油质较轻位于病变上方而出现特有的液平面，或上方为液体回声，下方为相对回声较强的病变，见图4-21-2。此时如变动体位可能使囊肿内的成分发生改变或移动。

2.CDFI表现　由于病变内为囊性，CDFI无血流信号。

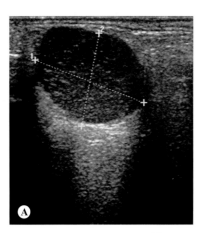 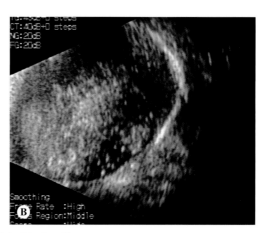

图4-21-2　表皮样囊肿超声图像
A.B型超声显示病变上部回声较低，下方回声较强；B.囊腔内可见大量点状回声

三、血肿

血肿可自发形成，也可因外伤所致，这是一种并不多见的眼眶囊性病变。外伤性者多发生在骨膜下，典型的临床表现为儿童时期摔伤后，眼球突出并向下移位。

超声表现

B型超声表现　眼眶上方骨膜下扁平低回声区，见图4-21-3，无明显声衰减。而自发性血肿多因眼眶血管畸形引起，但多以眼眶出血为首发症状。临床除眼球突出外，常合并疼痛、恶心和呕吐。超声显示眼眶内低回声性占位病变，形状不规则。经过治疗病变缩小或自行缩小是诊断特征。

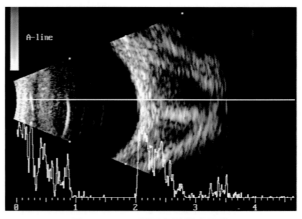

图4-21-3　眼眶血肿超声图像
B型超声显示眶内不规则形低回声病变

（杨文利　李栋军）

第二十二章

眼眶炎症

一、眶蜂窝组织炎

眼眶蜂窝织炎是发生于眼眶软组织内的急性化脓性炎症。可以在任何年龄发病，多在儿童时发病。根据 Chandler 提出的分类方法分为以下几型：眶膈前蜂窝组织炎、眼眶蜂窝组织炎、骨膜下脓肿、眼眶脓肿形成、颅内并发症形成等，这里主要介绍眶蜂窝组织炎和眶脓肿形成两种。

眶蜂窝组织炎以细菌感染最常见，可由临近的鼻旁窦蔓延所致。儿童由于免疫系统发育不完全，较成年人更易发生眼眶内感染。此外，眶内异物存留、皮样囊肿破裂、视网膜脱离复位手术所用的硅胶环扎带感染等均可引发此病。组织学检查标本内有大量多核形白细胞浸润，如果脓肿形成则有极明显的坏死。直接自切除组织或脓性物质所做的细菌培养更易发现致病菌。

（一）眼眶蜂窝组织炎

1.临床概述

眼眶蜂窝组织炎主要由金黄色葡萄球菌引起化脓性炎症、流感杆菌引起的非化脓性炎症、厌氧性链球菌、变形杆菌等所致。感染途径包括眶周围组织蔓延、外伤直接感染、眼眶内异物存留、血行播散、眼内手术等。主要的眼部表现包括眼球和眼眶的疼痛，压痛阳性，可伴有头痛，以眼球运动时更加显著。眼睑、结膜充血、水肿，以突出睑裂之外，如睑裂闭合不全可以引起暴露性角膜炎。眼球轴性突出，可有视力下降、眼球运动障碍等表现。

2.超声表现

（1）B 型超声表现　眶内回声欠均匀，有局限的低或无回声区出现，眶内脂肪的回声较正常增厚，球后可见"T"形征。如果炎症累及眼外肌可表现为眼外肌一致性增厚等表现，见图 4-22-1。

（2）CDFI 表现　病变内血流信号丰富，广布于整个病变内，血流频谱以动脉型血流频谱为主。

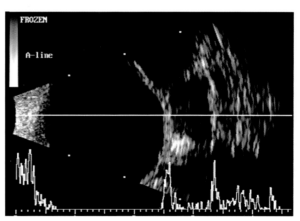

图 4-22-1　眼眶蜂窝织炎超声图像
二维超声眶内可见不规则实性病变

（二）眼眶脓肿形成

眶蜂窝织炎经过治疗使炎症局限，坏死组织及化脓性细菌在眼眶脂肪内积聚、周围纤维组织包绕即形成眼眶脓肿。

1.临床概述

眼局部表现为眼睑、结膜充血，睑裂变小。眼球突出于眼眶之外，可以并发暴露性角膜炎、角膜溃疡等。结膜或眼睑皮肤可以破溃，脓液可自此溢出，眼球突出和水肿可暂时缓解。经过一

段时间，积脓产生后可再破溃，如此反复。患者常有全身表现，如发热、恶寒，外周血白细胞计数升高，以中性粒细胞为主。

2.超声表现

（1）B型超声表现　眼眶内可探及一个或多个低回声或无回声区，多个无回声区实为一个大的脓腔被纤维分割为多个小脓腔所致。形态不规则，边界欠清晰。病变可压迫眼球形变，部分病例眼球内有眼内炎的表现，见图4-22-2。

（2）CDFI表现　囊壁上可见血流信号，囊肿内的低回声区内一般无异常血流信号产生。

二、眼球筋膜炎

如果炎症发生于眼球筋膜称为眼球筋膜炎，根据致病原因可以分为浆液性筋膜炎和化脓性筋膜炎。

浆液性筋膜炎多同时合并有风湿病、结节性动脉炎、系统性红斑狼疮等免疫系统疾病。此外，常见原因为淋病、发热性疾病、中毒、外伤或眼肌手术后。

（一）临床概述

浆液性筋膜炎发病急、发展快，一般双眼同时发病，眼部疼痛明显，球结膜充血水肿，眼球突出，眼球运动明显受限。

（二）超声表现

1.B型超声表现　在后极部眼球壁回声与眶脂肪之间可探及无回声区，宽度与病变的程度、Tenon囊内液体积聚的情况有关。前述无回声区在视神经处与视神经的边界相融合，形成类似英文字母"T"形的无回声区，见图4-22-3A。部分病例可见眼球壁回声增厚，因疾病累及脉络膜所致。严重的病例，脉络膜局部增厚，与脉络膜占位病变类似，需要仔细鉴别。

2.CDFI表现　在球后的水肿内无异常血流信号发现，但是如果病变累及脉络膜，脉络膜内可见丰富的血流信号，但是由于后极部脉络膜基本与多普勒的方向相垂直，频谱特点一般不易分析，见图4-22-3B。

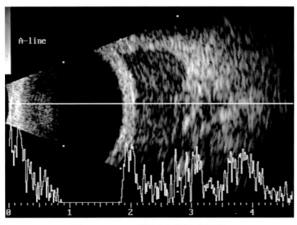

图4-22-2　眼眶脓肿超声图像

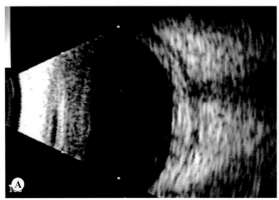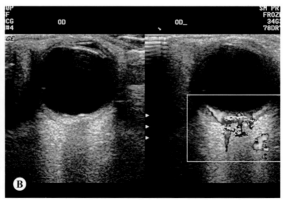

图4-22-3　浆液性筋膜炎声像图

（杨文利　李栋军）

282

第二十三章

眼外肌疾病

正常人眼外肌的巩膜附着点又称肌肉止端，是由与眼外肌长轴平行的肌腱纤维组成的。此纤维为弹力纤维组织，在附着点处与巩膜融合。两者之间为疏松的眼球筋膜。4条直肌的附着点处肌腱的长度为3.7～8.8mm，宽度为9.2～12.3mm。整个眼外肌的长度约为40mm。对眼外肌的影像学检查有B型超声、CT及MRI，这些检查可以清晰地显示眼外肌的位置和形态。

眼外肌肥厚是超声检查中最常见征象，虽然其他影像学检查对诊断眼外肌肥厚价值很大，但超声诊断有其独特性，尤其在鉴别眼外肌肥厚的性质上非常重要。临床常见的眼外肌肥厚原因主要包括甲状腺相关眼病，肌炎、颈动脉海绵窦瘘、转移癌、寄生虫等病变。

一、眼外肌检查技术

B型超声检查技术

常规使用中等增益检查眼外肌，也可开始使用高增益检查，而后再使用中等增益，以利发现和鉴别病变。患者保持眼球的原位或偏向被检查的肌肉10°，以横扫和纵扫两种方法检查肌肉。

1. 横扫查　横扫查肌肉是扫查眼外肌切面即冠状面。此时探头置于眼球的赤道部，被检查肌肉的对侧。声速横扫肌肉，呈现一椭圆形稍低回

声影。眼球附点处肌肉显示为一扁平低回声影。然后，探头逐渐自附点向肥厚的肌腹扫查。探头标志始终向上（垂直扫查时，显示内外直肌）和鼻侧（水平扫查时显示上下直肌），见图4-23-1。

2. 纵扫查　纵扫查是将探头置于被检查肌肉的眼球对侧，探头标志向角膜中央和被检查的肌肉。声速垂直于角膜缘而前后来回扫查，因此呈现肌肉的长轴切面图像。临床上常以此来估计肌肉的厚度，而且肌肉附点始终在荧光屏的上部，肌腹在下方。

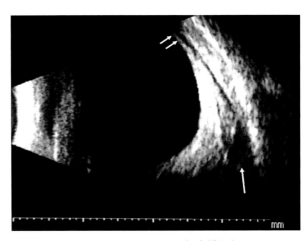

图 4-23-1　眼外肌 B 型超声横纵扫图

目前，国内尚无中国人正常采用标准化 A 超测量的眼外肌厚度，参考国外眼外肌厚度标准表4-23-1。

表 4-23-1 正常眼外肌厚度

肌肉	正常范围（mm）
上直肌／提上睑肌复合体	3.9～6.8
外直肌	2.2～3.8
下直肌	1.6～3.6
内直肌	2.3～4.7
全部肌肉总数	11.9～16.9

应该说明的是所谓正常值并不代表所有年龄组的眼外肌厚度。具体眼外肌的检查方法如下。

（1）内直肌 患者眼球原在位时将 A 或 B 探头置于眼球赤道部颞侧，内直肌是最容易检查的眼外肌，因为颞侧较宽，易于操作。内直肌也最厚。

（2）外直肌 检查外直肌时将 A 或 B 探头置于眼球内侧，但患者鼻梁部对检查稍有妨碍，可让患者眼球向外侧转动 10°。

（3）下直肌 由于眶上缘较突出，下直肌检查最困难。让患者将眼球向下转动 10° 以方便检查。

（4）上直肌和提上睑肌复合体 在正常情况下这两条肌肉在超声上显示在一起，但 B 型超声显示为两个低回声结构。如两条肌肉合在一起，显示此肌肉较粗。

（5）上、下斜肌 此两条肌肉检查较困难，可于眼眶内上方和内下方发现此肌肉，尤其较粗时。

超声扫查中应双侧比较，并在相同的增益上检查。检查过程中应尽量保证眼球在原位上。在扫查过程中应将直肌的肌腹和眼球附点仔细检查。斜肌的扫查较困难。

二、甲状腺相关性免疫眼眶病

（一）临床概述

甲状腺相关性免疫眼眶病（TRIO）又称内分泌性眼外肌肌病、Graves 病，为甲状腺功能异常引起的以眼球突出，上睑退缩，迟落，复视和眼球运动障碍为特征的一组综合征。以往认为本病与甲状腺激素和垂体分泌的促甲状腺素水平升高有关。近年来发现本病为一种原因不明的，与甲状腺相关的自身免疫性疾病。眼眶组织及眼外肌与甲状腺自身抗原之间有交叉免疫反应。免疫反应的靶组织是球后成纤维细胞。某些自身抗体及细胞因子有刺激成纤维细胞增生的作用，导致球后组织间质的水肿与纤维组织增生，引起本病的临床表现。

TRIO 可发生于甲状腺功能亢进或正常的人，患者有单侧或双侧眼球突出，结膜充血水肿，上睑退缩。B 型超声或 CT 常可发现眼外肌肥大，以肌腹部为主。病变最常累及下直肌和内直肌，其他肌肉也可受累。在疾病的早期由于眼眶组织和眼外肌的水肿、炎症，眼球向各方向运动均可受限，并出现复视。在疾病的晚期眼外肌水肿消退，但纤维化改变使之失去弹性，因而向拮抗肌方向运动受限。严重者肿大的眼外肌在眶尖肌锥部压迫视神经和血管，造成恶性突眼，视力下降。组织学检查眼外肌的间质水肿，淋巴细胞浸润。牵拉试验呈阳性，手术时可见肌肉纤维化而失去弹性。在疾病的炎症期应用皮质类固醇激素及免疫抑制剂治疗有效。但肥大的眼外肌多不能恢复正常的形态及运动功能。

（二）超声表现

1. B 型超声表现 眼外肌肥大，以肌腹为主，呈梭形肿大。常在眶尖部挤压视神经和血管。受累肌肉依次为下直肌、内直肌、上直肌和外直肌。眼球突出明显的患者 4 条眼外肌甚至提上睑肌都显著肥大，见图 4-23-2A。

2. UBM 表现 眼外肌的肌止端在疾病的不同阶段有不同程度的受累。一些患者的肌止端厚度是正常人 2 倍。眼球突出严重，眼部充血明显的患者肌止端越厚，见图 4-23-2B。

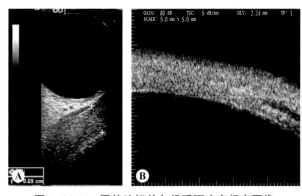

图 4-23-2　甲状腺相关免疫眼眶病变超声图像
A.B 型超声检查眼外肌增厚；B.UBM 显示肌止端增厚

（三）临床意义

上述表现说明 TRIO 是累及全眼外肌的病变。根据病变的程度、病程的长短，不同眼外肌受累的程度也不同。肌肉止端的改变与肌腹的肥大程度是一致的。在疾病的炎症期，肌腹和肌止端的水肿肥大程度较恢复期更为明显。超声检查可以作为评价眼外肌病变程度和疾病过程的方法之一。

三、眼外肌炎

（一）临床概述

眼外肌炎常发生于眼球筋膜炎、眼眶蜂窝织炎和眶内炎性假瘤中。前两者是由于细菌性感染所致，后者为非特异性炎症。眼球筋膜及眶内软组织炎性浸润引起组织充血水肿，伴有眼痛、眼球突出。由于眶内组织弥漫性炎症累及眼外肌，可发生眼外肌的充血水肿，肌肉组织有以淋巴细胞为主的炎性浸润，并受肿胀的眶内组织的压迫，影响眼球运动。在炎性假瘤的肌炎型中，可有一条或多条，一侧或双侧的眼外肌肿大，眼外肌及肌腱表面的球结膜充血水肿，邻近浅层巩膜血管扩张。可有疼痛、复视及眼球运动受限，伴有眼球转动时疼痛加重。本病在针对病因治疗外，使用皮质类固醇激素治疗效果良好。

（二）超声表现

1.B 型超声表现　眼外肌呈弥漫性增厚增宽，形状不规则，肌止端呈球形肿大。

2.UBM 检查表现　眼外肌止端有不同程度的增厚，眼外肌与巩膜之间的间隙增宽，眼球筋膜的回声较正常减弱，厚度增加。巩膜的回声强度和回声厚度一般无显著的改变。少数病例累积玻璃体，UBM 检查可以发现周边玻璃体内细小的点状回声，不与球壁光带相连，睫状体的回声减弱，见图 4-23-3。

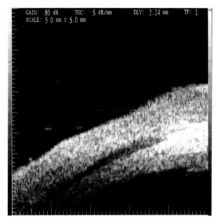

图 4-23-3　眼外肌炎 UBM 图像

（三）临床意义

眼外肌炎可作为上述疾病的表现之一。也可以单独存在。UBM 检查可以区别肌肉止端的水肿增厚和巩膜炎、筋膜炎，这些改变可同时发生于眼眶及眼球筋膜的炎症中。在临床上如有眼外肌麻痹，则更支持眼外肌炎的诊断。同时进行 B 型超声检查可以了解眼外肌的前后段的改变，以及眶内其他组织的改变。

（杨文利　李栋军）

参考文献

[1] Shammas HJ. Intraocular Lens Power Calculations. SLACK.Incorporated.2003.

[2] Drexler W, Findl O, Menapace R, et al. Partial coherence interferometry：a novel approach to biometry in cataract surgery. Am J Ophthalmol 1998；126：524-534.

[3] Shammas HJ. A comparison of immersion and contact techniques for axial length measurement. J Am Intraocul Implant Soc 1984；10：444-447.

[4] Schelenz J, Kammann J. Comparison of contact and immersion techniques for axial length measurement and implant power calculation. J Cataract Refract Surg 1989；15：425-428.

[5] Haigis W, Lege B, Miller N, et al. Comparison of immersion ultrasound biometry and partial coherence interferometry for intraocular lens calculation according to Haigis. Graefes Arch Clin Exp Ophthalmol 2000；238：765-773.

[6] Packer M, Fine IH, Hoffman RS, et al. Immersion A-scan compared with partial coherence interferometry：outcomes analysis. J Cataract Refract Surg 2002；28：239-242.

[7] Landers J, Goggin M. Comparison of refractive outcomes using immersion ultrasound biometry and IOLMaster biometry. Clin Experiment Ophthalmol 2009；37：566-569.

[8] Findl O, Kriechbaum K, Sacu S, et al. Influence of operator experience on the performance of ultrasound biometry compared to optical biometry before cataract surgery. J Cataract Refract Surg 2003；29：1950-1955.

[9] Eleftheriadis H. IOLMaster biometry：refractive results of 100 consecutive cases. Br J Ophthalmol 2003；87：960-963.

[10] Wang L, Shirayama M, Ma XJ, et al. Optimizing intraocular lens power calculations in eyes with axial lengths above 25.0 mm. J Cataract Refract Surg 2011；37：2018-2027.

[11] Abulafia A, Barrett GD, Rotenberg M, et al. Intraocular lens power calculation for eyes with an axial length greater than 26.0 mm：comparison of formulas and methods. J Cataract Refract Surg 2015；41：548-556.

[12] Haigis W. Intraocular lens calculation in extreme myopia. J Cataract Refract Surg 2009；35：906-911.

[13] Shugar JK, Lewis C, Lee A. Implantation of multiple foldable acrylic posterior chamber lenses in the capsular bag for high hyperopia. J Cataract Refract Surg 1996；22 Suppl 2：1368-1372.

[14] Dietlein TS, Roessler G, Luke C, et al. Signal quality of biometry in silicone oil-filled eyes using partial coherence laser interferometry. J Cataract Refract Surg 2005；31：1006-1010.

[15] Connors R 3rd, Boseman P 3rd, Olson RJ. Accuracy and reproducibility of biometry using partial coherence interferometry. J Cataract Refract Surg 2002；28：235-238.

[16] Vogel A, Dick HB, Krummenauer F.

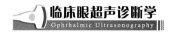
Reproducibility of optical biometry using partial coherence interferometry: intraobserver and interobserver reliability. J Cataract Refract Surg 2001; 27: 1961–1968.

[17] Tehrani M, Krummenauer F, Blom E, Dick HB. Evaluation of the practicality of optical biometry and applanation ultrasound in 253 eyes. J Cataract Refract Surg 2003; 29: 741–746.

[18] Goyal R, North RV, Morgan JE. Comparison of laser interferometry and ultrasound A–scan in the measurement of axial length. ActaOphthalmolScand 2003; 81: 331–335.

[19] Jasvinder S, Khang TF, Sarinder KK, et al. Agreement analysis of LENSTAR with other techniques of biometry. Eye 2011; 25: 717–724.

[20] Hill W, Angeles R, Otani T. Evaluation of a new IOLMaster algorithm to measure axial length. J Cataract Refract Surg 2008; 34: 920–924.

[21] Gale RP, Saldana M, Johnston RL, et al. Benchmark standards for refractive outcomes after NHS cataract surgery. Eye 2006; 23: 149–152.

[22] The Royal College of Ophthalmologists Cataract Surgery Guidelines. [Online] 2010. Available from http://www.rcophth.ac.uk/core/core_picker/download.asp? id= 544 & filetitle=Cataract +Surgery+Guidelines+2010. (Accessed 21 September 2013).

[23] Zuberbuhler B, Morrell AJ. Errata in printed Hoffer Q formula. J Cataract Refract Surg 2007; 33: 2; author reply 2–3.

[24] Hoffer KJ. Clinical results using the Holladay 2 intraocular lens power formula. J Cataract Refract Surg 2000; 26: 1233–1237.

[25] Olsen T, Corydon L, Gimbel H. Intraocular lens power calculation with an improved anterior chamber depth prediction algorithm. J Cataract Refract Surg 1995; 21: 313–319.

[26] Retzlaff JA, Sanders DR, Kraff MC. Development of the SRK/T intraocular lens implant power calculation formula. J Cataract Refract Surg 1990; 16: 333–340.

[27] Mingo–Botin D, Munoz–Negrete FJ, Won Kim HR, et al. Comparison of toric intraocular lenses and peripheral corneal relaxing incisions to treat astigmatism during cataract surgery. J Cataract Refract Surg 2010; 36: 1700–1708.

[28] Kessel L, Andresen J, Tendal B, et al. Toric intraocular lenses in the correction of astigmatism during cataract surgery: a systematic review and meta–analysis. Ophthalmology 2016; 123: 275–286.

[29] Olsen T. Use of fellow eye data in the calculation of intraocular lens power for the second eye. Ophthalmology 2011; 118: 1710–1715.

[30] Olsen T. Prediction of the effective postoperative (intraocular lens) anterior chamber depth. J Cataract Refract Surg 2006; 32: 419–424.

[31] Aristodemou P, Knox Cartwright NE, Sparrow JM, et al. Formula choice: Hoffer Q, Holladay 1, or SRK/T and refractive outcomes in 8108 eyes after cataract surgery with biometry by partial coherence interferometry. J Cataract Refract Surg2011; 37: 63–71.

[32] Sheard RM, Smith GT, Cooke DL. Improving the prediction accuracy of the SRK/T formula: the T2 formula. J Cataract Refract Surg 2010; 36: 1829–1834.

[33] Lam DK, Chow VW, Ye C, et al. Comparative evaluation of aspheric toric intraocular lens implantation and limbal relaxing incisions in eyes with cataracts and $\leqslant 3$ dioptres of astigmatism. Br J Ophthalmol 2016; 100: 258–262.

[34] Koch DD, Ali SF, Weikert MP, et al.

Contribution of posterior corneal astigmatism to total corneal astigmatism. J Cataract Refract Surg 2012；38：2080-2087.

[35] Eom Y, Rhim JW, Kang SY, et al. Toric intraocular lens calculations using ratio of anterior to posterior corneal cylinder power. Am J Ophthalmol 2015；160：717-724.

[36] Eom Y, Kang SY, Song JS, et al. Effect of effective lens position on cylinder power of toric intraocular lenses. Can J Ophthalmol 2015；50：26-32.

[37] Thiagarajan M, McClenaghan R, Anderson DF.Comparison of visual performance with an aspheric intraocular lens and a spherical intraocular lens. J Cataract Refract Surg 2011；37：1993-2000.

[38] Schuster AK, Tesarz J, Vossmerbaeumer U. The impact on vision of aspheric to spherical monofocal intraocular lenses in cataract surgery：a systematic review with meta-analysis. Ophthalmology 2013；120：2166-2175.

[39] Rubenstein JB, Raciti M. Approaches to corneal astigmatism in cataract surgery. CurrOpin Ophthalmol 2013；24：30-34.

[40] Norrby S. Sources of error in intraocular lens power calculation. J Cataract Refract Surg 2008；34：368-376.

[41] MacLaren RE, Natkunarajah M, Riaz Y, et al. Biometry and formula accuracy with intraocular lenses used for cataract surgery in extreme hyperopia. Am J Ophthalmol 2007；143：920-931.

[42] Wang JK, Hu CY, Chang SW. Intraocular lens power calculation using the IOLMaster and various formulas in eyes with long axial length. J Cataract Refract Surg 2008；34：262-267.

[43] Narva ez J, Zimmerman G, Stulting RD, et al. Accuracy of intraocular lens power prediction using the Hoffer Q, Holladay 1, Holladay 2, and SRK/T formulas. J Cataract Refract Surg 2006；32：2050-2053.

[44] Aristodemou P, Knox Cartwright NE, Sparrow JM, et al. Intraocular lens formula constant optimization and partial coherence interferometry biometry：Refractive outcomes in 8108 eyes after cataract surgery. J Cataract Refract Surg 2011；37：50-62.

[45] Eom Y, Kang SY, Song JS, et al. Use of corneal power-specific constants to improve the accuracy of the SRK/T formula. Ophthalmology 2013；120：477-481.

[46] Anand R, Tasman WS. Nonrhegmatogenous retinal detachment, in Ryan SJ (ed). Retina. 3rd, vol 3. St Louis, 2000, Mosby, 2089.

[47] Atta HA, Byrne SF. The findings of standardized echography for c horoidal folds. Arch Ophthalmol 1988；10：1234.

[48] Blumenkranz MS, Byrne SF. Standardized echography (ultrasonography) for the detection and characterization of retinal detachment. Ophthalmology. 1982；89：821.

[49] Chu TG, Lopez PF, Cano MR, et al. Posterior vitreoschisis. An echographic finding in proliferative diabetic retinophthy. Ophthalmology. 1996；103：315.

[50] DiBernardo C, Blodi BA, Byrne SF, et al. Echographic evaluation of retinal tears in patients with spontaneous vitreous hemorrhage. Arch Ophthalmol. 1992；110：511.

[51] Dugel PU, Smiddy WE, Byrne SF, et al. Macular hole syndromes. Echographic findings with clinical correlation. Ophthalmology. 1994；101：815.

[52] Feit RH, Tomsak RL, Ellenberger CJ.Structural factors in the pathogenesis of ischemic optic neuropathy. Am J Ophthalmol. 1984；98：105.

[53] Fisher YL, Slakter JS, Friedman RA, et al.

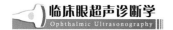
Kinetic ultrasound evaluation of the posterior vitreoretinal interface. Ophtthalmology. 1991；98：1135.

[54] Fisher YL, Slakter JS, Yannuzzi LA, et al. A prospective natural history study and kinetic ultrasound evaluation of idiopathic macular holes. Ophthalmology. 1994；101：5.

[55] Han DP, Lewandowski M, Mieler WF. Echographic diagnosis of anterior hyalodial fibrovascular proliferation. Arch Ophthalmol. 1991；109：842.

[56] Jalkh AE, Jabbour N, Avila MP, et al. Ultrasonographic findings in eyes with giant retinal tears and opaque media. Retina. 1983；3：154.

[57] McLeo D, Restori M. Ultrasonic examination in severe diabetic eye disease. Br J Ophthalmol. 1979.63.533.

[58] Ossoinig KC：Echographic detection and classification of posterior hyphemas. Ophthalmologyica. 1984；189：2.

[59] Pavlin CJ, Foster FS：Ultrasound biomicroscopy of the eye. New York, Springer-Verlag, 1995.

[60] Sabti K, Lindley SK, Mansour M, et al. Uveal effusion after cataract surgery：an echographic study. Ophthalmology. 2001；108：100.

[61] Schwartz SD, Alexander R, Hiscott P, et al. Recognition of vitreoschisis in proliferative diabetic retinopathy. A useful landmark in vitrectomy for diabetic traction retinal detachment. Ophthalmology. 1996；103：323.

[62] Sorenson AL, Holladay JT, Kim T, et al. Ultrasonogtaphic measurement of induced myopia associated with capsular bag distention syndrome. Ophthalmology. 2000；107：902.

[63] Weingeist TA, Goldman EJ, Folk JC, et al. Terson's syndrome. Clinicopathologic correlations. Ophthalmology. 1986；93：1453.

[64] Whitacre MM：B-scan ultrasonography of eyes containing intravitreal gas. Am J Ophthalmol. 1991；112：272.

[65] Rubsamen PE, Cousins SW, Winward KE, et al. Diagnostic ultrasound and pars plana vitrectomy in penetrating ocular trauma. Ophthalmology, 1994；101：809.

[66] Reynolds MG, Haimovici R, Flynn HW, et al. Superachoroidal hemorrhage. Clinical features and results of secondary surgical management. Ophthalmology. 1993；100：460.

[67] Awschalom L, Meyers SM. Ultrasonography of vitreal foreign bodies in eyes obtained at autopsy. Arch Ophthalmol. 1982；100：979.

[68] Chu TG, Cano MR, Green Rl, et al. Massive suprachoroidal hemorrhage with central retinal apposition. A clinical and echographic study. Arch Ophthalmol. 1991；109：1575.

[69] Clemens S, Kroll P, Rochels R. Ultrasonic findings after treatment of retinal detachment by intravitreal silicone instillation. Am J Ophthalmol. 1984；98：369.

[70] Loewenstein A, Mckinnon S, DiBernardo C. Echographic diagnosis of scleral folds in hypotomy. Am J Ophthalmol. 1997；124：260.

[71] Byrne SF, Green RL. Ultrasound of the eye and orbit. St Louis, Mosby, 1992.

[72] Byrne SF, Green RL. Ultrasound of the eye and orbit. St Louis, Mosby, 2002, 2nd edition.

[73] Downey DB, Nicolle DA, Levin MF, et al. Three-dimensional ultrasound imaging of the eye. Eye. 1996；10：75.

[74] Finger PT. Tumor location affects the incidence of cataract and retinopathy after ophthalmic plaque radiation threrapy. Br J Ophthalmol. 2000；84：1068.

[75] Finger PT, Romero JM, Rosen RB, et al. Three-dimensional ultrasonography of choroidal melanoma：localization of radioactive eye plaques. Arch Ophthalmol. 1998；116：305.

[76] Iezzi R, Rosen RB, Tello C, et al. Personal

computer-based 3-dimensional ultrasound biomicroscopy of the anterior segment. Arch Ophthalmol. 1996；114：520.

[77] Rpmero JM, Finger PT, Rosen RB, et al. Three-dimensional ultrasound for measurement of choroidal melanomas. Arch Ophthalmol. 2001；119：1275.

[78] Shammas JH, Dunne S, Fisher Y. Three-dimensional ultrasound tomography of the eye. Eden Mills, Ontario, NovaCoast, 1998.

[79] Binkhorst RD. he accuracy of ultrasonic measurement of the axial length of the eye. Ophthalmic surg. 1981；12：363.

[80] Cashwell Fl, Martin CA. Axial length decrease accompanying successful glaucoma filtration surgery. Ophthalmology. 1999；106：2307.

[81] Clemens S, Kroll P, Rochels R. Ultrasounic findings after treatment of retinal detachment by intravitreal silicone instillation. Am J Ophthalmol. 1984；98：369.

[82] Harris MJ, Blumenkranz MS, Wittpem J, et al. Geometric alterations produced by encircling scleral buckles：biometric clinical considerations. Retina. 1987；7：14.

[83] Hoffer KJ. Axial dimension of the human cataracctous lens. Arch Ophthalmol. 1993；111：914.

[84] Hoffer KJ. Ultrasound velocities for axial length measurement. J Cataract Refract Surg. 1994；20：554.

[85] Hoffer KJ. Biometry of 7500 cataractous eyes. Am J Ophthalmol. 1981；99：360.

[86] Hoffer KJ. The Hoffer Q formula：A comparison of theoretic and regression formalas. J Cataract Refract Surg. 1993；18：118.

[87] Holladay JT, Prager TC, Chandler TY, et al. A three-part system for refining inteaocular lens power calculations. J Cataract Refract Surg. 1988；14：17.

[88] Holladay JT, Prager TC, Chandler TY, er al. Improving the predictability of IOL power calculations. Arch Ophthalmol. 1998；104：539.

[89] Holladay JT, Prager TC. Accurate ultrasonic biometry in pseudophakia. Am J Ophthalmol. 1989；107：189.

[90] Holladay JT. Standardizing constants for ultrasonic biometry, Keratometry and intraocular lens powei calculations. J Cataract Refract Surg. 1997；23：1356.

[91] Martin RG, Safir A. Asteroid hyalosis affecting the choice of intraocular lens implant. J Cataract Refract Surg. 1987；13：62.

[92] Meldrum ML, Aaberg TM, Patel A, et al. Cataract extraction after silicone oil repair of retinal detachments due to necrotizing retinitis. Arch Ophthalmol. 1996；114：885.

[93] Milauskas AT, Marney S. Pseudo axial length increase after silicone lens implantation as determined by ultrasonic scans. J Cataract Refract Surg. 1988；14：400.

[94] Olsen T, Nielsen PJ. Immersion version versus contact in the measurement of axial length by ultrasound. Acta Ophthalmologica. 1989；67：101.

[95] Schlenz J, Kammann J. Comparison of contact and immersion techniques for axial length measurement and implant power calculation. J Cataract Refract Surg. 1989；15：425.

[96] Sorenson Al, Holladay JT, Kim T, et al. Ultrasonographic measurement of induced myopia associated with capsular bag distention syndrome. Ophthalmology. 2000；107：902.

[97] Auran J, Jakobiec FA, Krebs W. Benign mixed tumor of the palpebral lobe of the lacrimal gland-clinical diagnosis and appropriate surgical management. Ophthalmology. 1988；95：90.

[98] Bergin DJ, Parmley V. Orbital neurilemoma. Arch Ophthalmol. 1988；106：414.

[99] Bradlbury JA, Rennie IG, Parsons MA.

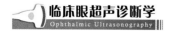
Adrenaline dacryolith: Detection by ultrasound examination of the nasolacrimal duct. Br J Ophthalmol. 1988; 72; 935.

[100] Bullock JD, Fleishman JA, Rosset JS. Lacrimal ductal cysts. Ophthalmology. 1986; 93; 1355.

[101] Byrne BM, van Heuven WA, Lawton AW. Echographic characteristics of benign orbital schwannomas (neurilemmomas) . Am J Ophthalmol. 1988; 106; 195.

[102] Byrne SF. Standardized echography in the differentiation of orbital lesions. Surv Ophthalmol. 1984; 29; 226.

[103] Kennerdell JS, Dresner SC. The nonspecific orbital inflammatory syndromes. Surv Ophthalmol. 1984; 29; 93.

[104] Kronish JW, Sneed SR, Tse DT. Epidermal cysts of the eyelid. Arch ophthalmol. 1988; 106; 270.

[105] Mottow-Lippa L, Jakobiec FA, Smith M. Idiopathic inflammatory orbital pseudotumor in childhood. Results of diagnostic tests and biopsies. Ophthalmology. 1981; 88; 565.

[106] Atta HR, Dick AD, Hamed LM, et al. Venous stasis orbitopathy: a clinical and echographic study. Br J Ophthalmol. 1996; 80; 129.

[107] Byrne SF, Glaser JS. Orbital tissue differentiation with standardized echography. Ophthalmology. 1983; 90; 1081.

[108] Bullock JD, Goldberg SH, Connelly PJ. Orbital varix thrombosis. Ophthalmology. 1990; 97; 751.

[109] Phelps CD, Thompson HS, Ossoinig KC. The diagnosis and prognosis of atypical carotid-cavernous fistula (red-eyed shunt syndrome) . Am J Ophthalmol. 1982; 93; 423.

[110] Rootman J, Hay E, Fraeb DA, et al. Orbital-adnexal lymphangiomas: A spectrum of hemodynamically isolated vascular

hamartomas. Ophthalmology. 1986; 93; 1558.

[111] Aburn NS, Sergott RC. Orbital colour Doppler imaging. Eye. 1993; 7; 639.

[112] Evans DW, Harris A, Danis RP, er al. Altered retrobulbar vascular reactivity in early diabetic retinopathy. Br J Ophthalmol. 1997; 81; 279.

[113] Evans DW, Harris A, Danis RP, er al. Glaucoma patients demonstrate faulty autoregulation of ocular blood flow during posture change. Br J Ophthalmol. 1999; 83; 809.

[114] Flaharty PM, Lieb WE, Sergott RC, et al. Color Doppler imaging. A new noninvasive technique to diagnose and monitor carotid cavernous sinus fistulas. Arch Ophthanlmol. 1991; 109; 522.

[115] Flaharty PM, Sergott RC, Lieb WE, et al. Optic nerve sheath decompression may improve blood flow in anterior ischemic optic neuropathy. Ophthalmology. 1993; 100; 297.

[116] Ghanchi FD, Dutton GN. Current concepts in giant cell (temporal) arteritis. Surv Ophthalmol. 1997; 42; 99.

[117] Guthoff RF, Berger RW, Winkler P, et al. Doppler ultrasonography of malignant melanomas of the uvea. Arch Ophthalmol. 1991; 109; 537.

[118] Guthoff RF, Berger RW, Winkler P, et al. Doppler ultrasonography of the ophthalmic and central retinal vessels. Arch Ophthalmol. 1991; 109; 532.

[119] Harris A, Spaeth GL, Sergott RC, er al. Retrobulbar arterial hemodunamic effects of betaxolol and timolol in normal-tension glaucoma. Am J Ophthalmol. 1995; 120; 168.

[120] Kaiser HJ, Schotzau A, Flammer J, et al. Blood-flow velocities in the extraocular vessels in normal volunteers. Am J Ophthalmol. 1996; 122; 364.

[121] Keyser BJ, Flaharty PM, Sergott RC, et al. Color Doppler imaging of anterior blood flow in central retinal vein occlusion. Ophthalmology. 1994; 101: 1357.

[122] Leib WE, Merton D, Shields J, et al. Color Doppler imaging in the demonstration of an orbital varix. Br J Ophthalmol. 1990; 74: 305.

[123] Leib WE, Cohen Sm, Merton D, et al. Color Doppler imaging of the eye and orbit. Technique and normal vascular anatomy. Arch Ophthalmol. 1991; 109: 527.

[124] Leib WE, Flaharty PM, Sergott RC, et al. Color Doppler imaging provides accurate assessment of orbit blood flow in occlusive carotid artery disease. Ophthalmology. 1991; 98: 548.

[125] Leib WE, Shields JA, Cohen SM, et al. Color Doppler imaging in the management of intraocular tumors. Ophthalmology. 1990; 97: 1660.

[126] Mawn LA, Hedgess TR, Rand W, et al. Orbital color Doppler imaging in carotid occlusive disease. Arch Ophthalmol. 1997; 115: 492.

[127] Trible JR, Sergott RC, Spaeth GL, et al. Trabeculectomy is associated with retrobulbar hemodynamic changes. A color Doppler andlysis. Ophthalmology. 1994; 101: 340.

[128] Vecsei PV, Kircher K, Nager G, et al. Ocular arterial blood flow of choroidal melanoma eyes before and after stereotactic radiotherapy using Leksell gamma knife: 2 year follow up. Br J Ophthalmol. 1999; 83: 1324.

[129] Williamson T, Lowe GDO, Baxter GM, et al. Influence of age, systemic blood pressure, smoking, and blood viscosity on orbital blood velocities. Br J Ophthalmol. 1995; 79: 17.

[130] Atta HR, Dick AD, Hamed LM, er al. Venous stasis orbitopathy a clinical and echographic study. Br J Ophthalmol. 1996; 80: 129.

[131] Byrne SF, Gendron EK, Glaser JS, et al. Diameter of normal extraocular recti muscles with echography. Am J Ophthalmol. 1991; 112: 706.

[132] Holt JE, O'Connor PS, Douglas JP, et al. Extraocular muscle size comparison using standardized A-scan echography and computerized tomography scan measurements. Ophthalmology. 1985; 92: 1351.

[133] Siatkowski RM, Capo H, Byrne SF, et al. Clinical and echographic findings in idiopathic orbital myositis. Am J Ophthalmol. 1994; 118: 343.

[134] Small RG. Enlargement of levator palpebrae superioris muscle fibers in Graves' ophthalmopathy. Ophthalmology. 1989; 96: 430.

[135] Wan Wl, Cano MR, Green RL. Orbital myositis involving the oblique muscles: An echographic study. Ophthalmology. 1988; 95: 1522.

[136] Atta HR, Imaging of the optic nerve with standardized echography. Eye. 1988; 2: 358.

[137] Darnley-Fish DA, Byrne SF, Hughes JR, et al. Contact B-scan echography in the assessment of optic nerve cupping. Am J Ophthalmol. 1990; 109: 59.

[138] Gans MS, Byrne SF, Glaser JS. Standardized A-scan echography in optic nerve disease. Arch Ophthalmol. 1987; 105: 1232.

[139] Tello C, Liebmann J, Potash SD, et al. Measurement of ultrasound biomicroscopy images: intraobserver and interobserver reliability. Invest Ophthalmol Vis Sci, 1994, 35: 3549-3552.

[140] Richard DW. A method for improved biometry of the anterior chamber with a Scheimpflug techique . Invest Ophthalmol Vis

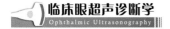

Sci, 1988, 29: 1826-1831.

[141] Aderson Dr, Jin JC, Wright MM. The physical characteristics of relative pupillary block. Am J Ophthalmol, 1991, 111: 334-337.

[142] Tiedmann JS. A physical analysis of the factors that determine the contour of the iris. Am J Ophthalmol.1991, 111: 338-341.

[143] Kondo T, Nakatsu A, Masami P. A method of image analysis for primary angle closure glaucoma. Ophthalmologica, 1995, 209: 113-116.

[144] Pavlin CJ, Ritch R, Forster FS, et al. Ultrasound biomicroscopy in plateau iris syndrome. Am J Ophthalmol, 1992, 113: 390-395.

[145] Karickhoff JR. Pigmentary dispersion syndrome and pigmentary glaucoma: a new mechanism concept, a new treatment, and a new technique. Ophthalmic Surg, 1992, 23: 269-277.

[146] Kendall CJ. Ophthalmic echography. Thorofare, NJ: Slack, 1990: 128-129.

[147] Pavlin CJ, Sherar MD, Foster FS. Subsurface ultrasound microscopic imaging of the intact eye. Ophthalmology, 1990, 97: 244-250.

[148] Yoshida S, Sasoh M, Arima M, et al. Ultrasound biomicroscopic view of detachment of the ciliary epithelium in retinal detachment with atopic dermatitis. Opthalmology, 1997, 104: 283-287.

[149] Tanaka S, Takeuchi S, Ideta H. Ultrasound biomicroscopy for detection of breaks and detachment of the ciliary epithelium. Am J Ophthalmol, 1999, 128: 466-471.

[150] Gentile RC, Berinstein DM, Liebmann J, et al. High-resolution ultrasound biomicroscopy of the pars plana and peripheral retina. Ophthalmology, 1998, 105: 478-484.

[151] Schepens CL. Letters to the editor. Ophthalmology, 1987, 94: 201.

[152] Lewis H, Aaberg TM. Anterior proliferative vitreoretinopathy. Am J Ophthalmol, 1988, 105: 277-284.

[153] Lean JS, Stern WH, Irvine AR, et al. Classification of proliferative vitreoretinopathy used in the silicone study. Ophthalmology, 1989, 96: 765-771.

[154] Pavlin CJ, et al. Subsurface ultrasound microscopic imaging of the intact eye. Ophthalmology. 1990, 97: 244.

[155] Pavlin CJ, et al. Clinical use of ultrasound biomicroscopy. Ophthalmology, 1991, 98: 287.

[156] Pavlin CJ, et al. Ultrasound biomicroscopy anterior segment tumors. Ophthalmology, 1992, 99: 1222.

[157] Haring G, et al. Ultrasound biomicroscopy for examination of intermediate uveitis.Br J Ophthalmol, 1998, 82: 625-629.

[158] Maruyama Y, Yunki T, Kimura Y, et al.Ciliary body detachment after retinal detachment surgery .Retina, 1997, 17: 7-11.

[159] Boker T, Spitznas M. Ultrasound biomicroscopy for examination of the sclerotomy site afer pars plana vitrectomy. Am J Ophthalmol, 1994, 118: 813-815.

[160] Pavlin CJ, Harasiewicz K, Eng P, et al. Ultrasound biomicroscopy of anterior segment struchures in normal and glaucomatous eyes. Am J Ophthalmol, 1992, 113: 381-389.

[161] Gentile RC, Pavlin CJ, Liebmann JM, et al. Diagnosis of traumatic cyclodialysis by Ultrasound Biomicroscopy.Ophthalmic Surgery and Lasers, 1996, 27: (2) 97-104.

[162] Deramo VA, Shah GK, Baumal CR, et al. Ultrasound Biomicroscopy as a tool for detecting and localizing occult foreign bodies after ocular trauma. Ophthalmology, 1999, 106 (2) : 301-305.

[163] Pavlin CJ, et al. Ultrasound biomicroscopy in the assessment of anterior scleral disease. Am J Ophthalmol, 1993, 116：628.

[164] Rahimi M, Azimi A, Hosseinzadeh M.Intraocular Lens Calcification：Clinico-pathological Report of Two Cases and Literature Review. J Ophthalmic Vis Res. 2018, 13 (2) : 195–199.

[165] Pérez-Vives C. Biomaterial Influence on Intraocular Lens Performance：An Overview. J Ophthalmol. 2018, 15 (2) ；2018：268–275.

[166] Kuiper J1, Slabaugh M1.Secondary Angle Closure due to Crystalline Lens Dislocation in a Patient with Atopic Dermatitis and Chronic Eye Rubbing.Case Rep Ophthalmol. 2018, 9 (1) : 197–201.

[167] Gross JB1, Davis GH1, 2, Bell NP1, 2, et al.Surgical repair of large cyclodialysis clefts. Eur J Ophthalmol. 2017, 27 (3) : 382–385.

[168] Viestenz A, Schrader W, Küchle M, et al. Management of a ruptured globe. Ophthalmologe. 2008, 105 (12) : 1163–1174.

[169] Tang J, Du E, Wang J. Novel surgical management of cyclodialysis cleft via anterior chamber perfusion：Case report. Medicine (Baltimore) . 2017, 96 (29) ：7559.

[170] Yonekawa Y, Thomas BJ, Lau-Sickon LK, et al. Detection of pars plana rupture by ultrasound biomicroscopy after cannula dislodgement during cataract wound hydration. Digit J Ophthalmol. 2017, 23 (1)：23–25.

[171] Gad K, Singman EL, Nadgir RN, et al. CT in the Evaluation of Acute Injuries of the Anterior Eye Segment. AJR Am J Roentgenol. 2017, 209 (6) ：1353–1359.

[172] Fontes BM, Fontes BM, Castro E. Intraocular lens power calculation by measuring axial length with partial optical coherence and ultrasonic biometry. Arq Bras Oftalmol 2011, 74：166–170.

[173] Ianchulev T, Hoffer KJ, Yoo SH, et al. Intraoperative refractive biometry for predicting intraocular lens power calculation after prior myopic refractive surgery. Ophthalmology 2014, 121：56–60.

[174] Kim SW, Kim EK, Cho BJ, Kim SW, Song KY, Kim TI. Use of the pentacam true net corneal power for intraocular lens calculation in eyes after refractive corneal surgery. J Refract Surgery 2009, 25：285–289.

[175] Lee AC, Qazi MA, Pepose JS. Biometry and intraocular lens power calculation. Curr Opin Ophthalmol 2008, 19：13–17.

[176] Landers J, Goggin M. Comparison of refractive outcomes using immersion ultrasound biometry and IOLMaster biometry. Clin Experiment Ophthalmol 2009, 37：566–569.

[177] Mylonas G, Sacu S, Buehl W, Ritter M, Georgopoulos M, Schmidt-Erfurth U. Performance of three biometry devices in patients with different grades of age-related cataract. Acta Ophthalmol 2011, 89：237–241.

[178] Maclaren RE, Natkunarajah M, Riaz Y, Bourne RRA, Ristori M, Allan BDS. Biometry and Formula Accuracy With Intraocular Lenses Used for Cataract Surgery in Extreme Hyperopia. Am J Ophthalmol 2007, 143：920–931.

[179] Nemeth G, Nagy A, Berta A, Modis Jr L. Comparison of intraocular lens power prediction using immersion ultrasound and optical biometry with and without formula optimization. Graefes Arch Clin Exp Ophthalmol 2012, 250：1321–1325.

[180] Reitblat O, Assia EI, Kleinmann G, et al. Accuracy of predicted refraction with multifocal intraocular lenses using two biometry measurement devices and multiple intraocular lens power calculation formulas.

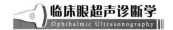
Clin Experiment Ophthalmol 2015, 43：328－334.

[181] Yang Wenli, Hu Shimin, Wang jingzhao, et al. Color Doppler imaging diagnosis of intra-ocular tumor. Chinese Medicall Journal, 1997, 110 (9) ：664－666.

[182] Dimaras, H., Kimani, etc.Retinoblastoma. 2012, 9824.

[183] Rushlow D E, Mol B M, Kennett J Y, et al. Characterisation of retinoblastomas without RB1 mutations：genomic, gene expression, and clinical studies. Lancet Oncology, 2013, 14 (4) ：327.

[184] Shields JA, Shields CL.Differentiation of Coats disease and retinoblastoma.2001, 38.

[185] Mannino G, Malagola R, Abdolrahimzadeh S, et al. Ultrasound biomicroscopy of the peripheral retina and the ciliary body in degenerative retinoschisis associated with pars plana cysts[J]. British Journal of Ophthalmology, 2001, 85 (8) ：976－982.

[186] Dimitrova G, Kato S. Color Doppler Imaging of Retinal Diseases. Survey of Ophthalmology, 2010, 55 (3) ：193.

[187] Williamson T H, Baxter G M. Central retinal vein occlusion, an investigation by color Doppler imaging. Blood velocity characteristics and prediction of iris neovascularization. Ophthalmology, 1994, 101 (8) ：1362－1372.

[188] Chronopoulos A, Thumann G, Schutz J. Positive vitreous pressure：Pathophysiology, complications, prevention, and management. Surv Ophthalmol. 2017, 62 (2) ：127－133.

[189] Albaroudi N, Tijani M, Lezrek O, et al. Persistent hyperplastic primary vitreous （PHPV) .J Fr Ophtalmol. 2017, 40 (10) ：389－390.

[190] Grenga R, Komaiha C, Bianchi G, et al. Persistent hyperplastic primary vitreous：case report and literature review. Clin Ter. 2013, 164 (6) ：497－503.

[191] Jinagal J, Gupta PC, Ram J, et al. Outcomes of cataract surgery in children with persistent hyperplastic primary vitreous. Eur J Ophthalmol. 2018, 28 (2) ：193－197.

[192] Zhao Q, Peng XY, Yang WL, et al. Coats' disease and retrobulbar haemodynamics. Acta Ophthalmol. 2016；94 (4) ：397－400.

[193] 宋维贤，杨文利，周军. 应用超声生物显微镜对植入人工晶体位置观察分析. 眼科，1999，8：17－19.

[194] 庞秀琴，周军，王文伟，等. 超声生物显微镜在睫状体脱位复位术中的应用价值. 中华眼科杂志，1998，34：438－440.

[195] 何雷，庞秀琴，杨文利，等. 超声生物显微镜诊断眼前节微小异物. 眼科，1998，7：146－149.

[196] 杨文利，陈铮，等. 视网膜脱离巩膜环扎术后眼前节结构的初步观察. 中华眼科杂志，1999，35：309－311.

[197] 王涛，刘磊，李志辉，等. 应用超声生物显微镜探讨原发性闭角型青光眼的发病机制. 中华眼科杂志，1998，34：365－368.

[198] 刘磊，王涛，李志辉，等. 睫状环阻滞性青光眼的超声生物显微镜检查. 中华眼科杂志，1998，34：178－182.

[199] 朱晓青，李志辉，林丁，等. 应用超声生物显微镜检测原发性婴幼儿性青光眼的眼前节形态特征. 中华眼科杂志，1999，35：300－304.

[200] 王涛，刘磊，李志辉，等. 应用超声生物显微镜研究睫状肌麻痹剂对眼前节结构的影响. 中华眼科杂志，1998，34：137－140.

[201] 杨文利，刘磊，朱晓青，等. 应用超声生物显微镜检查及诊断眼部睫状体脱离. 中华眼科杂志，1999，35：194－196.

[202] 杨文利，刘磊，李雪非，等. 超声生物显微镜测量正常人眼前节结构的初步研究. 中华眼科杂志，1997，33：85－87.

[203] 杨文利. 超声生物显微镜在眼科的应用. 国外医学·眼科学分册，1996，20：166－170.

[204] 杨文利，刘磊，李雪非，等 . 超声生物显微镜测

量正常人眼前节结构的初步研究．中华眼科杂志，1997，33（2）：85.

[205] 魏文斌．双目间接检眼镜的临床应用．石家庄：河北科学技术出版社。1999，194-197.

[206] 魏文斌，张晓峰，方严．当代临床眼科进展．合肥：安徽科学技术出版社．1998，30-46.

[207] 魏文斌，杨文利，陈铮，等．视网膜脱离巩膜环扎术后眼前段结构的观察．中华眼科杂志，1999，35：309-311.

[208] 张淑芳，李志辉．钝伤性房角后退的临床研究．中华眼科杂志，1985，21：（1）19-22.

[209] 李志辉，张淑芳．钝伤性睫状体脱离的治疗．中华眼科杂志，1985，21：（2）78-81.

[210] 王涛．超声生物显微镜在眼前段疾病诊断中的应用．国外医学眼科学分册，1997，21：（1）22-26.

[211] 杨文利，刘磊，朱晓青，等．应用超声生物显微镜检查及诊断眼部睫状体脱离．中华眼科杂志，1999，35：（3）194-196.

[212] 庞秀琴，何雷，王文伟，等．房水铁离子含量测定与眼铁质沉着症相关性的研究．眼科，2000,9：（3）.

[213] 高桥博．超音波生体显微镜で经过の追えた外伤性毛样体解离の2例．临眼，1996，50：915-918.

[214] 杨文利，胡士敏，朱晓青，等．超声生物显微镜诊断眼前节肿瘤.中华超声影像学杂志．2000,9(1)：39.

[215] 杨文利．眼眶的彩色多普勒成像．国外医学眼科学分册，1994，18（2）：102-106.

[216] 杨文利，胡士敏，王兰，等．脉络膜骨瘤的超声波和彩色超声多普勒诊断眼科，1997，6（2）：72-73.

[217] 刘磊，刘淑敏，杨文利，等．原发性开角型青光眼、低压性青光眼彩色多普勒图像研究眼科，1997，6（2）：67-69.

[218] 杨文利，刘淑敏，刘磊，等．利用彩色多普勒成像技术对正常人眼部血流动力学的研究．中华眼底病杂志，1997，13（2）：99-101.

[219] 杨文利，胡士敏，王景昭，等．眼内肿瘤的彩色多普勒诊断分析．中华眼科杂志，1997，33（4）：272-276.

[220] 段安丽，陈惠茹，王景昭，等．视网膜脱离手术前后眼血流动力学检测．中华眼底病杂志，1997，13（3）：184.

[221] 王兰，杨文利，胡士敏，等．颈内动脉海绵窦瘘的彩色超声多普勒诊断及栓塞治疗效果的评估．北京医学，1998，20（5）：281-283.

[222] 王兰，杨文利，胡士敏，等．视网膜母细胞瘤的彩色多普勒超声诊断分析．中华眼底病杂志，1998，14（1）：45-46.

[223] 魏文斌，杨文利，王景昭．驱逐性脉络膜上腔出血的手术处理．中华眼科杂志，1998，34（6）：408-410

[224] 任勇，魏文斌，杨文利，等．脉络膜上腔出血的超声波和彩色多普勒检查．临床眼科杂志，1999，7（2）：102-103.

[225] 杨文利，傅强，王兰，等．急性视网膜坏死综合征的形态和血流动力学观察．中华眼底病杂志，1999，15（1）：44-45.

[226] 杨文利，王兰，胡士敏，等．彩色多普勒能量图在眼部疾病的诊断应用．中华眼底病杂志，1999，15（1）：45-46.

[227] 刘磊，袁申元，杨文利，等．青光眼视神经损害与眼局部及全身血流动力学关系的研究．中华医学杂志，1999，79（4）：260-263.

[228] 王育红，杨文利，向里南．视网膜色素变性的彩色超声多普勒应用．中国实用眼科杂志，1999,17(6)：344-346.

[229] 年阿兴，焦凹然，张炳熙，等．异氟醚对眼部血液动力学的影响．中华麻醉学杂志，2000，20（1）：14-16.

[230] 段安丽，陈惠茹，王景昭，等．视网膜脱离后视网膜中央动脉血流动力学研究．眼科，2002,11（2）：75-77.

[231] 范燕文，王兰，杨文利，等．彩色多普勒超声对眼前部缺血性视神经病变的诊断应用．中国超声医学杂志，2003，19（5）：327-329.

[232] 杨文利，魏文斌，王兰，等．常见泪腺疾病的彩色多普勒血流显像诊断分析．中华超声影像学杂志，2004，13（12）：927-929.

[233] 杨文利，魏文斌，王景昭．玻璃体后脱离的超声诊断特点分析．中华超声影像学杂志，2005，14（1）：45-47．

[234] 杨文利，魏文斌，翁乃清，等．复杂玻璃体视网膜疾病的彩色多普勒超声诊断特征．中华眼科杂志，2005，41（3）：226-231．

[235] 杨文利，魏文斌，王景昭．年龄相关黄斑变性的彩色多普勒超声影像特征．中华眼科杂志，2005，41（4）：300-305．

[236] 杨文利，王景昭，王兰，等．早产儿视网膜病变的彩色多普勒超声诊断特征．中华眼底病杂志，2005，21（5）：282-284．

[237] 杨文利，王兰，胡士敏．视网膜脱离的超声诊断及鉴别诊断．中华医学超声杂志：电子版，2004，1（4）：163-165．

[238] 杨文利，魏文斌，翁乃清，等．复杂玻璃体视网膜疾病的彩色多普勒超声诊断特征．中华眼科杂志，2005，41（3）：226-230．

[239] 杨文利，魏文斌，王景昭．年龄相关性黄斑变性的彩色多普勒超声影像特征．中华眼科杂志，2005，41（4）：300-304．

[240] 中华医学会眼科学会眼底病学组．我国糖尿病视网膜病变临床诊疗指南（2014年）．中华眼科杂志，2014，50（11）：851-865．

[241] 杨文利，王景昭，王兰，等．早产儿视网膜病变的彩色多普勒超声检查特征．中华眼底病杂志，2005，21（5）：282-284．

[242] 赵琦，杨文利，王廉，等．Coats病的超声影像特征及血流动力学分析．中华眼科杂志，2010，46（9）：791-794．

[243] 杨文利，胡士敏，王景昭，等．眼内肿瘤的彩色超声多普勒诊断分析．中华眼科杂志，1997（4）：272-276．

[244] 王子杨，李栋军，陈伟，等．眼内猪囊尾蚴病的超声诊断特征．中华超声影像学杂志，2015（7）：606-609．

[245] 魏文斌，杨文利，陈铮，等．视网膜脱离巩膜环扎术后眼前节结构的初步观察．中华眼科杂志，1999，35（4）：309-311．

[246] 李逸丰，李栋军，王子杨，等．硅油填充眼视网膜脱离的超声诊断．中华眼科杂志，2017，53（11）．

[247] 陈伟，李栋军，杨文利，等．彩色多普勒血流显像对永存原始玻璃体增生症诊断的敏感度和特异度．中华眼底病杂志．2016，32（3）：296-299．

[248] 崔蕊，李栋军，王子杨，等．彩色多普勒超声在视网膜母细胞瘤诊断中的应用价值．中华医学超声杂志（电子版）．2017，14（10）：725-729．

索 引